走出书斋探本草 ②

中振话纲目

赵中振 著

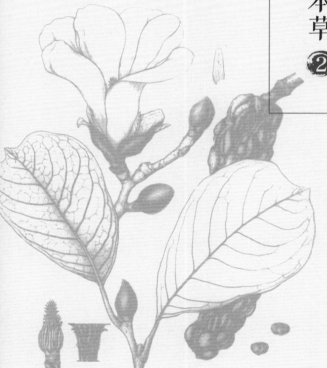

中国人口出版社
China Population Publishing House
全国百佳出版单位

目 录

郁金香和郁金
——荷兰归来说郁金

此郁金非彼郁金

李白《客中行》中云:"兰陵美酒郁金香,玉碗盛来琥珀光。"诗中提到的郁金香,并非今天的观赏花卉郁金香。观赏花卉郁金香是百合科植物,原产于外国,后引种到中国。诗中的兰陵在今天的山东,诗为李白抵达山东饮兰陵酒后所作。兰陵酒是用香气馥郁的草药泡制的一种美酒,含有大量的挥

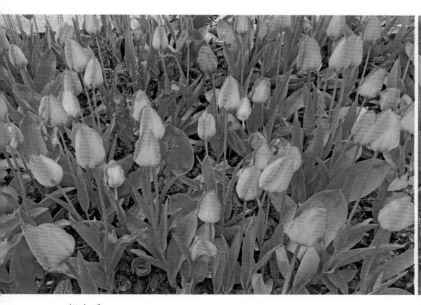

郁金香

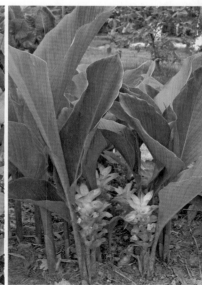

温郁金原植物

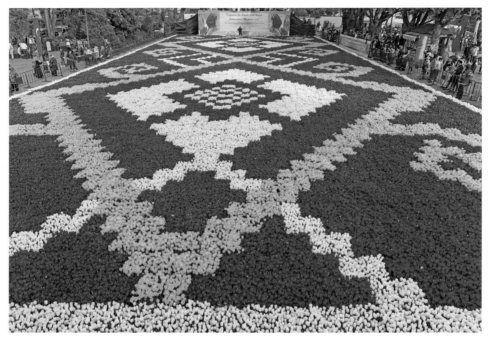

土耳其伊斯坦布尔市内郁金香组成的大花毯

发油，故泡出来的酒气味浓香，而且会呈现金黄色，即诗人所称的"琥珀光"，而"郁金香"是指浓郁的酒之香。

中国的郁金香花来自何方，还要从1977年说起。1977年5月，时为荷兰公主的贝娅特丽克丝访华，随后她委托荷兰驻华使馆向中国赠送了4箱不同品种的郁金香鳞茎，由外交部转交给了中山公园进行栽培。在那之前，北京没有郁金香，经过园丁们的精心照料，郁金香在北京落了户、扎了根、开了花。中山公园郁金香花展的大幕慢慢地拉开了，当年的《北京晚报》《花卉报》都陆续报道了这一异域来的花种。

20世纪80年代初，改革开放以后，很多国外的电影开始在国内放映，法国影星阿兰·德龙主演的《黑郁金香》和《佐罗》更是风靡全国。我那时刚上大学，大家都争相去看《黑郁金香》这部电影、去看郁金香花展。

因为郁金香的花朵形似酒盅，又被称为金盅花、金杯花。郁金香的叶子是卵状披针形，比较肥厚。花是郁金香最艳丽的部分，花单朵顶生，一枝独秀，没有苞片，有红色、黄色、白色、杂色等。现在北京中山公园每年春季都会举办郁金香花展。尤其是在经历了一个萧瑟的严冬后，郁金香在春天的阳光下格外耀眼。

本草中的郁金香

中国人自古喜欢奇花异草，翻看本草书籍，郁金香在唐代陈藏器的《本草拾遗》中有记载："生大秦国，二月、三月有花，状如红蓝，四月、五月采花，即香也。"大秦是我国古代对罗马帝国或近东地区的泛称。

宋代的《开宝本草》也正式记载了"郁金香"的名字。后世不同古籍中还记载了郁金香的别名，有郁金、红蓝花、草麝香等。这些所谓的"郁金香"究竟指的是哪种植物，却都不明确。

明代官修《本草品汇精要》中，郁金香的文字与图画看起来明显更像一种蓼科植物。同时期《补遗雷公炮制便览》里的绘图也是宫廷画师的作品，那里画的居然是乔木，更不符合百合科郁金香的特征。

《本草纲目》也收录了郁金香，属于草部香草类，还引用了《唐书》的

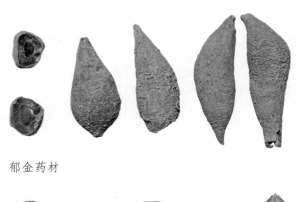

郁金药材

郁金饮片

记载。唐太宗时，伽毗国，传说中释迦牟尼的故乡，今印度尼泊尔一带，曾经向中国进献过郁金香。其中有关于郁金香外观的记载，叶似麦门冬，九月开花，状似芙蓉，其色紫碧，香闻数十步，花而不实，欲种者取根。

从《本草纲目》的描述和图片的描绘中可以看出，所载郁金香叶子线形，并不是真正郁金香的叶子，观赏的郁金香应有卵状披针形肥厚的叶片。李时珍大概没见过郁金香，或者他见到的不是现代人所指的郁金香。

从种种记载中看，明朝时，郁金香并没有为中国人所熟知。

凡是《本草纲目》中提到的品种，李时珍一定会记录它的功效。李时珍在郁金香项下，提到味苦、温、无毒，入诸香药用。但直至现在，中医在临床历史上鲜以郁金香入药。引种郁金香以来，这种美丽的花卉只作观赏用。

我曾经接到一家杂志社的邀请，审阅一篇投稿论文，题目是姜科植物郁金的研究。可我审阅时发现其中对郁金原植物的描述存在谬误。原来作者把描述郁金香的文字——花杯状、鳞茎似百合，原封不动地照搬到了郁金身上。一字之差，闹了一个专业上的大笑话。郁金香（Tulip）是百合科的植物，郁金是姜科植物，一为观赏植物，一为活血中药，不可混作一谈。

郁金香风云录

郁金香是欧洲国家荷兰的国花，但郁金香的故乡并不是荷兰。

野生的郁金香原产于中亚地区，人工栽培的郁金香源自土耳其，后发扬于荷兰。

2019 年，我去荷兰考察，第一站就去了莱顿大学的植物园。莱顿大学植物园是荷兰最初研究郁金香栽培的地方。到了那里我才了解到，原来荷兰的郁金香也是引种过来的。莱顿植物园是欧洲建立较早的植物园之一，比世界上最著名的英国皇家植物园还早两百年。莱顿植物园建立于 1590 年，也是《本草纲目》成书的年代。植物园的第一任园长是一位法国人，名叫卡洛斯·克卢修斯（Carolus Clusius）。

这位园长从奥斯曼帝国引进了郁金香，他堪称"荷兰郁金香之父"。起

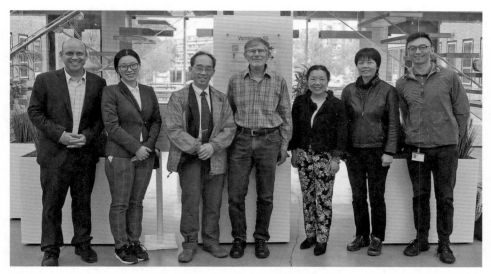

考察小组（左起：Eric Brand、齐加力、笔者、Raymond W. J. M. van der Ham、王梅、张志杰、贾宇声）在荷兰

初无人料到外形像小葱头一样不起眼的植物鳞茎，能成为日后风靡一时的经济作物。卡洛斯园长在莱顿植物园里种植郁金香，同时对郁金香进行培育，不同颜色和花纹的品种越来越丰富。随着郁金香的不断培育和迅速推广，荷兰成为郁金香之国。

物以稀为贵，最初郁金香量少价高，被上层阶级视为财富的象征，谁有郁金香就可以把郁金香当作资本炫耀一番。在商品社会中，有需求就有市场。在 17 世纪的荷兰，郁金香最贵的时

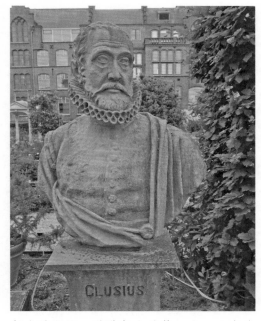

郁金香之父，引进郁金香第一人——卡洛斯·克卢修斯

候比金子还要值钱，三个郁金香的球茎价格等同于一栋房子。而且这颗"金蛋"还可以蛋生蛋。民众纷纷追捧，致使郁金香鳞茎的价格不断飞涨。擅于做生意的荷兰人把郁金香市场演变成原始的证券交易市场，在荷兰成立了第一家股份制公司。

在郁金香栽培技术成熟后，随着产量越来越大，原本稀有的郁金香不再稀有了。1637年2月4日，异常繁荣的郁金香市场突然崩溃，郁金香价格一落千丈，一发不可收拾。不到两个月，郁金香的价格下跌了90%。一夜之间，无数人倾家荡产，巨大的郁金香泡沫终于破灭了。这是人类史上第一次有记载的郁金香泡沫经济。郁金香热对世界经济产生了重大影响。

这件事不由得让我想到了20世纪80年代发生在中国的君子兰事件。那时一棵君子兰可卖到几万元甚至十几万元。而那时候中国工薪阶层家庭的月收入只不过几十元，收入高的一般也不会超过100元。疯狂炒作的套路差不多，总能一而再、再而三地重演。前事不忘后事之师，只有冷静、理性、客观地吸取教训，才能避免泡沫灾难的发生，中药材市场也是一样。

荷兰博物馆寻宝

荷兰曾是大航海时代的列强之一，有"海上马车夫"之称，在海上贸易方面曾经独占鳌头。荷兰收藏的大航海时代的帆船、建筑、家具、油画、瓷器等藏品，不计其数，如果细心留意的话，还能发现在这一时期流通到欧洲的中药材。

我在阿姆斯特丹的荷兰国家博物馆里，看到过一个精美的硬木壁柜，简直是个"立体的博物志"。博物馆的工作人员将柜子逐层打开，让我们看到了内部原样收纳的藏品。各种香料和常用药材，装在大小不一的药瓶中，有麝香、牛黄、肉桂、花椒、乳香、没药等。

馆内还保存着几批珍贵的古代中药材标本，多数原产自中国，由海运经过印度尼西亚来到荷兰。赴荷考察同行的有王梅博士和她指导的小贾博士。考察后，我们合作完成了一篇研究论文。论文介绍了该批馆藏中药标本共395种，多数为经过炮制加工的饮片，包括植物药及少量动物药和矿物药。

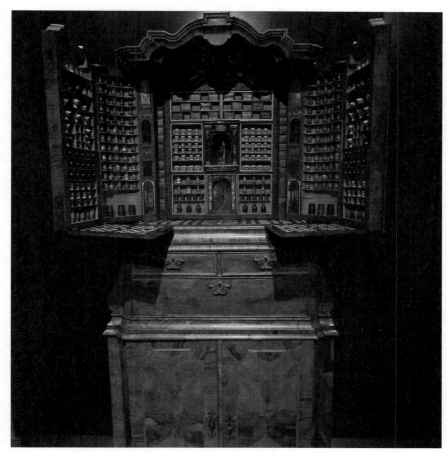

"立体的博物志"一般内容丰富的小药柜

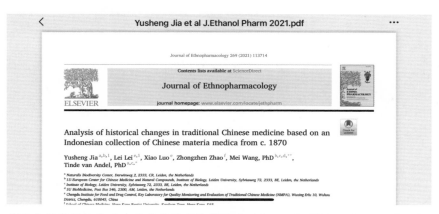

笔者和研究团队发表在世界传统药物学杂志（*Journal of Ethnopharmacology*）上的论文

短暂的考察结束了，这篇研究论文也发表于世界传统药物学杂志（*Journal of Ethnopharmacology*），这也是此次到荷兰学习探访的一个意外收获。沉睡在荷兰的这批珍贵药物标本，对于我们了解历史上中药品种、中药炮制规格的延续与变迁，提供了最好的凭证，也将引发出更多颇有新意的研究课题。

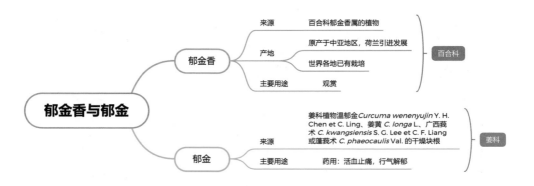

天山雪莲
——冰山盛开雪莲花

雪莲溯源

爱看武侠小说的人对天山雪莲一定不会陌生。小说中偶有情节，吃了天山雪莲不仅可以百毒不侵，还可以功力大增，甚至能够恢复青春、起死回生。

《本草纲目》里没记载过天山雪莲。首次记载天山雪莲的本草书籍，应该是清代赵学敏的《本草纲目拾遗》。书中这样记载："雪荷花产伊犁西北及金川等处大寒之地，积雪春夏不散，雪中有草，类荷花，独茎，亭亭雪间可爱。"又说："其地有天山，冬夏积雪，雪中有莲。"性大热，能补阴益阳。

雪莲是维吾尔医学和藏族医学当中的常用药物。

藏医药文献《晶珠本草》（1835年）中有"雪莲生长在雪山雪线附近碎石地带"的记载。

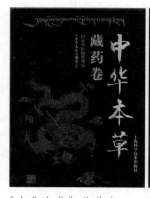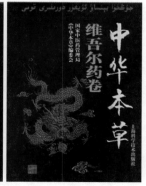

《中华本草》藏药卷　　《中华本草》维吾尔药卷

天山采雪莲

出产天山雪莲的新疆也是丝绸之路通向西亚的必经之处。

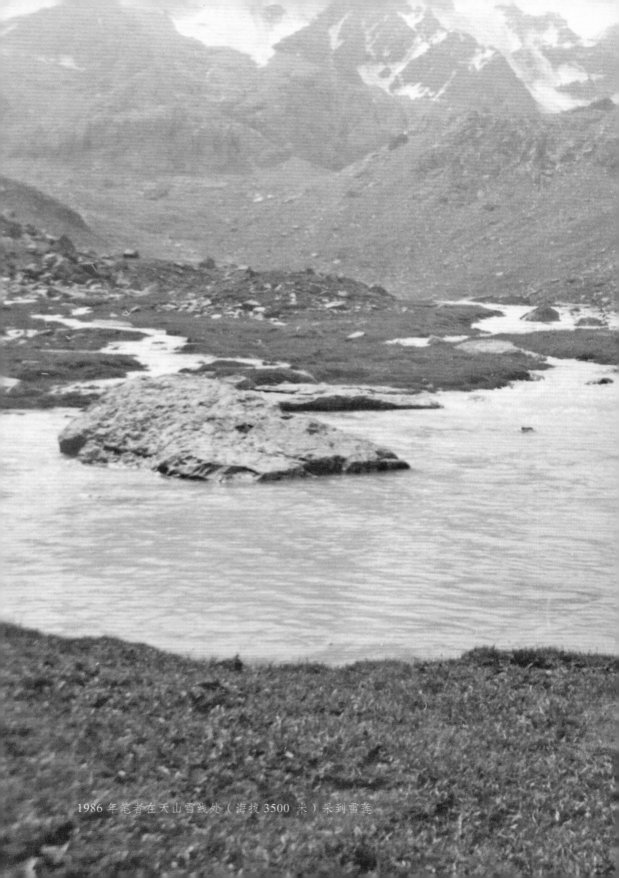
1986 年笔者在天山雪线处（海拔 3500 米）采到雪莲

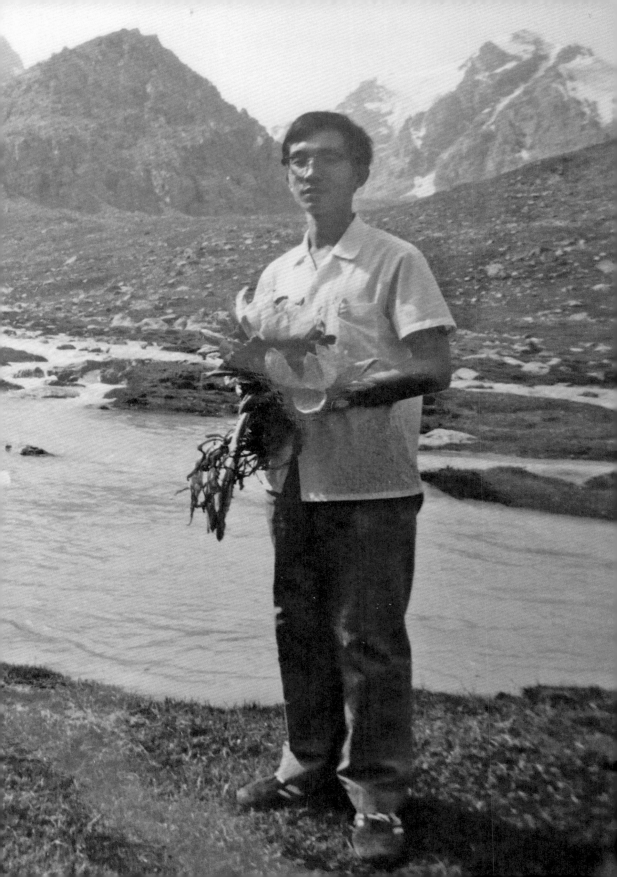

20 世纪 80 年代，我曾去新疆天山海拔 3500 米的雪线附近采过雪莲。雪线区域就是冰雪融化到此为止的分界线。盛夏之时，雪线以上的冰雪也是终年不化的。

天山气势磅礴，资源丰富，无论是高山、深谷，还是草原、湖泊，到处都是奇幻的美景。

新疆的天山天池，又称瑶池，神话中西王母宴请周穆王的地方就在那里。这个仙境瑶池，海拔 1980 米，湖水清澈，四周群山环抱，绿草如茵。

八月盛夏，天山脚下虽是烈日炎炎，但往山上去却是凉风习习，行至半山腰时，山上的雪水融化汇成小河流淌下来，清亮亮的，用手一探，感觉冰凉沁心。

这时，一个少数民族的小伙子骑着马迎面飞奔过来，他可能看见我在水边跃跃欲试，大声呼喊着："这里的水不能下去，会得关节炎的。"我非常感谢他的提醒，随口问："您是维吾尔族人吗？"他笑着告诉我："我是哈萨克族人。"

天山雪莲花又名雪荷花，原植物为菊科多年生草本植物天山雪莲 *Saussurea involucrata* (Kar. et Kir.) Sch.-Bip.，因生于高山积雪之中，外形似莲花而得名。雪莲花素有"雪山花王"之称，是唯一能够在雪线附近生长的大型草本植物。

在生命几乎绝迹的雪线附近，在皑皑白雪的衬托之下，雪莲的倩影闪着格外夺目的光彩。

雪莲花独特的外表，因适应高寒环境而生，是大自然的杰作。叶子上着生很多绵毛，可以御寒，大型的总苞片，好似一件防风外衣，

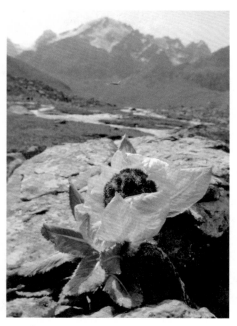

天山雪莲原植物

确保它可以在寒冷的高山环境中生存繁衍。

人们在欣赏雪莲花美妙风韵的同时，更敬佩它坚毅的性格，任凭天寒地冻，狂风骤雪，它都能茁壮成长。

雪莲药用

武侠小说中写到过天山雪莲能将白发变黑，神化了天山雪莲的功效，艺术的创作往往不能当真，对此我们要有客观的认识。

金庸的小说《书剑恩仇录》描写过天山雪莲长在数十丈高的悬崖上；梁羽生的小说《白发魔女传》写天山雪莲要60年才开一次花。事实上，天山雪莲从种子萌发到开花，需要6～8年的时间。

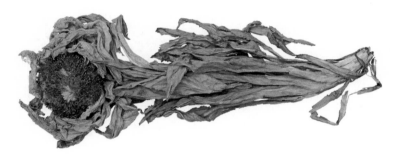

天山雪莲药材

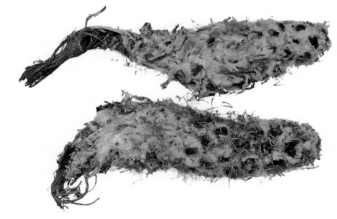

西藏雪莲药材

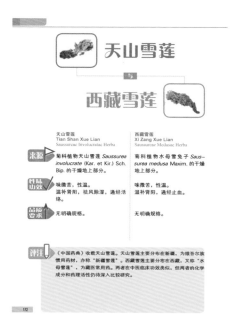

天山雪莲
Tian Shan Xue Lian
Saussurea Involucratac Herba

西藏雪莲
Xi Zang Xue Lian
Saussureae Medusac Herba

来源 菊科植物天山雪莲 *Saussurea involucrate* (Kar. et Kir.) Sch. Bip. 的干燥地上部分。

菊科植物水母雪兔子 *Saussurea medusa* Maxim. 的干燥地上部分。

科味功效 味微苦，性温。温补肾阳，祛风除湿，通经活络。

味微苦，性温。温补肾阳，通经止血。

品原要求 无明确规格。

无明确规格。

评注 《中国药典》收载天山雪莲。天山雪莲主要分布在新疆，为维吾尔族惯用药材，亦称"新疆雪莲"。西藏雪莲主要分布在西藏，又称"水母雪莲"，为藏医常用药。两者在中医临床功效类似，但两者的化学成分和药理活性仍待深入比较研究。

天山雪莲与西藏雪莲（摘自《百药鉴别》）

《新疆中草药》一书中记载："雪莲花味微苦，性热，有毒。"它的主要功效是温肾壮阳，调经止血。主治阳痿、腰膝酸软、女子带下、月经不调、风湿痹证、外伤出血等。用晒干的雪莲泡酒，既可以健身提神，又可以治疗腰酸背痛、风湿性关节炎等。

雪莲花的家族中，姊妹众多，都归属于菊科风毛菊属（*Saussurea*），有绵头雪莲花、鼠曲雪莲花、三指雪莲花、槲叶雪莲花等。

目前市场上最常见的雪莲药材来源主要有两种：天山雪莲花和水母雪莲花 *Saussurea medusa* Maxim.。这两种植物都是传统民族药，功效也有所不同。

天山雪莲花主要分布在新疆，又称为新疆雪莲花，民间主要用来治疗风湿性关节炎。水母雪莲花则主要分布在西藏，亦被称为西藏雪莲花，民间常用来温肾壮阳，调经止血。

由于雪莲的原植物为国家保护植物，珍稀的雪莲物种生境涉及脆弱的高原流石滩环境，故产地有关部门应注意药物的保护、引种、驯化与合理利用。

～ 民族用药 ～

在中国传统医药的大家庭里，不但有汉族的医药，更有少数民族药，民族药是中国传统医药的重要组成部分，是中华民族的瑰宝。

20 世纪 90 年代，国家中医药管理局组织全国的中医药专家，用了十年的时间编著了一部大书——《中华本草》。我很荣幸参与了这项重大工程，并担任学术秘书。这部书前十卷是中药的内容，后几卷就是民族药部分，包含蒙药、藏药、傣药、维药，有很多宝贵的用药经验载入其中。

我在新疆市场调查期间，看到新疆民族药有自己专门的草药摊，很多特色药在出售，多是在华北、华东地区很少见的。我到西亚的阿曼和地跨欧亚的土耳其考察过，那边有很多药材和新疆的民族药是相似的。

我曾两次去西藏实地考察，认识到藏医药也很有特色。中医药的典籍浩如烟海，其实藏药也有大量的典籍，著名的如《四部医典》《晶珠本草》。西藏的草药市场很多，可以看到不少地方特色药，如藏茵陈、红景天，还有藏香等，值得我们进行更深入的研究。

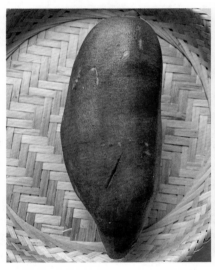
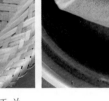

甜脆的雪莲果，却与天山雪莲无关

近期我在市场上见到一种雪莲果，外形和颜色有些像红薯，可以当水果吃，口感有点像鸭梨，脆甜可口。这是一种原产自南美的菊科植物 *Smallanthus sonchifolius* (Poepp.) H. Rob. 的块根。它的别名叫菊薯，与雪莲没有任何关系，用菊薯做正名才比较合适。

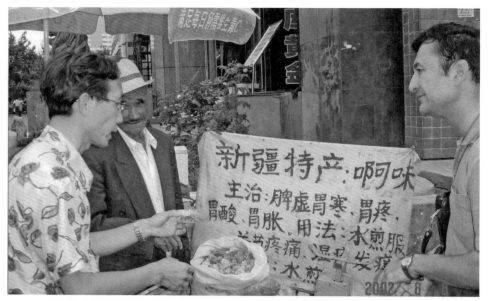

探访新疆维吾尔族草药摊

雪莲如今已经被列为国家二级保护植物。在资源保护的前提下，开发有价值的民族药，加强基础研究，才能够使这些药走下高原，走向世界，更好地造福人类。

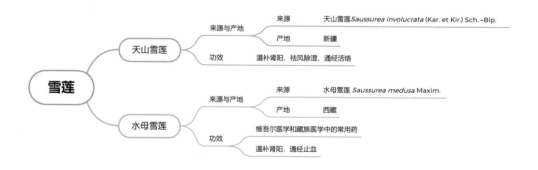

雪莲

天山雪莲
　来源与产地
　　来源　天山雪莲 *Saussurea involucrata* (Kar. et Kir.) Sch. –Bip.
　　产地　新疆
　功效　温补肾阳，祛风除湿，通经活络

水母雪莲
　来源与产地
　　来源　水母雪莲 *Saussurea medusa* Maxim.
　　产地　西藏
　功效　维吾尔医学和藏族医学中的常用药
　　　　温补肾阳，通经止血

菊花
——重阳秋高对花饮

—— 重阳赏菊 ——

中国自古便有重阳节赏菊和饮菊花酒的习俗，从唐代开始就有相互赠送茱萸、菊花的礼节。菊花被称为"延寿客"，有延年益寿的寓意。重阳节本身也有尊老、敬老、爱老的传统。

九九重阳节在古代曾被称为"菊花节"。"九九"是"久久"的谐音，与"酒"也同音，因此派生出重阳节要喝菊花酒的说法。

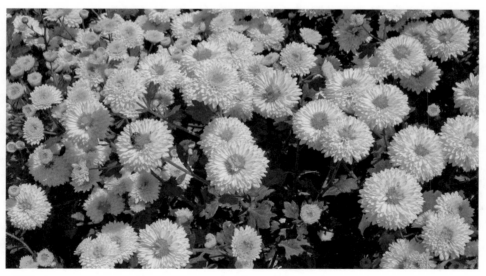

菊花原植物

菊花酒是在酿造过程中加入菊花汁液，与糯米、酒曲等共同酿造而成的。

民间菊花酒的配方有很多，没有统一的标准。有一个相对简单的菊花酒配方。原料包括菊花、生地黄、枸杞子、当归，将此4味药水煎2次，取浓汁备用。取糯米、酒曲适量，加入药汁中拌匀，装入瓦坛中发酵，如常法酿酒，酿成后去渣即可，具有养肝明目，滋阴清热的功效。

但是，家庭自制发酵食物及饮料存在食品安全风险，没有专业指导和经验还是不要轻易尝试。

菊花鉴别

植物界的高等植物大概有300个科。菊科像个"老大哥"，是被子植物第一大科，有25000种到30000种之多。我给菊科编了一个顺口溜：被子植物300科，兄弟姐妹特别多，菊科聚众3万种，当之无愧做大哥。

菊科植物大多种类适应能力极强，可在海拔5000米以上地带生存，还有适合沙漠环境生存的种类。

常见的药用植物中很多来自菊科，如红花、大蓟、小蓟、牛蒡子、青蒿、艾叶、苍术、白术等。

《周礼》记载："后服鞠衣，其色黄也。"鞠衣是古代皇后的六服之一，鞠即指菊，金黄色后来成为皇家的专属。不过，金黄色不是菊花唯一的花色。菊花有观赏菊，也有药用菊。观赏菊并不是不能作药用，只是没人舍得拿它入药。有些观赏类菊花直径可以达到20厘米，品种变化多样，形态丰富。

关于菊花，《本草纲目》中就记载："菊之品凡百种，宿根自生，茎叶花色，品品不同。"中国有3000多个菊花栽培的品种，数不胜数，但基原植物只有一种，即菊科的植物菊。

无论菊花长得高也好、矮也好，花开得大也好、小也好，都有一个共同的特征，那就是都有头状花序和总苞片。

菊花花瓣是肉质的，不易干燥，加工时需要技巧。药用菊花产地不同，加工方法不同，形成不同的商品规格。

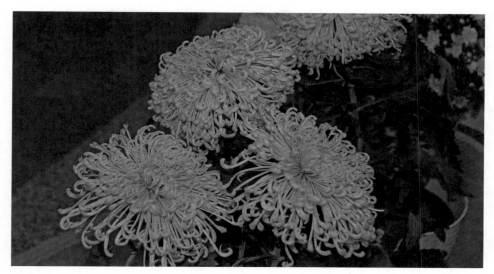

观赏菊

　　全国很多地方出产药用的菊花，《中国药典》列举的菊花有 5 种。亳菊产于安徽亳州；滁菊产自安徽滁州；贡菊产自安徽黄山；杭菊产于浙江嘉兴桐乡、海宁；怀菊产于河南温县一带（古时为怀庆府）。

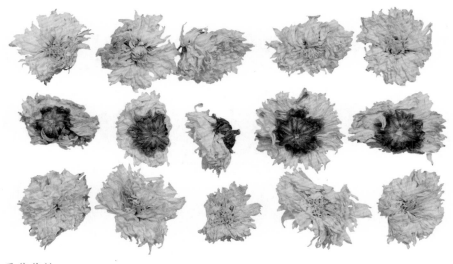

贡菊药材

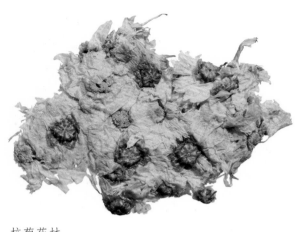

杭菊药材

杭菊的加工与其他菊花不同，需要经过蒸制，压扁呈碟形或扁球形。市售的杭菊往往呈现出头状花序大，碟形，常数个粘连成片。

怀菊为四大怀药之一，呈不规则球形或扁球形，花基部小苞片多，管状花显得比较少。

现在菊花商品的新品种又增加了很多，比如胎菊，用的是菊花未开时的花蕾。胎菊的加工采用微波杀青后干燥的方法，很受市场欢迎。

菊花和野菊花

市场上可见到菊花和野菊花两种药材，它们是一小一大的两兄弟。"小兄弟"野菊花用的是菊科植物野菊花的花蕾，又叫苦薏。李时珍在《本草纲目》里解释道："薏乃莲子之心，此物味苦似之，故与之同名。"可见，野菊花味比菊花还要苦。野菊花在中国各地均有野生，生命力非常顽强，花小，药效可不弱。

菊花与野菊花的区别，不仅在于菊花以栽培为主，野菊花以野生为主，而且二者基原植物本就不同，植物DNA、性状、功效都不同，《中国药典》明确地将它们收录为两种药材。

菊花是辛凉解表药。野菊花的主要功效是清热解毒，泻火平肝。除了可以内服，野菊花还可以外用。《本草纲目》记载，用野菊花茎叶、苍耳草各一把，共捣烂，加入一碗酒，绞汁服用。再以药渣敷患处，可治疗痈疡疔肿。

清代的《医宗金鉴》里记载了一首五味消毒饮，由野菊花、金银花、

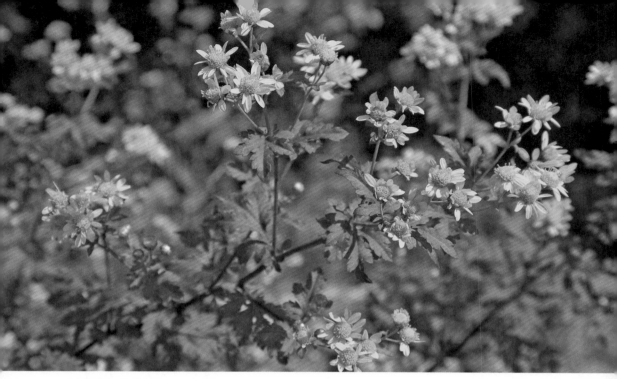

野菊花原植物

蒲公英、紫花地丁和紫背天葵子五味药组成，治热毒疮疡功效确切，流传至今。

现代研究发现，野菊花可治疗痤疮、上呼吸道感染等疾病，具有广谱抗菌、抗病毒的作用。

野菊花色泽金黄，芳香怡人。它所含的黄色素可作为食品添加剂。

重阳时节野外郊游，可能会看到野菊花，但不宜自行采摘下来泡茶饮。因为菊科植物大多外形相似，往往很难准确鉴别品种，不熟悉植物的人可能会将一些不同的植物混淆。

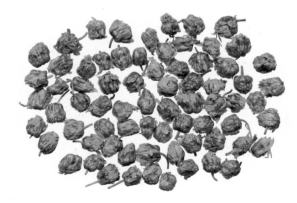

野菊花药材

药用菊花

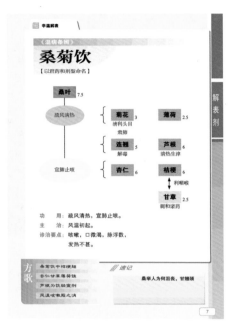

含有菊花的中成药很多，比较著名的如杞菊地黄丸和桑菊饮。

六味地黄丸有滋补肝肾的功效，由六味药组成：熟地黄、山药、山茱萸、泽泻、茯苓、牡丹皮。在此方的基础上加入枸杞和菊花，就变成了著名的杞菊地黄丸，在养肝肾的基础上，增加了明目的功效。

菊花与桑叶是一对好搭档。桑菊饮是一个经典的解表方剂，出自清代吴鞠通的《温病条辨》，由桑叶、菊花、杏仁、连翘、薄荷、桔梗、甘草和芦根组成，具有辛凉解表，疏风清热之功效。

桑菊饮（摘自《百方图解》）

食用菊花

《本草纲目》里记载了不少和菊花相关的养生方。其引用附方记载："九月九日白菊花二斤，茯苓一斤。并捣罗为末。每服二钱，温酒调下，日三服。"

秋天天气干燥，菊花银耳羹是个不错的食养选择。用银耳、菊花、冰糖一起熬成一碗羹，可以清热明目，养阴润燥。特别适合经常使用手机、电脑等用眼过度导致的眼睛干涩的情况。

茶楼里也少不了菊花。菊花茶和普洱、龙井、铁观音等都是人们常见且喜爱的佐餐茗茶。

菊花茶能解毒，清火，明目，而且菊花茶味道清新、淡雅，是不少人养生

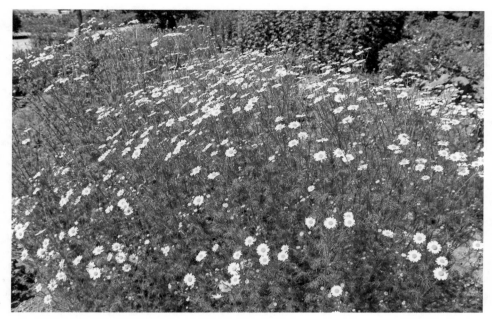

洋甘菊原植物

茶的首选。由于菊花性微寒，体质虚寒的人要慎用。

　　洋甘菊可说是菊花的外来兄弟。洋甘菊也是菊科植物，原产自欧洲，也叫母菊。它属于常见的西方草药，《欧洲药典》《英国药典》都有收录。近年来我国部分地区也在大量栽培。洋甘菊可以辅助睡眠，具有镇静、抗炎、抗菌止痒、抗过敏的作用。欧洲人喜欢喝花草茶，现在各地都可以见到洋甘菊的茶包、饮品。由洋甘菊提炼出来的洋甘菊精油也是国际市场上非常流行的保健和药物制品。

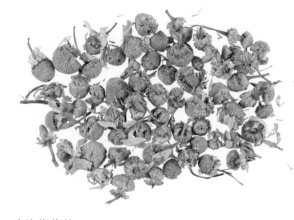

洋甘菊药材

春天百花齐放，夏天鲜花怒放，只有菊花姗姗来迟，秋天才到。"宁可枝头抱香死，何曾吹落北风中。"这正是菊花的君子品格。

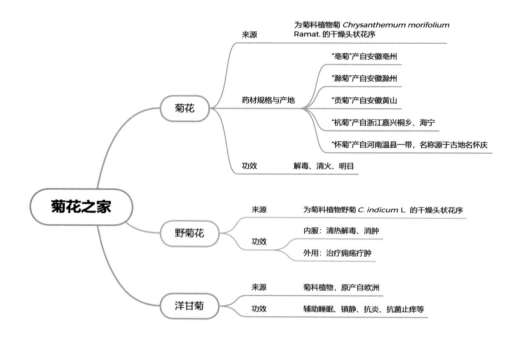

艾叶
——端午时节话医草

2019 年全国中医药知识电视大赛，我受邀担任总决赛评委，其中有一道趣味题是谜语："霜染青春野水涯，沉香淡淡恰如花。端阳月老天为证，嫁入寻常百姓家。"谜底是中药艾叶。

霜染指的是艾叶表面有一层绒毛，好似白蒙蒙的一层霜。淡淡的香是因为艾草富含挥发油，只要在手上搓一搓，马上就有一种淡雅的香气释放出来。

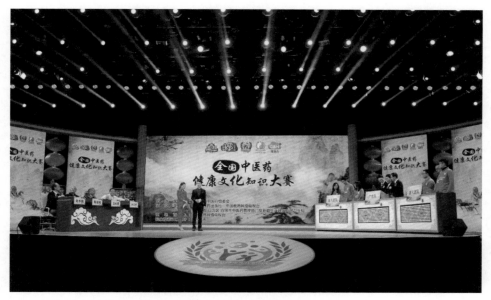

2019 年全国中医药健康文化知识电视大赛总决赛现场

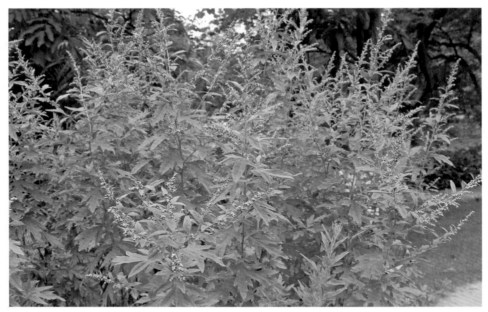

艾原植物

～～端午习俗～～

五月初五端午节也是艾叶的收获季节。艾叶有一个很重要的寓意——辟邪。中华民族千百年来一直用它预防瘟疫。古人认为瘟疫属邪气，人们将农历五月视为"恶月"，五月初五这一天，被视作"恶日""五毒日"，所以民间才在这一日挂艾叶、悬菖蒲、撒雄黄来抵御邪气。有些地区还用艾叶为新生儿洗澡，这些习俗一直流传至今。

"恶月恶日"并非真的恶。东晋名将王镇恶就出生在端午节这天。其祖父名臣王猛认为孟尝君也是恶月生人，可见"恶"并无恶意，便给他取名镇恶，望日后能光耀门楣。后来，王镇恶果然成为一代名将。

五毒是传统观念里五种最毒的动物的合称，分别是蛇、蝎、蟾蜍、蜈蚣、壁虎。从五月初五开始，大地上的五毒就活跃了起来。

端午时节正值春夏之交，容易发生流行病。用艾叶洗澡，不但可以洁净身体，而且可以通过加热艾叶，将挥发油飘散到空气当中达到杀菌消毒、洁净空气的效果，起到预防疾病的作用。"艾叶辟邪"过去一度被视作迷信，在今天看来，这是具有一定的科学依据的。但古人受当时认知的局限，认为"邪"是由妖魔鬼怪的邪气造成的侵害。用现代医学理论解释，这种邪气实际是病毒和细菌造成的病症。现代研究已表明，艾叶中的挥发油对于多种致病细菌及病毒均有抑制或杀灭作用。

∽ 功效主治 ∽

艾叶，也称医草，被收入《中国药典》，为菊科植物艾 *Artemisia argyi* Lévl. et Vant. 的干燥叶。艾草的药用部位是叶片，药材名又叫艾叶。

自古以来，艾叶就是常用中药，已有 3000 多年的药用历史。长沙马王堆汉墓发现的《五十二病方》中已记载了艾叶的疗效与用法。

艾叶的应用范围相当广泛。东汉张仲景的《金匮要略》有两首用到艾叶的处方——胶艾汤和柏叶汤，前者用于养血调经，后者用于治疗吐血不止。

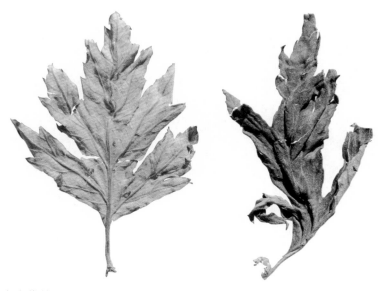

艾叶药材

李时珍在《本草纲目》中收录了50首有关艾叶的复方。按疾病类型划分，艾叶的应用包括妇科疾病、出血性疾病、消化系统疾病和外科疾病等七大类。

蕲艾

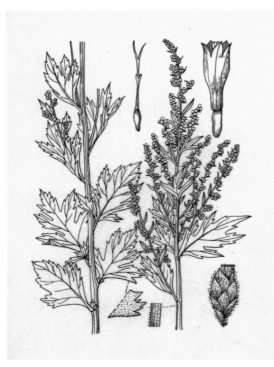

蕲艾墨线图（刘素娟绘）

古代艾草的主产地就在李时珍的故乡湖北蕲春。李氏父子世居蕲春行医，他们多次上麒麟山采集艾叶进行研究。李时珍的父亲李言闻曾专门写了一本《蕲艾传》，书中大赞蕲艾功效。"产于山阳，采以端午。治病灸疾，功非小补。"李时珍在《本草纲目》当中记载："自成化以来，则以蕲州者为胜。"明代成化年间，正是其父生活的年代。可以说，将蕲州作为艾叶的道地产区并使其名扬天下的就是李言闻、李时珍父子。

湖北蕲春土壤肥沃，北倚大别山，南临长江，阳光充足，雨量充沛，四季分明，良好的地理气候环境是优质蕲艾形成的先决条件。

过去30年，我前后十次到湖北蕲春考察。在关注艾叶的同时，我还结识了一位志同道合的学者——梅全喜。梅教授一生和艾叶结下了不解之缘，对于艾叶，他有述说不尽的情感。他出生第3天就洗过艾水澡，艾叶是他最早接触、认识的中药，他此后一直在研究、使用艾叶，与艾叶为伴。

2009年，我开始每月在《大公报》"中华医药专栏"发表文章，持续

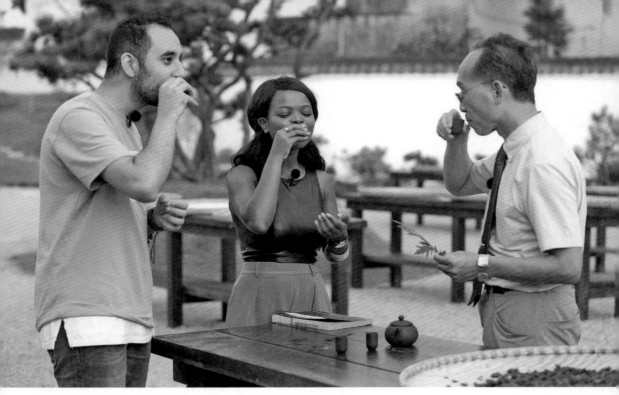

参与《非常中国（Hi China）》节目录制，品艾叶茶

了 5 年，第一篇文章就是《端午话艾叶》。但当时的艾产业处于低谷，那时要在蕲春买一箱艾叶做实验都很难办到。

现在蕲春的蕲艾产业已成规模，再度出现了家家户户种植艾叶的景象，而且不再为艾叶的销售而发愁了。

2018 年 9 月，中非合作论坛北京峰会举行。同时，中央电视台国际频道隆重推出了 6 集特别节目《非常中国（Hi China）》。我应邀在节目中担当中医药讲解专家。我负责带领一位来自埃及的小伙子和一位来自南非的姑娘一起探讨中国智慧，我选择带他们去蕲春，拍摄的主题就是道地的蕲艾。

艾灸

针灸，既名针灸，针与灸严格地说是两种治疗手段。灸是中国较古老的医术之一，灸的原料与工具就是艾叶。针法的英文是 Acupuncture，灸法的英文是 Moxibustion。药王孙思邈曾说过针而不灸非良医，可见艾灸的重

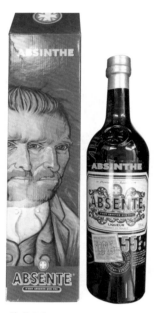
苦艾酒

要性。针灸作为一个合成的专有名词也说明针与灸二者密不可分。

目前，海外中医主要推行开来的是针。由于艾叶燃烧出的气味和产生的烟雾不是所有人都能接受的，所以在美国绝大多数的中医诊所只扎针、不艾灸。

日本人很喜欢中国传来的灸法，针师和灸师要分别考执照。同时他们针对传统艾灸烟雾大的缺点进行了改良。

西方国家有种独特的苦艾酒。苦艾与中国的艾叶亲缘关系很近，是同属植物。用苦艾为原料酿造的苦艾酒是一种烈性酒，19 世纪末到 20 世纪初，在欧洲大受欢迎，受到欧洲知识分子和艺术家的青睐。在 2018 年纪念李时珍诞辰 500 周年的学术大会上，来自欧洲的世界传统药物学会主席 Michael Heinrich 教授，专门带来了一瓶苦艾酒作为礼物。

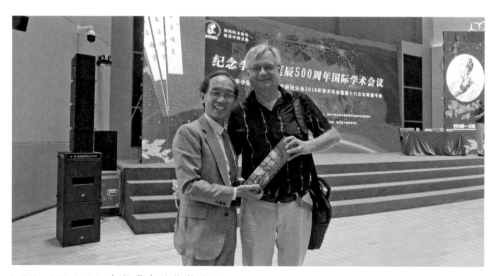
Michael Heinrich 专程带来礼物苦艾酒

孟子云：犹七年之病，求三年之艾。艾叶的使用在我国有着悠久的历史，针灸之中，针和灸缺一不可。学习中医药、致敬艾草。来自乡间的普通艾草，在燃烧自身之后虽化作了尘埃，却护佑了中华民族的健康。

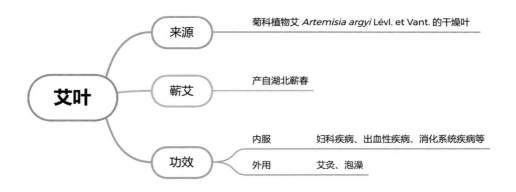

青蒿
——鲜草一握可截疟

青蒿素与诺贝尔奖

2015 年诺贝尔生理学或医学奖颁布后，全球轰动，举国振奋。中国中医科学院的屠呦呦研究员获此殊荣，实现了中国自然科学领域诺贝尔奖零的突破。诺贝尔奖表彰了她发现的青蒿素（Artemisinin）在治疗疟疾方面为人类所做的杰出贡献。其实，在 2011 年，拉斯克临床医学奖（*Lasker-DeBakey*

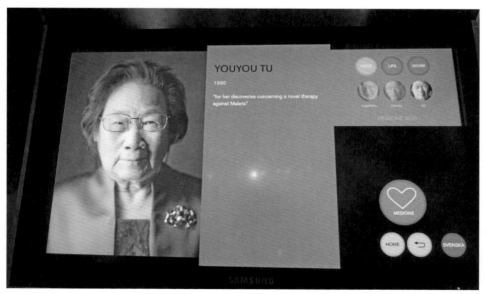

诺贝尔博物馆介绍屠呦呦的屏幕界面

青蒿素结构式

Clinical Medical Research Awards）已经授予了屠呦呦。青蒿素这一重大的成就，挽救了世界上数以百万计疟疾患者的生命。

中药虽然是古老的，但是不代表古老的东西都是落后的。古老的中药里可以发掘新的应用，造福人类。

屠呦呦在发现青蒿素的研究过程中，首先考虑并且系统查阅古代医学典籍、历代本草和民间验方。她在发表获奖感言的时候特别提到了三本古书，即《神农本草经》《肘后备急方》和《本草纲目》。她发现青蒿素正是受到了古人用药经验的启迪。

公元340年，东晋葛洪的《肘后备急方》问世，其中记载了一个治疟疾的方法："青蒿一握，以水二升渍，绞取汁，尽服之。"用青蒿治疟疾，要像榨果汁一样，用新鲜的药材，提取过程不能加热。

屠呦呦在进行实验时，用乙醚在低温条件下提取出了植物里的青蒿素，抗疟有效率100%，从而也诠释了中药青蒿抗疟的物质基础。

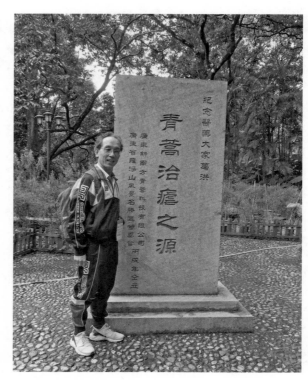

青蒿治疟之源——广东罗浮山纪念葛洪石碑

青蒿与黄花蒿

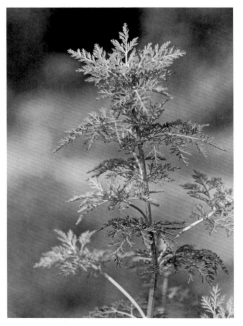

黄花蒿原植物

人们对相似植物的认识，经过了一个从朦胧到清晰的过程。在中药界，异物同名、同物异名的现象很普遍。如苍术和白术曾经统称为"术"，"蒿"在中国古代既包括青蒿，也包括黄花蒿。

青蒿素是从黄花蒿植物里提取出来的，含有青蒿素的植物只有黄花蒿一种。

青蒿素既然出自黄花蒿，为什么不叫黄花蒿素而叫青蒿素呢？其实这和青蒿来源的历史有关。

李时珍细心记录了青蒿整个生长过程。植物黄花蒿与植物青蒿十分相似，黄花蒿绿中带淡黄，开黄花，开花时才能与青蒿区分开。李时珍首次把青蒿与黄花蒿分列条目。从此，人们才知道青蒿与黄花蒿原来是两种植物。这在植物分类学上跃进了一大步。

不无遗憾的是，李时珍没有将"截疟"的功效转移到黄花蒿项下，他仍将治疗疟疾的作用保留在了青蒿条目下。

我认识的屠老师

屠呦呦获得诺贝尔奖的消息刚宣布，有不少香港的记者来采访我，开口就问："赵博士，听说你曾经在中药研究所工作过，你认识屠呦呦吧？"

的确，我很早就认识屠老师。1982年，我到中国中医科学院攻读硕士研究生。那里资深的知名专家有很多，如我的导师生药学家谢宗万老师、炮

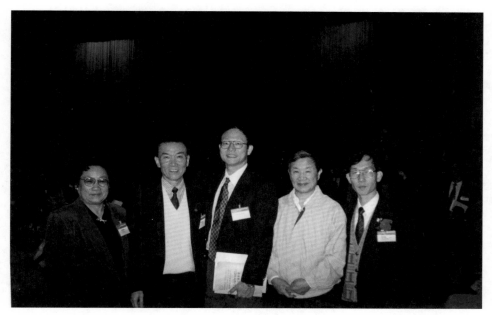

1997 年笔者（右一）与屠呦呦老师（左一）在首届世界中西医结合大会上合影

制学家王孝涛老师、药理学家章荣烈老师、中药化学家屠呦呦老师等。在我上大学的时候，他们的名字就已如雷贯耳，求学生涯中能有幸近距离接触这么多大专家，并得到教导与栽培，真是感到万分的幸运。

我到中药所的时候，屠呦呦老师已经是世界知名的学者了，但在我的印象中，她并没有大专家的架子。虽然我们不在一个研究室，但都在一个楼里，时常碰面。每次见到我，她都会亲切地打招呼叫我小赵，我叫她屠老师。她衣着简朴、谈吐直率，是一位非常可敬、没有世俗之气、非常纯粹的科学家。

20 世纪 80 年代的中国，科研条件还很差，中医研究院中药所虽被誉为"中医药研究的国家队"，但作为重点科研单位，大楼里面的情形却很令人尴尬。我闭着眼睛走进那座大楼里都能闻出自己所在的位置。中药味和樟脑味最浓的地方是生药室，有化学试剂味的地方是化学室，有腥臊味的是药理室和动物房，有厨房与油烟味的则是拥挤的宿舍。

青蒿素这一世界级的科研成果，就是在这样的环境当中诞生的，靠的是以屠老师为代表的中国科学家顽强的毅力与拼搏精神。

说到屠老师对科研的执着和奉献，仅用刻苦工作、加班加点来形容，那还远远不够。为了从中草药中发现抗疟药物，他们所经历的困难、所付出的辛苦，是常人难以想象的。

与历史上居里夫人不顾身受放射性元素的辐射，发现了钋和镭的事迹相仿，当年屠老师终日泡在实验室里，与多种化学溶媒长时间接触，罹患了中毒性肝炎。这种为科学事业献身的精神令人钦佩。

青蒿素救了恩师一命

我身边的人也与青蒿素发生过一段故事。

疟疾，对于东南亚和非洲等热带地区国家的人民而言，简直是瘟神。我的老师谢宗万教授是著名的本草学家、生药学家。谢老师志随神农，踏遍

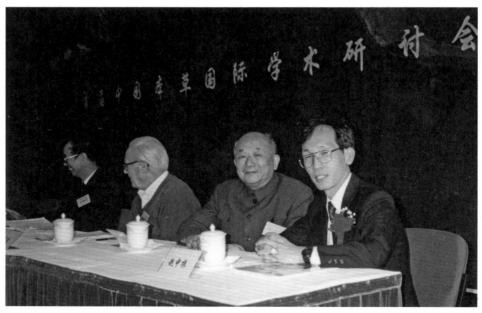

笔者（右一）与谢宗万老师（右二）在本草国际学术研讨会上

青山寻百草。1993年，谢老师年届七旬，为了调查中药血竭的基原，他深入云南和老挝边界的热带雨林中。当时那里的卫生条件相当差，连蚊帐这样基本的防虫设施都没有。谢老不幸被蚊子叮咬后，感染了疟疾。任务完成后，谢老回到北京不久，潜伏的疟疾就发作了，身感寒热往来，高烧超过40℃，胸部疼痛难忍，生命堪忧。

就在这个时候，屠老师将她最新研制成功的"还原青蒿素"及时送到了医院病房里。就在谢老用药后第二

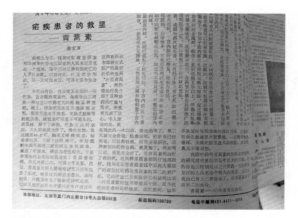

《中国中医研究院院报》

谢宗万在《中国中医研究院院报》刊登文章分享亲身经历

天，奇迹出现了，他不但完全退了烧，而且血液检测表明，疟原虫已全部被杀灭。谢老感叹："这种抗疟新药真是太灵验了，是它给了我第二次生命。"病愈后，谢老在1993年10月的《中国中医研究院院报》上发表文章讲述这段经历。

李时珍编著的《本草纲目》集医药之大成，站在了那个时代的最前沿，也是今天研发新药的重要知识宝库，同时还为青蒿素的发现，铺垫了一块重要的基石。

抗疟新药青蒿素问世以后，曾引发了很多议论，主要聚焦在青蒿素是中药还是西药的问题上。这不禁让我想起了有关诸葛亮是河南南阳人还是湖北襄阳人的那场旷日持久的争论。我很欣赏南阳武侯祠里，清代学者顾嘉蘅写的那副对联："心在朝廷原无论先主后主，名高天下何必辨襄阳南阳。"

一个人的出身并不重要，重要的是这个人关注什么，又研究了什么。屠呦呦老师毕业于北京大学医学院，将现代科技应用于中医药的整理与研究，从而成就了今日的辉煌。

　　我认为，青蒿素的中西归属并不重要，重要的是它造福了人类，正如屠老师在获得诺贝尔奖感言时所说："青蒿素的发现是中国传统医学带给全人类的一份礼物。"

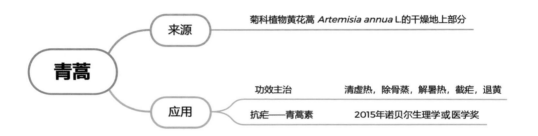

青蒿

来源　　菊科植物黄花蒿 *Artemisia annua* L.的干燥地上部分

应用

功效主治　　清虚热，除骨蒸，解暑热，截疟，退黄

抗疟——青蒿素　　2015年诺贝尔生理学或医学奖

番红花
——药染同源两红花

番红花、西红花、藏红花

番红花 *Crocus sativus* L. 是鸢尾科的植物，它的药材名为西红花，有人习称它为"藏红花"。很多人因此而误以为它产自西藏。尽管在西藏的药材市场上可见到很多番红花，有游客也把它当作特产买回了家，其实西藏不是它的原产地。番红花原产于欧洲南部，历史上，番红花经过印度，从西藏进入中原。

李时珍首开先例把番红花收录在本草书籍中。《本草纲目》中记载番红花的篇幅虽然不多，只有两三百字，却也引起了后人的关注，启发科研人员进一步的研究。

"番"字表明番红花是外来的。记载中它又叫"咱夫蓝"或"撒法郎"，出自西方回回地及天方国。无论是"咱夫蓝"还是"撒法郎"都是外来的音

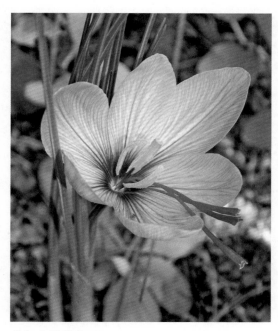

番红花原植物

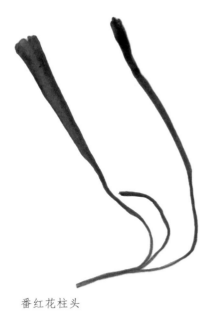

番红花柱头

译名。回回地及天方国，即指西域、波斯等国。早在公元前五世纪，克什米尔地区的古文献中就有关于番红花的记载。

番红花的资源分布有限，野生者只有在地中海气候的国家有分布。现在，番红花的主产地为伊朗、西班牙和印度等国。20世纪80年代，番红花在我国上海崇明岛引种栽培成功，现已具有一定规模。

番红花身跨三界，单从商品价格看，它在药物、染料、香料领域都是贵族。在古代西方，番红花已经是非常名贵的香料和药物，专供皇室贵族享用。

番红花不是全花入药，仅用花朵最中间的柱头。柱头是雌蕊的顶端接受花粉的部位，一朵番红花只有一个柱头。番红花的柱头顶端有三个线形的分支，看上去好像是三个，但基部是连在一起的。

物以稀为贵。正是由于番红花的低产量、多用途，才决定了它的"高身价"。

番红花有一个特性，开花时间特别短，只有几个小时，好似昙花一现，枯萎后的番红花药用价值大打折扣。每到番红花收获的季节，种植户都要全家出动去抢收。一般清晨去采，从花中采摘柱头，平均16万朵花才能出1千克番红花，采1千克平均需花费500个小时。一个人就算昼夜不停也要20多天才能完成。纯手工采摘，铺平，低温慢慢烘干，价格昂贵也在情理之中了。

我在西班牙考察时体验了一下采摘番红花柱头，试着采了一两朵，这项工作既需要速度又需要细心。采收工作需要长时间连续重复相同工序，每一枚花蕊背后都是采收工人辛勤的汗水。

红花与番红花

番红花与红花仅一字之差，可番红花并不是外国产的红花。

古代医家曾将两者来源混淆，李时珍在《本草纲目》中也这样认为。李时珍虽将番红花与红花分开记载，但他仍然记载红花为红蓝花，番红花即彼地红蓝花。

红花来源于菊科，番红花来源于鸢尾科，植物学的关系很远，仅凭外观，乍看之下有些相似。二者共同点是皆为外来植物。红花进入中国的历史比较早，早在西汉张骞通西域后便进入中原了。

红花喜光喜温，属于长日照植物，生命力强。新疆气候干燥、日照充足，非常适合红花生长，为我国目前红花的主产区。

前些年我到澳大利亚考察时，当地人也想栽培药用植物，询问我有哪些栽培品种可推荐，我推荐了红花。澳大利亚许多地区气候干旱，红花不怕旱，既可以绿化环境，还可有足够的产量。红花除了药用之外，红花籽榨油可食用也可做工业用油。

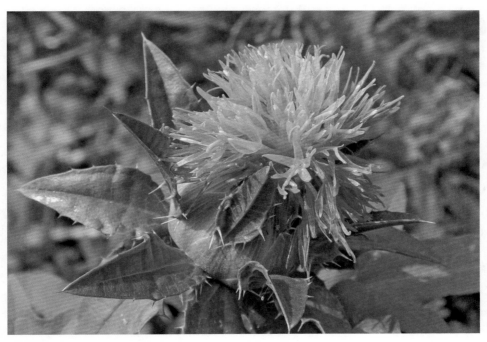

红花原植物

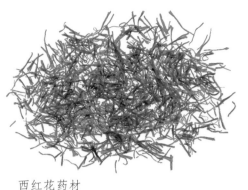

西红花药材

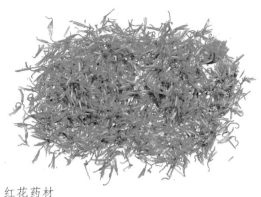

红花药材

功效

红花和番红花都能活血化瘀。两者的主要区别在于，红花性温，番红花性凉，偏于凉血解毒。在剂量相同时，番红花活血力量更强。

在我国，番红花主要用于活血化瘀。在海外，从中世纪起番红花的应用就已经十分广泛了，仿佛是包治百病的神药。人们用番红花治疗失眠、感冒、哮喘、猩红热和天花。

番红花可泡水当茶饮，汤色也好。冲泡的方法既简单又方便，剂量却需格外重视，一次三五根足矣，最好不要超过 10 根。是药三分毒，任何一种可做药用的东西都不能过量使用。

真伪识别

由于价格昂贵，番红花的伪品很多，成为海内外不法商人的摇钱树。

北方干燥的天气使水分容易丢失，南方 500 克药到北方就剩下 400 克了。最简单的掺假手段就是将番红花存放在潮湿的环境中，这样就能吸收湿气从而增加重量。

《中国药典》明确规定药材的含水量不得超过 13%，一般在 7% ～ 10%。这个简单的指标考虑到多方面的问题，既防潮、防霉，也防不法商人从中做手脚。

有一种常见的掺假行为是用红花冒充番红花。鉴别番红花与红花，可用这个简单的水试法，取两三根药材，放到水里，观察水色的变化。真正的番红花在水面会很快染出一条橙黄色的线状带，垂直向下，水渐渐变成黄色，且没有沉淀物。如果是红花，则会弥漫式地把水都染成金黄色。如果水被染成了红色，那说明还添加了人工色素，更是伪劣品。

土耳其有世界上最大的番红花交易市场，有一个番红花城。土耳其是横跨欧亚大陆、东西方文化交融之地，各种肤色的人在此交流。在土耳其最大的城市伊斯坦布尔，有一个超过 500 年历史的大巴扎，拥有四千余家店铺，随处可见番红花在销售。

我走到一家店铺前，热情的老板马上过来打招呼，并和我聊了起来。老板很得意地说："番红花在这里是抢手货，买点带回去很值得。我店里卖的可都是天然的，只有有地位、有身份的人才用得起。"

我问他这里的商品为什么价格差别如此大，甚至相差十几倍？老板并未直接回答，反问我："你自己用还是送给朋友？你如果是送朋友的话，可以买便宜的，自己用就买贵的。"

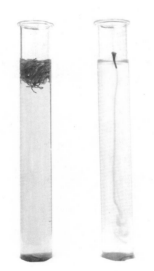
红花（左）和番红花（右）水试鉴别

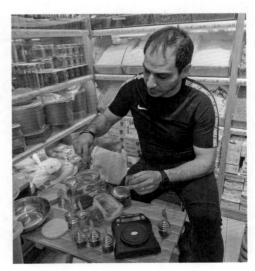
土耳其番红花专卖店

我细细观察，从价格上可以看出店里出售的番红花商品分为三等。一等货是正品，大多来自伊朗，是真的鸢尾科植物番红花的干燥柱头。二等货是掺有菊科红花的混合伪品。三等货基本是菊科红花的加工伪品。我心想，天下卖假药的人都是一样的。我向老板提了个要求，能不能拍摄一段店里商品的录像。店老板同意在购买商品后拍摄，我便买了一些番红花，并现场做了简单的鉴别实验，以录像记录下来。

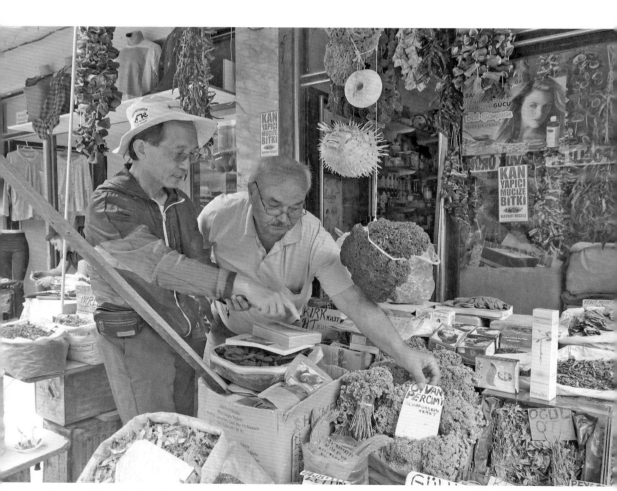

土耳其小小的一家店铺，据店主介绍，香料、干果、草药品种过千

回顾历史，无论雄汉还是盛唐，中国人使用的药物远远超出了自己的疆域。自古中药有外来，仅在《本草纲目》当中收录的外来中药就有约 200 种，乳香、没药、马钱子、胡椒、红花、番泻叶、番红花……换言之，中医药王国的大门向来是敞开的，中药的资源也是博采众家的。

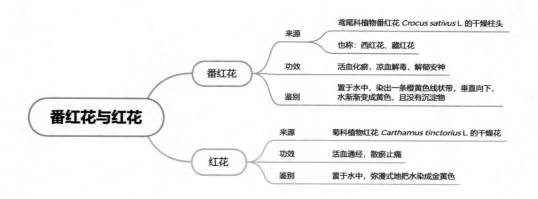

番红花与红花

番红花
- 来源：鸢尾科植物番红花 *Crocus sativus* L. 的干燥柱头
- 也称：西红花、藏红花
- 功效：活血化瘀，凉血解毒，解郁安神
- 鉴别：置于水中，染出一条橙黄色线状带，垂直向下，水渐渐变成黄色，且没有沉淀物

红花
- 来源：菊科植物红花 *Carthamus tinctorius* L. 的干燥花
- 功效：活血通经，散瘀止痛
- 鉴别：置于水中，弥漫式地把水染成金黄色

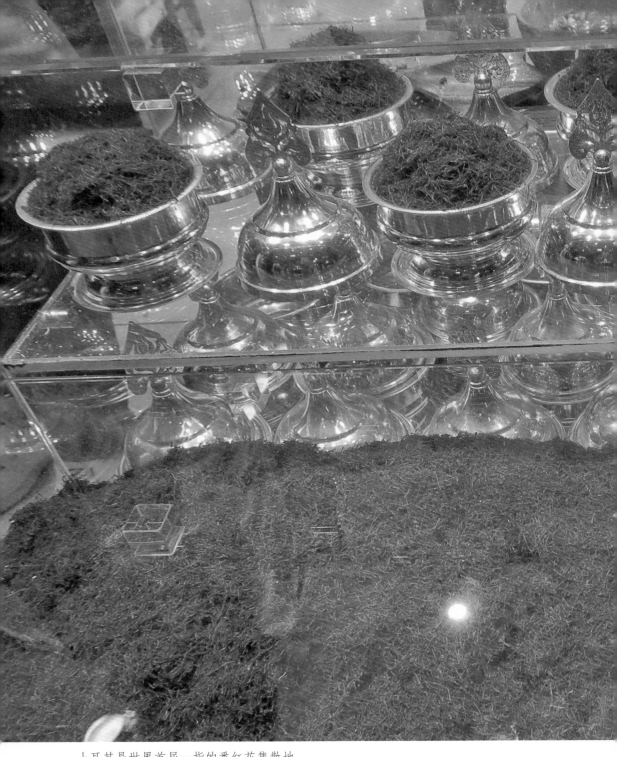

土耳其是世界首屈一指的番红花集散地

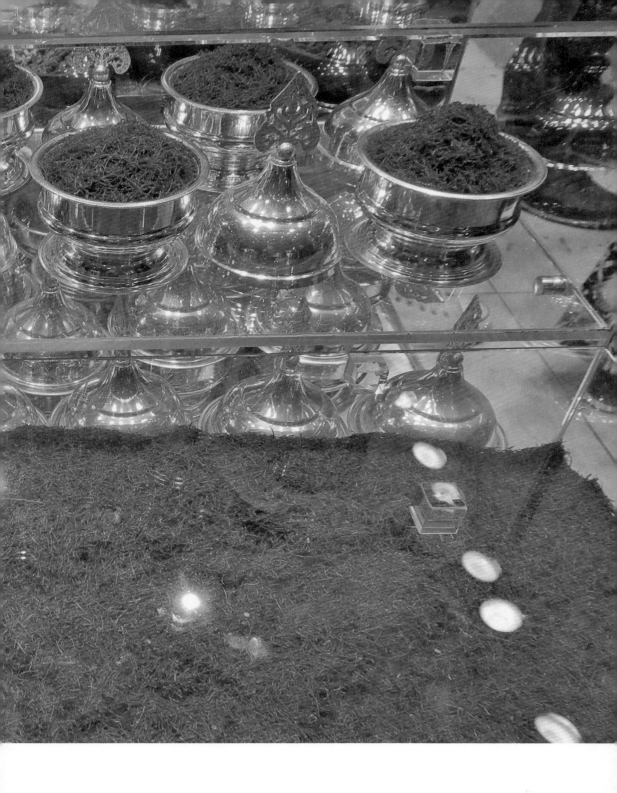

大蓟和小蓟
—— 蓟州刺菜故乡情

蓟州之蓟

中药大蓟和小蓟与我的家乡北京有些关系。在《本草纲目》中，李时珍将大小蓟写入同一条目，现在《中国药典》规定它们为两味药。

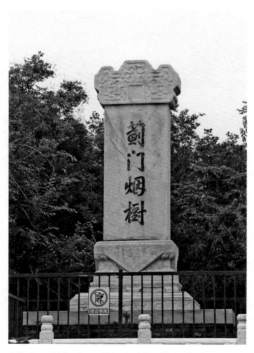
"燕京八景"之一蓟门烟树，乾隆帝御制石碑

大蓟和小蓟的"蓟"也是一个地名，一直保留到今天，就是天津市蓟州区。古地名"蓟"所对应的地区，经过千年也有变迁，涉及今天的天津、北京、河北的一些地区。

周朝初创时，周武王姬发分封姬姓宗室和功臣为诸侯。武王兄弟子女众多，兄弟召公奭，受封于蓟，建立燕国。秦始皇时，这里设立蓟州，延续至清朝，直至民国时期改蓟州为蓟县，后划归河北省，现在的行政区划将蓟县改蓟州区划归天津市管辖。

现在北京也有个带"蓟"的

地名——蓟门桥。唐朝时北京地区为幽州，建造了著名的悯忠寺，即法源寺，保存至今。北京是五朝古都，从辽代起就成了都城，先后为辽南京、金中都、元大都、明清的北京、民国时期的北平、今天的北京。元大都的北城墙正好在现在北京北三环路附近，三环路上很多地名借用了元大都时期的地名，如安贞门、健德门，都是元大都的城门。三环的蓟门桥下有座元大都城垣遗址公园，保留了一段夯土的城墙遗迹"土城"。土城上矗立着一座乾隆皇帝亲笔题字的石碑，上写"蓟门烟树"四个大字。这就是"燕京八景"之一的蓟门烟树所在地。

在北京周围，蓟这种植物有很多，但植物的蓟与蓟城谁先用上这个名号？暂时还不能下结论。一种野草和一个地方同名，而且沿用了两千年，这种情况在中国历史上大概不多见。

药用大小蓟

李时珍在《本草纲目》里记载："蓟犹髻也，其花如髻也。"蓟的花似古人盘在头上的发髻。大蓟和小蓟都是来自菊科的植物，都有紫红色头状花序，总苞片覆瓦状排列，长椭圆状披针形，前端有短刺，花都为两性管状花，饱满地聚成一个毛绒球，在野外常能见到。

现在 2020 年版《中国药典》规定大蓟来源于菊科植物蓟 *Cirsium japonicum* Fisch. ex DC.，小蓟来源于菊科植物刺儿菜 *C. setosum* (Willd.) MB.，它们的药用部位都是干燥的地上部分。

最初将大蓟和小蓟收入本草著作的是《名医别录》，列为中品。《名医别录》称大蓟为虎蓟，称小蓟为猫蓟，从名称可知它们一大一小，虎大、猫小。

大蓟和小蓟不仅外形类似，功效也相近，都有凉血止血，祛瘀消肿的功效。但在临床上，小蓟的名气更大，有一首治疗尿血和血淋的著名方剂——小蓟饮子，以小蓟为君药。中医的淋证是以小便频数、淋沥涩痛、小腹拘急引痛为主症的疾病。如果在这个基础上伴有尿血，则为血淋。淋证类似现代医学所说的泌尿系感染。现代医学常用抗生素来解决这类问题，古代中医则

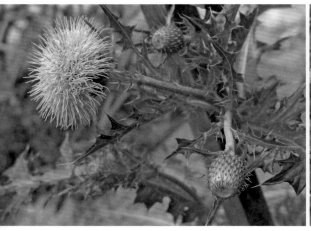
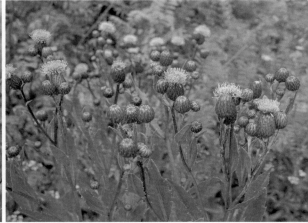

大蓟原植物 小蓟原植物

多用清热解毒类的中药来治疗。凡是遇到火热型尿血和血淋，小蓟饮子可谓专病专方，少则 3 日，多则 5 日，即可药到病除。

民国时期，著名的中西医汇通大家张锡纯，对小蓟的使用推崇备至，而且提倡使用鲜品的根。他说："鲜小蓟根……善入血分，最清血分之热。凡咯血、吐血、衄血、二便下血之因热者，服者莫不立愈。"凡是由于热邪造成的出血症状，服用小蓟后可以马上起效。

救荒食用

明代的《救荒本草》开篇的第一味药就是刺蓟菜——小蓟。小蓟叶可以吃，加油盐调味，甚是美味。小蓟可以凉拌、蘸黄酱、就着干粮下饭，不过食用的必须是嫩叶，叶子老了之后边缘的刺会变硬，很容易把嘴扎伤。在贫困时期，我曾经在采野菜时采摘过小蓟。小蓟解决了不少人的饥饿问题，算得上是苦中作乐。

现在有种潮流，认为吃野菜比吃普通蔬菜好。实际上，很多野菜的药性较为寒凉，不能长期大量吃，尤其不适合脾胃虚寒的人。回归自然值得肯定，但不能盲目跟风，可以偶尔尝鲜，更应量力而为。对人类而言，最适合日常吃的菜还是千百年来逐渐筛选出来的常见蔬菜，既可口又有营养。

外国蓟

除小蓟、大蓟以外，国际市场上还有一种知名度很高的药用植物——水飞蓟。水飞蓟 *Silybum marianum* (L.) Gaertn.，这种植株被折断后，有白色的汁液流出来，所以别名叫奶蓟、乳蓟子（Milk Thistle）。

古希腊时期，古希腊人就利用水飞蓟的叶治疗肝脏疾病。19世纪末，西方人用水飞蓟的种子治疗多种肝病，尤其是因长期饮酒导致的肝损伤和脂肪肝。如今，水飞蓟已经成为世界上不少国家常用的保肝药物。

1952 年，我国从英国引进了水飞蓟，种植在北京植物园里，作为一种观赏植物。1972 年，又从德国引种，中国土畜产进出口公司把它作为药用植物进行栽培。到目前为止，国内也有一些以水飞蓟素为主要成分的保肝药。

《中国药典》从 2005 年版起正式收录水飞蓟，具有清热利湿，疏肝利胆的功效。水飞蓟现在是中药大家庭中的一个新成员。

除了水飞蓟外，菊科蓟属植物中还有一种长着翅膀的翼蓟。

我外出考察时，都会看看当地的植物园和博物馆。苏格兰有座著名的爱

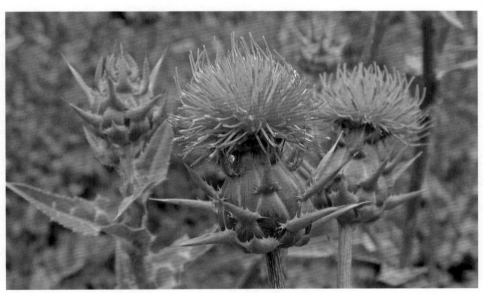

水飞蓟原植物

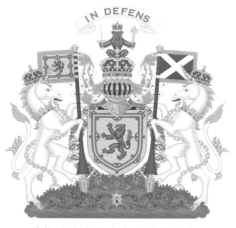

苏格兰皇家徽章中有翼蓟图案

丁堡皇家植物园，历史比英国皇家植物园还要长。记得那年我坐火车到苏格兰爱丁堡，下火车后，一眼就看到了高大建筑物上的苏格兰皇家徽章。徽章的中央是一个印有红色狮子的盾牌，两侧是独角兽。两个独角兽各扶着一面苏格兰皇室旗和一面苏格兰国旗。在徽章的基部是植物翼蓟的图案，看上去和中药里的大小蓟的外形有些相像，浑身上下长满了刺。

　　参观植物园时，我听植物园的专家讲了一段翼蓟在苏格兰的传说。苏格兰这块土地上曾经战乱不断，一次，有一支北欧军队准备趁夜偷袭苏格兰。但他们更似一帮乌合之众，别说战靴了，有的士兵连鞋都没有，赤着脚打仗。苏格兰军营外的野地里长满了有刺的翼蓟，形成了一道天然的防御屏障。当侵略军经过那里时，翼蓟扎在士兵脚上疼痛难忍，嗷嗷大叫，如同踏入了地雷阵进退两难。叫喊声把睡梦中的苏格兰士兵惊醒了，他们马上起来

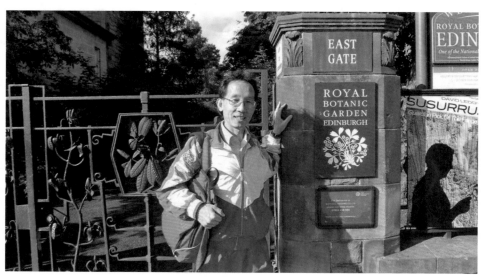

笔者在爱丁堡皇家植物园

投入战斗，一举歼灭了侵略者。

苏格兰人相信这个传说，也爱讲这个故事。翼蓟全身长满了棘刺，象征着苏格兰人顽强不屈的性格。后来翼蓟被推选为苏格兰国花，也成为组成苏格兰皇家徽章的图案。

现在市场上还有一种菜蓟

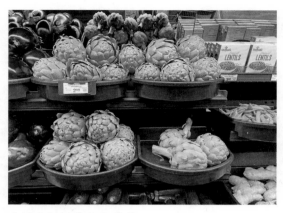

美国市场里售卖的菜蓟

Cynara scolymus L.，也叫洋蓟、朝鲜蓟。菜蓟原产于地中海沿岸地区，跟着欧洲菜传到中国。做菜用的是它未开花的肉质花苞和肉质花托，需要把苞片的外皮剥去，西餐的沙拉里常以菜蓟作为配菜，口味酸甜。在西方草药里，菜蓟也是一种常用的植物药。它的有效成分是洋蓟酸，可以用于降低血液中的胆固醇，有助于治疗动脉硬化，还有利尿的作用。

菊科药用植物的大家族中既有青蒿、艾叶、小蓟、大蓟等中药功臣，又有水飞蓟、菜蓟等外来药草。相信随着通过中医临床的进一步验证，"新丁"将被赋予中药的性味与功效、完成其中药化的进程，成为多功能的药用资源。

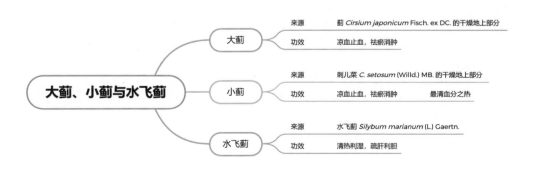

大蓟、小蓟与水飞蓟

大蓟
来源　蓟 *Cirsium japonicum* Fisch. ex DC. 的干燥地上部分
功效　凉血止血，祛瘀消肿

小蓟
来源　刺儿菜 *C. setosum* (Willd.) MB. 的干燥地上部分
功效　凉血止血，祛瘀消肿　最清血分之热

水飞蓟
来源　水飞蓟 *Silybum marianum* (L.) Gaertn.
功效　清热利湿，疏肝利胆

牛蒡
——祖居华夏耀东瀛

～牛蒡在日本～

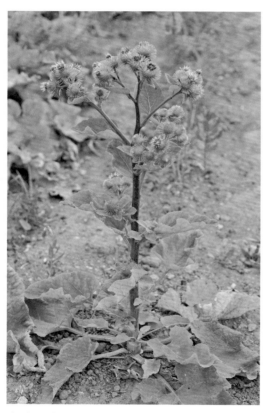

牛蒡原植物

1987 年，我到日本留学，因为日本许多蔬菜的种类和中国差不多，我很快适应了当地的饮食。但其中一种蔬菜，是我在去日本之前没见过的，它就是植物牛蒡的根，切丝凉拌口感脆嫩，使我印象深刻。

牛蒡是日本料理中的常见蔬菜，一开始我以为牛蒡是日本的特产，查阅中国文献才知道，我国古籍早有关于牛蒡的记载，它的故乡在中国。日本约在一千年前从中国引进了牛蒡。李时珍在《本草纲目》中记载，牛蒡的根可以煮，甚益人。其茎叶也可入药，其苗也可食用……想来食用方法是不少的。

相扑是日本的国技，日本一年有六次相扑大赛事。在日本，相扑的热度丝毫不亚于足球，但现场容纳的观众座位很有限，看相扑的票也不好买。我在东京住了十年，一直想去现场看看，可一直未能如愿，只得在家守在电视机前看。初看相扑比赛，我深为不解，两个大力士为什么要互相撞击，懂得他们的竞赛规则后才知道，这不仅是力量的角逐，也是智慧的较量。相扑比赛不分重量级，往往精干的小个子能把大个子扑到。

相扑运动员的饮食十分讲究，不是一味的大鱼大肉。牛蒡在相扑运动员的饮食中占有一席之地。他们相信，吃了牛蒡，力气可以变大。相扑运动员的饮食叫"相扑火锅"，营养相当均衡。这火锅倒是有些类似中国的火锅。只是锅里的肉类多数是脂肪含量较低的鸡腿肉，其他食物还有大葱、菌类、豆腐和牛蒡等。日本人认为牛蒡是可令人身体强健的菜，所以相扑火锅的汤底和材料都用到了牛蒡，可见牛蒡在日本饮食界的地位。日本人同时认为牛蒡是一种吉祥的蔬菜，牛蒡在春天发根芽，其根坚固，足下生根，象征毅力。

牛蒡与齐桓公

牛蒡再次作为蔬菜出现在中国餐桌上，约在 20 世纪 80 年代。食用的牛蒡根乍一看，形似细长的铁棍山药。

牛蒡根富含纤维，但是它和甘草、黄芪的木质化纤维不同。牛蒡里的纤维很嫩，容易折断，口感脆嫩。牛蒡的纤维有助于改善肠道功能，还能调节胆固醇、血压和血糖。

牛蒡的吃法很多，可以凉拌、煲汤、炒菜、炖菜、包馅、腌咸菜，晒干后可代茶饮。

牛蒡是菊科植物 *Arctium lappa* L.。全世界菊科牛蒡属植物约有 10 种，中国只有 2 种。虽然家族成员不多，但分布广泛。

牛蒡是非常强壮的草本植物，高的可达 2 米多，地下的根可达 1 米多长。

现在，牛蒡主产于东北、山东、浙江、江苏等地。在山东临沂，牛蒡还有一段传说。

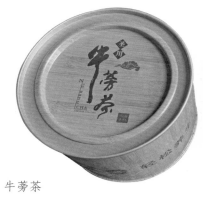
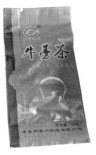
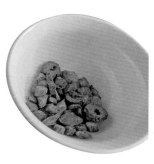

牛蒡茶

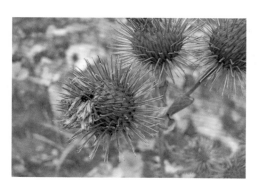

牛蒡果实

春秋时期，牛蒡被认为是莒（jǔ）国特产。齐国国君齐襄公被杀，他两个儿子公子纠和公子小白分别在鲁国和莒国预谋夺权。鲍叔牙帮助公子小白取得了胜利。同时，公子小白为了得到齐国重臣的支持，和他们结成联盟，回国时带回很多礼物，不是金银，而是莒国的牛蒡。可想而知，当时牛蒡受欢迎的程度。公子小白后来成为齐桓公，牛蒡也为春秋五霸争雄的历史大剧增加了一个小插曲。

牛蒡药用

中医临床上最常用的并不是牛蒡根，而是它的干燥成熟果实——牛蒡子。清代吴鞠通《温病条辨》里的名方银翘散由 10 味药组成，其中就有牛蒡子。

牛蒡子有疏散风热，宣肺透疹，解毒利咽的作用。当患风热感冒伴有咽喉肿痛的时候，牛蒡子就可以派上用场。

牛蒡精神

牛蒡子形象不佳，有个别称"恶实"，不招人喜欢。恶实被收录于《名医别录》，被列为中品。称牛蒡为"恶实"是因为"其实状恶，而多刺钩"。苏颂在《本草图经》里称之为"鼠粘子""鼠见愁"，它的果壳多刺，让老鼠都避之不及。

　　牛蒡子果实外边的苞片顶端有软骨质的钩刺，像挠钩一样，而且是宿存不脱落的。牛蒡子果实被包裹在满身是刺的总苞片之中，可粘在老鼠身上，随之走遍天涯。钩刺增加了牛蒡子的传播能力，有利于物种繁衍。

　　牛蒡耐寒耐热，果实多，生命力特别强，在各种恶劣环境下都能生存。

　　俄国文学家列夫·托尔斯泰在 76 岁时，把他的名著《哈泽·穆拉特》献给了世界，这部名著的创作灵感正是源于牛蒡。托尔斯泰在 68 岁时，偶然见到了一个场景，一丛牛蒡被车轮碾过，它虽然枝损、叶破、污秽不堪，但是它仍旧倔强地生长着，鲜花依然绽放。

　　鲁迅在《野草》集中，也曾为之而感叹。

　　这种"牛蒡精神"感动了托尔斯泰，感动了鲁迅，也影响着中医药人。

　　与牛蒡结下不解之缘的还有一位吃苦耐劳"老黄牛"式的学者——辽宁中医药大学的康廷国教授，熟悉他的同行都叫他老康。康教授在 1978 年上大学，四十年如一日，脚踏实地，深入产区对牛蒡进行过系统的研究，并出

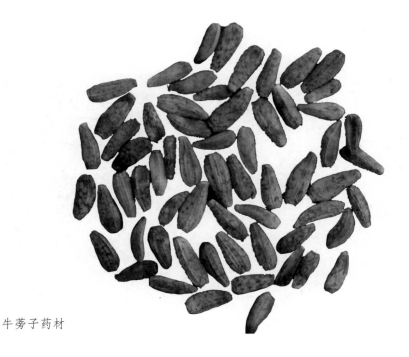

牛蒡子药材

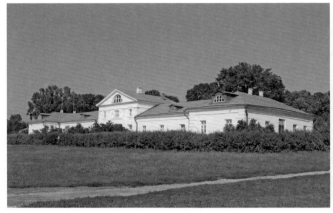

托尔斯泰故居

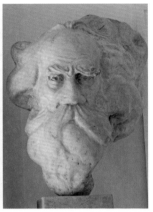

列夫·托尔斯泰雕像

版了专著《中国牛蒡研究》。正是传承了这种"牛蒡精神"，老康的研究团队和山东兰陵中国牛蒡之乡进行了深入的合作，做到了产学研结合，为促进地方经济发展做出了贡献。

近日，我也喝上了牛蒡茶。这种茶口感不错，也提神，而且用的不是叶，是根。

宋代王之道有一首词——《浣溪沙·春日》：

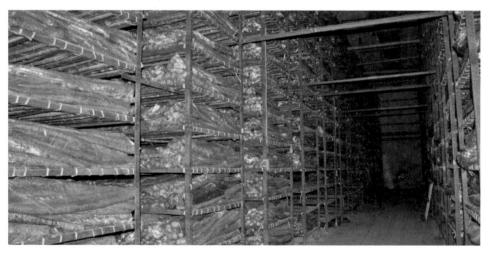

储藏牛蒡根药材的库房

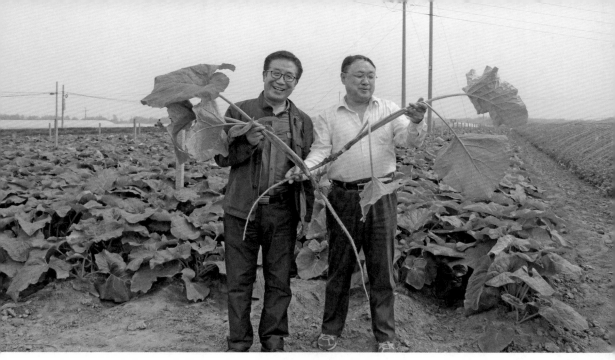

牛蒡叶齐罗翠扇，康廷国（左）在牛蒡栽培基地

水外山光淡欲无。堤边草色翠如铺。绿杨风软鸟相呼。

牛蒡叶齐罗翠扇，鹿黎花小隘真珠。一声何处叫提壶。

诗人对春日湖光山色的描写，令人陶醉，将牛蒡宽大的叶片，与罗扇相比，形象鲜活，一个翠字，恰到好处。

千年前宋词对牛蒡的描写，犹如一篇交响乐的序曲，新时代的中医药人也将为牛蒡史诗再续华章。

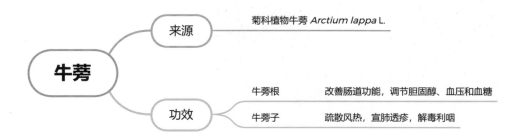

牛蒡

来源　　菊科植物牛蒡 *Arctium lappa* L.

功效

牛蒡根　　改善肠道功能，调节胆固醇、血压和血糖

牛蒡子　　疏散风热，宣肺透疹，解毒利咽

麻
——论罢善恶问源头

~~~◦~~~ **麻可食** ~~~◦~~~

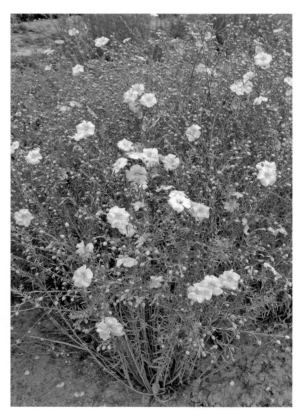

亚麻原植物

麻被收录在《本草纲目》谷部第 22 卷。它是一种多功能的经济植物，吃、穿、入药皆为良品。但是"大麻"这个名字，又使得人们对它畏惧三分。

广义上说，麻包括了名称中有麻的多种植物，桑科的麻、荨麻科的苎麻、椴树科的黄麻、锦葵科的苘麻及亚麻科的亚麻等。

麻源自桑科植物大麻 *Cannabis sativa* L.。李时珍说："大麻即今火麻，亦曰黄麻。处处种之，剥麻收子。"麻有雄株雌株之分，古人称雄麻为枲麻，称雌者为苴。这与现代的研究结果，大麻雌雄异株，也有少量雌雄同株的结论基本上是吻合的。

麻在古代是食用的粮食，为"麻黍稷麦菽"五谷之一。五谷早在《史记·天官书》里有明确记载。五谷中的麻实际上就是大麻的果实，大麻结的果实为火麻籽，火麻籽去壳即为火麻仁。

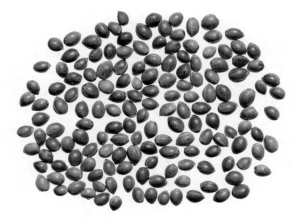
火麻仁药材（未去壳）

李时珍记载火麻仁："壳有毒而仁无毒也。"火麻仁的产量并不高，但古代食物匮乏，火麻仁也成了一种主食的来源。随着食物资源越来越丰富，大麻作为食品来源的机会也越来越少了。火麻仁是原卫生部规定的药食同源药材之一。在某些地方还保留着吃火麻仁的习俗。广西有个长寿之乡——巴马，当地人说他们的老人长寿和当地的水质以及喜欢吃火麻仁食品有关。在巴马，火麻仁被用来榨取火麻油、制作药膳火麻汤和火麻豆腐等。

现在我国的麻主要作为油料作物或者纤维作物。目前国内允许用大麻的花叶提取物作为化妆品原料，但提取和使用条件需经过批准且有严格限制。其种子可榨油，做油漆、涂料等。

麻可穿

我国是种植桑与麻的大国。陶渊明有诗云："相见无杂言，但道桑麻长。"唐代孟浩然的《过故人庄》亦云："开轩面场圃，把酒话桑麻。待到重阳日，还来就菊花。"

我国文化中常把丝、麻或者桑、麻并称。国产苎麻的分布也不算广泛，

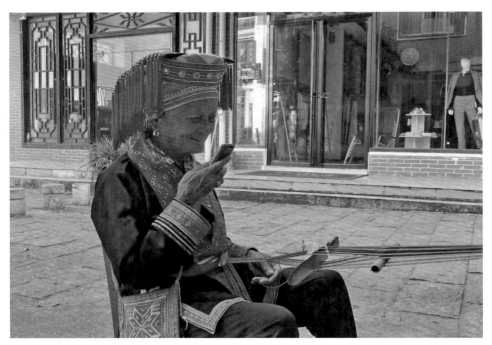

老奶奶一边打电话一边织壮锦

北方的布料几乎都是以麻的纤维制成的。富贵人家穿丝绸，平民百姓只能穿麻布衣服。

《本草纲目》记载："雄性者牡麻。牡麻则无实。令人做布及履用之。"即用麻的雄株纤维做衣服、鞋子。麻的茎皮纤维又长又坚韧，不仅可以做衣服，而且可以做缆绳、渔网。现在，具备天然属性麻面料的服装透气性良好，有很好的抑菌效果。

今天的棉质衣服，使用的原料棉花并不是我国原产的，是在南北朝之后，从印度输入的。棉花进入中国之前，中国人最常穿的就是麻质衣服。过去几千年来，麻一直是老百姓制衣的首选。

～ 麻可药用 ～

《本草纲目》关于麻的记载中有多个药用部位的功效。麻蕡是大麻的花，最早见于《神农本草经》，其中记载："多食，令人见鬼，狂走。"说明古人已经发现服用大麻的花具有兴奋、令人致幻的作用。

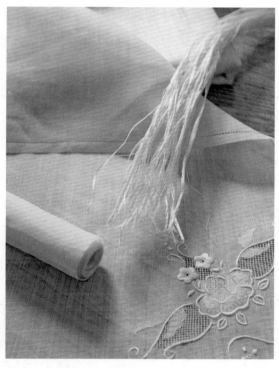

亚麻与亚麻布

在唐代之后，药物学家将麻蕡改为用果。李时珍在《本草纲目》中将麻蕡与麻勃——大麻的花与果壳分开。临床应用以火麻仁为主，《神农本草经》也将火麻仁列为上品。《中国药典》收录火麻仁，味甘，性平，来源于大麻 *Cannabis sativa* L. 的干燥成熟果实。

火麻仁富含油脂，有润肠通便的作用，主要用于肠燥便秘，一些常见凉茶和药膳里也会用到火麻仁。张仲景有一首名方——麻子仁丸，火麻仁就是其中的君药，和枳实、厚朴、大黄、杏仁、芍药、蜂蜜一起使用，治疗胃肠燥热导致的津亏便秘。一直到现在，麻子仁丸仍是肛肠科常用药，而且出口日本，很受患者欢迎。

麻与毒

火麻仁无毒。而有毒的、被不法分子制作违禁品的"大麻"与药用植物大麻是不是同一种植物呢？

2000 年，我当了一回背包客到欧洲旅游。我在荷兰阿姆斯特丹火车站附近，找了一家青年旅社，推门进去，一股烟气扑面而来。我见里面有人吞云吐雾，味道与一般的香烟雪茄不同，原来他们在吸大麻，虽然这个行为在荷兰是合法的，但我还是急忙退了出来。仅仅片刻，那种气味着实令我终生难忘。

有人说针灸艾草的味道与大麻差不多，我说这是没有经过比较的说法。艾草点燃后是清香的气味，而大麻的气味是一种萜烯类化合物燃烧以后的浑浊味道，很容易与艾灸的味区分开。

现代研究表明，大麻中所含的大麻脂、大麻酚等成分，具有麻醉作用，可作用于中枢神经系统，引起情绪突变和妄想狂型的精神症状，经常使用大麻可以成瘾，对身体有严重的危害。

大麻主要致幻化学成分为四氢大麻酚（Tetrahydrocannabinol，英文简称THC）。当今世界有三大毒品：鸦片、可卡因、大麻，大麻的毒性及成瘾性

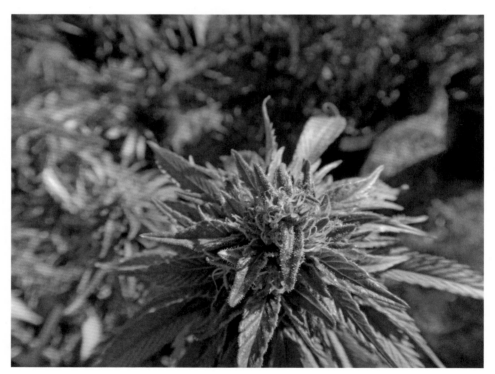

大麻的雌花序

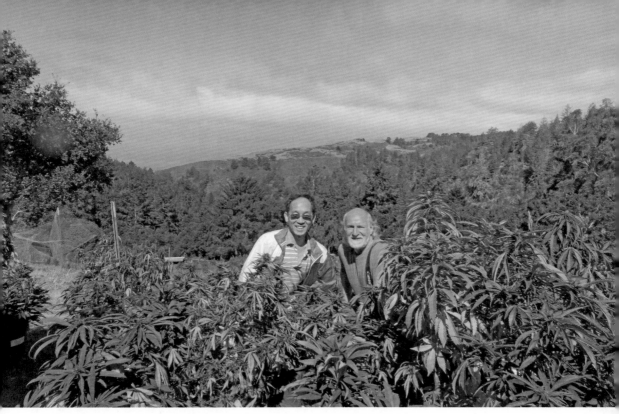

笔者与美国草药典委员会主席 Roy Upton 在加州大麻基地考察

相对来说比较温和而缓慢，也被称作"软性毒品"。

《中国植物志》记载大麻同一种下的两个亚种。一个亚种 ssp. *sativa* 以生产纤维和油为主。这个亚种植株长得比较高，分枝比较稀疏，这便是我国通常栽培的工业大麻，又称火麻，是火麻仁的来源。而另一个亚种 *C. sativa* ssp. *indica* 是违禁品的大麻亚种，植株比较矮小，分枝也比较多。

我与美国草药典委员会主席 Roy Upton 到加州的大麻基地考察时见到那里大麻的株高可以长到 1.3 米左右，雌株花序或者嫩叶上分泌着晶莹的黏性物质，主要含大麻酚。这种大麻亚种在大多数国家被禁止栽培或经营，包括中国。大麻雄株中几乎不含致幻成分，雌性植株致幻成分含量则相对高出很多，特别集中在雌株花序部位，含苞待放时最高。

中国是农业大国，麻的发现与利用，充分体现了先人的智慧。

大麻的两个亚种，本是同胞兄弟，但在不同的国度受到不同的关注，最终分道扬镳，向着完全不同的方向发展。

毒性低的大麻被我们的先人择优栽培，使其有害成分越来越少，进而世代相传，帮助国人解决吃、穿、药用的问题，未来在大健康和生物医药产业方面，还将有更大的发展空间。

反之，矮个子、多分枝，即所谓"娱乐型的大麻"，出于商业利益的驱使，在不同的国度也被一些人重点培养，成了危害社会的一棵毒苗，也让社会为它付出了惨重的代价。

人世间，药草本无过，大麻、罂粟都是药草，亦是毒草，是集多项功能于一身的经济植物，关键在于管理和使用的方法。

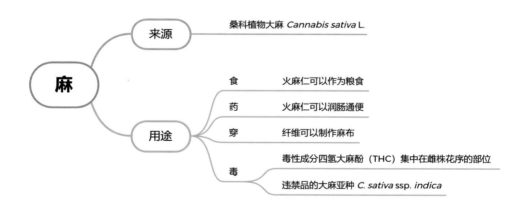

地黄
——药之四维说地黄

～～ 药之四维 ～～

春秋五霸之时齐国管仲有言："礼义廉耻，国之四维。"四维犹如支撑国家大厦的四根顶梁柱。"四维不张，国乃灭亡。"

相对的，中医药王国中有"四维"之药。明代的大医家张景岳曾提出"药之四维"：人参、附子、大黄、熟地。由此可见这四味中药的重要性。

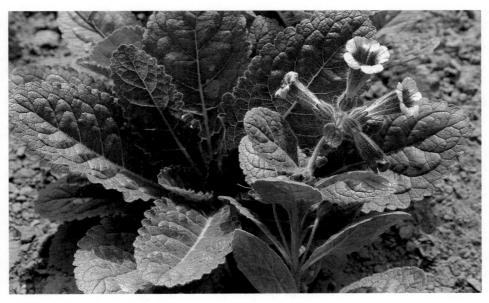

地黄原植物

地黄是我国北方常见的一种多年生草本植物，早春时节开花，筒状花呈暗紫色，表面密布柔毛。

药用地黄为玄参科植物地黄 *Rehmannia glutinosa* Libosch. 的新鲜或干燥地下块根。炮制之后则为熟地黄，简称熟地。

地黄的生命力特别顽强。有时在古建筑内的红墙下和砖缝里可以发现夹缝中萌生的野生地黄。

野生地黄

白居易有首《采地黄者》：

> 凌晨荷锄去，薄暮不盈筐。
> 携来朱门家，卖与白面郎。
> 与君啖肥马，可使照地光。
> 愿易马残粟，救此苦饥肠。

这首诗描写的是一个农夫天不亮就拿着小锄头去采地黄，快天黑时，只采回不满一小筐。他把采到的地黄卖给了当地的富贵人家去喂马。马吃了地黄以后，膘肥体壮，毛色发亮，可映出地上的反光。农夫只希望用挖来的地黄根，换一点马槽子里马吃剩下的粮食，来填补一下自己的辘辘饥肠。

这首诗客观地反映了唐代的社会现实，战乱带来的经济衰落导致民不聊生，百姓过着牛马不如的生活。同时可了解到，野生的地黄曾经是用来喂马的。

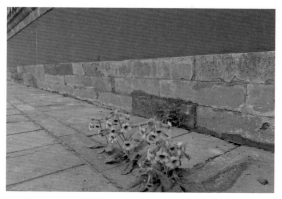

红墙之下的野生地黄

野生地黄的根很细，细得就像铅笔一样，完全不像今天药用地黄的形状。现在野生的地黄已不作为中药来源，入药的都是人工栽培的地黄。

怀庆地黄

"怀地黄"的名号特别响亮。但是现在市面上很多地方把"怀"写成了"淮"，这一个字差之毫厘，失之千里。正确的是"怀"，怀字代表怀庆府——它的道地产区。

怀庆府，现河南焦作一带，离愚公移山传说中的太行山与王屋山不远。我和王文全教授曾一起去那里考察，来自河南中医药大学的陈随清教授，向我们详细介绍了怀地黄的情况。

怀庆府的地质属于黄河中游冲积平原，黄河水把含有丰富养分的泥沙沉积下来，形成了土层深厚又疏松的肥沃土壤。自明代起，"四大怀药"：怀地黄、怀山药、怀菊花和怀牛膝，已成为享誉天下的道地药材。

地黄的栽培方法可以追溯到唐代，孙思邈的《千金方》中已有记载。

李时珍认为怀庆府产的地黄功效最好，同时记载了地黄"无性繁殖"的

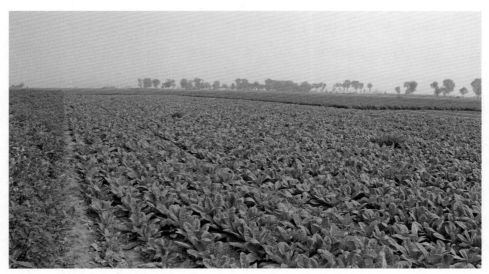

地黄栽培基地

栽培方法。

栽培地黄可以用种子，但大量生产时一般采用"块根育苗"的无性繁殖方法。经过世世代代的经验积累、优中选优，现在已经培育出了个头大、产量高、抗旱、抗涝、抗病虫害能力强的优质地黄品种。春天栽下地黄种苗，当年秋天就可以收获。将地黄块根清洗干净，除去须根就是可入药的新鲜地黄。

生熟异治

中医药行业中，有"生熟异治"的说法。一个药的生品和熟品，性味功效会有所区别，地黄就是典型的代表。

地黄最早记载于《神农本草经》，被列为上品。地黄，一名地髓，地之精髓，可填补人体之髓。鲜地黄大寒，凉血的效果较强，多用于热病伤阴。《神农本草经》评价"生者尤良"。古代有些医家会在自家房前屋后栽种地黄，便于就地取药。现代储存和运输条件越来越方便了，在超级市场里，有时也能见到用塑料袋密封的新鲜地黄。

新鲜的地黄内部呈淡黄色，较为多汁，味道偏甜，略有一丝回苦。

将新鲜地黄烘干，即为生地黄。生地黄味道微甜，不容易折断，断面有光泽。

地黄是玄参科的植物，玄本意为黑色。地黄新鲜的时候并不黑，但干燥以后，植物体内环烯醚萜类化学成分发生了氧化，进而变成黑色。

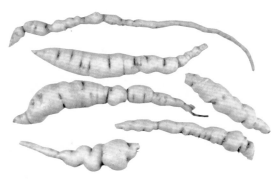

鲜地黄药材

生地黄药性甘寒，可以凉血滋阴，治疗热入营血时必不可少。明末清初，温病学派的医家多用生地黄，代表方如清营汤、犀角地黄汤、青蒿鳖甲汤。

将生地黄继续炮制可得到熟地黄。生地黄拌以黄酒蒸制，直到从里到外的色泽

黑亮透润，再切片晒干。熟地
黄表面乌黑发亮，黏性大，韧性
强，不易折断。质量上乘的熟地
黄"光黑如漆，味甘如饴"。

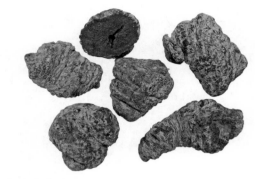

生地黄和熟地黄可以一起
使用，相互配合。如治疗阴虚
咳血的古方百合固金汤，生地
黄和熟地黄同用，既能滋阴养
血，又能清热凉血。

生地黄药材

炮制熟地黄的目的，主要
是改变地黄的大寒之性。炮制
之前的生地黄药性偏寒凉，功
效侧重于滋阴凉血。炮制之后
的熟地黄药性变温，除了滋阴
补血，更侧重于益精填髓，是
治疗肾精不足的要药。相对于

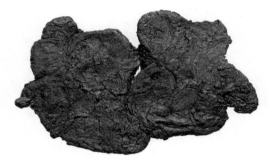

熟地黄药材

其他大部分药材，炮制熟地黄的工序稍显繁杂，有九蒸九制之说。李时珍在
《本草纲目》中有详细记载，熟地黄炮制需加黄酒，同时加入砂仁的粉末，
搅拌均匀，反复蒸九次。

明代张景岳擅用熟地黄。在他自己创制的 186 首方剂当中，有 51 首方
剂用到了熟地黄，后人也因此称他为"张熟地"。

六味地黄丸

在中成药当中六味地黄丸的知名度很高，还带出了一个系列方剂。

六味地黄丸出自中医著名的儿科专著《小儿药证直诀》，是宋代儿科名
医钱乙创制的名方。钱乙考虑到小儿阳气充足，容易上火，便在张仲景金匮
肾气丸的基础上，减去了桂枝、附子两味热性药，从而诞生了六味地黄丸。

仔细分析六味地黄丸，六味药又可分为两组，补泻并举。

"三补"为熟地、山茱萸、山药，可补肾，补肝，补脾。

"三泻"为泽泻、牡丹皮、茯苓，可泻肾浊，清虚火，利水湿。

"三补""三泻"之法，既有攻又有守，补而不留邪，泻而不伤本。

钱乙针对儿童体质，把中医灵活用药的特点发挥得淋漓尽致，享有"儿科之圣"的美誉，受到了后代医家的推崇。

后人在六味地黄丸的基础上，根据不同的病症，派生出了很多新的方剂，形成了"六味地黄系列"。

六味地黄丸的组成加上枸杞子、菊花，即为可治疗肝肾阴虚、明目的杞菊地黄丸。

加知母、黄柏即为可治疗阴虚火旺的知柏地黄丸。

加五味子即为可治疗肾虚气喘的都气丸。

加麦冬、五味子即为可治疗肾虚咳喘的麦味地黄丸。

六味地黄系列也是现代海内外研究较多的复方之一。为了方便服用，六味地黄丸现在也由最初的大蜜丸，衍变出了多种新的剂型，如水蜜丸、浓缩

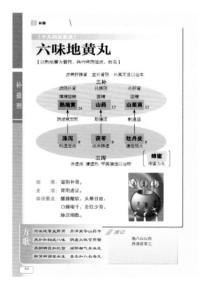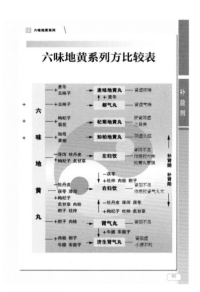

六味地黄丸及六味地黄系列（摘自《百方图解》）

丸、颗粒剂等。

在国际天然药物的市场上，
还有一个名称与地黄相似的同样
大名鼎鼎的药物，那就是洋地
黄，原植物又叫毛地黄 *Digitalis
purpurea* L.，叶子是主要的药用
部位。从毛地黄中提取的强心苷
类成分毛地黄苷，是治疗慢性心
力衰竭的主要药物之一，它是西
方天然药物当中的一个王牌药。

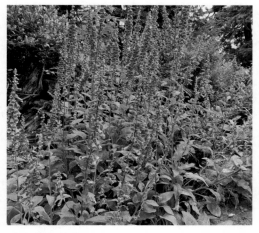

洋地黄原植物

地黄是我在做国际交流时，最喜欢举例的一味药。在一味地黄
身上可以看到中药栽培与道地药材，看到中药鲜用与中药炮制的生熟
异治，还有中药复方的灵活配伍和中成药的运用衍化。

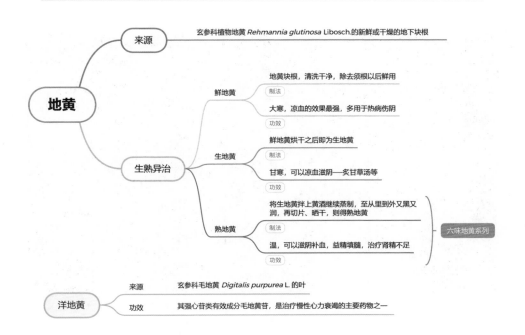

天冬与麦冬
—— 滋阴生津有二冬

❧ 天冬与麦冬 ❧

天冬和麦冬是《中国药典》收录的一对常用中药，古代本草书籍常记载为天门冬和麦门冬。

百合科药用的天冬，又名天门冬，来源于百合科植物天冬 *Asparagus cochinchinensis* (Lour.) Merr. 的干燥块根。

在《本草纲目》中记载的药名是天门冬，草之茂者为门，而现在《中国药典》规定正名为天冬。

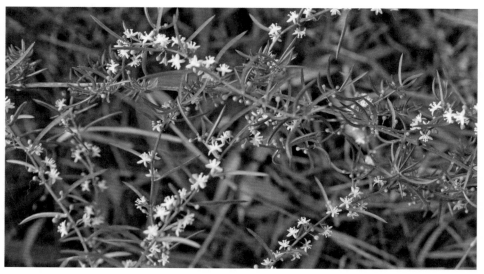

天冬原植物

天冬别名天棘。天冬的地上茎有刺且根根纤细，隐藏在茂密的细叶里，一不留神就会扎手。天冬可以长得很高，叶子似松针，开小白花，结小红果，十分可爱。

小时候，我父亲的书桌上有一小盆文竹。文雅之竹，小叶层层叠翠，生气勃勃之余还透着几分雅致。人们一般在室内养盆栽的文竹，如果把文竹放在野外任其自由生长，它可以攀援而上，植株甚至可长到3～5米高。这种植物名字里带了一个竹字，但从外观

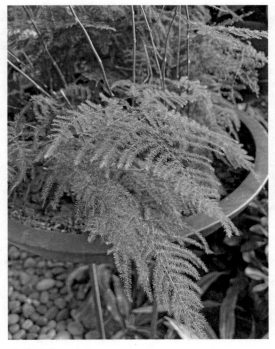

文竹盆栽

看文竹和竹子都对不上号。竹子是禾本科植物，而文竹 *Asparagus setaceus* (Kunth) Jessop，其实是百合科植物，和中药天冬同科同属。

西汉汉武帝时期的东方朔，博学多才，很多神话故事出自他的笔下。他编写的志怪小说《海内十州记》中，记载了这样一段故事。在秦始皇时期，有一天飞来一只小鸟，鸟的嘴上衔着一株起死回生的仙草，叶子形状像韭菜，开着淡紫色的花。这株所谓仙草其实是麦冬。

麦冬因植物形状有些类似入冬前的麦苗而得名。李时珍记载麦冬长得像麦子一样，有须根，凛冬不凋，还很茂盛，所以起名麦门冬。麦冬分布广泛，除华北、东北和西北地区以外，我国其他各省自治区、直辖市均有分布。麦冬有园艺品种和药用品种之分，同时有采收季节与生长年限之别。

麦冬来自百合科沿阶草属植物麦冬 *Ophiopogon japonicus* (L. f) Ker–Gawl. 的干燥块根。

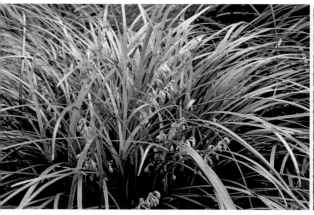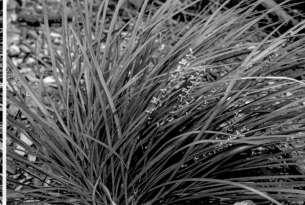

麦冬原植物　　　　　　　　　　　　　　山麦冬原植物

　　麦冬多在浙江栽培，被称为浙麦冬、杭麦冬，也就是大名鼎鼎的道地药材"浙八味"之一。四川产的麦冬通常称为川麦冬。栽培在四川的麦冬生长期较短，产量后来居上，现在川麦冬已成为市场主流。

　　除了浙麦冬和川麦冬以外，《中国药典》还收录了另一味类似的药物山麦冬，来源于百合科植物湖北麦冬 *Liriope spicata* (Thunb.) Lour. var. *prolifera* Y. T. Ma 或短葶山麦冬 *Liriope muscari* (Decne.) Baily 的干燥块根。山麦冬在古代与麦冬通用，现在已经明确分开为两种不同来源的药物。

～ 苏轼与天冬 ～

　　北宋大文豪苏轼是著名的美食家。《苏轼全集》中写到苏轼为自己酿造的天门冬酒，并赋诗：

<blockquote>
自拨床头一瓮云，
幽人先已醉浓芬。
天门冬熟新年喜，
曲米春香并舍闻。
</blockquote>

通过这首诗可以想象：苏东坡正在兴致勃勃地打开酒坛的盖子，品着自己酿造的天门冬酒，自斟自饮怡然自得。

<h2 style="text-align:center">～ 功效比较 ～</h2>

天冬与麦冬之间有许多不同点。

从植物分类的角度来说，天冬是蔓生攀缘植物，可一直向天空生长。而麦冬是草本植物，贴着地面生长。

天冬喜欢温暖潮湿的地方，不耐严寒和高温，我国的云、贵、川地区有大量野生的和栽培的天冬，栽培3～4年，秋冬季可以采挖。首先割除蔓生的地上茎，然后可从地里挖出来一长串的地下块根，一个就有十几厘米长。加工的时候要放在开水中煮透，趁热除去外皮，再洗净，干燥。一般药房中售卖的天冬都是切好了的饮片。

而麦冬外形小很多，地下根非常多，近末端的块根呈膨大的椭圆形或纺锤形。麦冬的长度只有1.5～3厘米，所以它还有个名字叫寸冬。麦冬并不

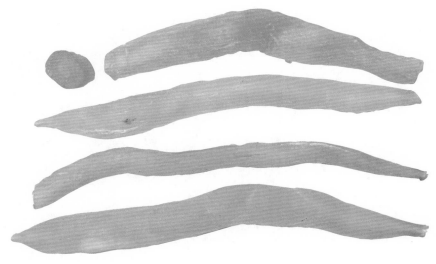

天冬药材

是越大越好，外形硕大的麦冬可能是栽培时添加了膨大剂。

天冬和麦冬的采收加工也不太一样。天冬在采收时需水煮去皮，天冬药材看起来油润且为半透明状，好像浸过蜜糖一样的果脯。

而麦冬采收后抖落泥土，不需加热，洗净麦冬块根，摊放在阳光下直接晒干，就可以入药了。

在临床上，天冬与麦冬的组合是一个典型的相须配伍，简称"二冬"，这副药对经常互相增色。

在《神农本草经》中，天冬和麦冬都被列为上品，都是滋阴药，具有润燥和生津止渴的作用。

同中求异，两者的侧重点有所不同。按中医的归经理论，天冬和麦冬归经不同，麦冬入心、肺与胃经；天冬归肺、肾两经。

临床上，麦冬在清心除烦和滋阴利咽方面，疗效显著。适用于心阴不足引起的心悸、心神不宁、失眠等证，常用的处方有生脉散等。

对于经常讲课用嗓子多的老师们或声音工作者，可尝试用麦冬泡水代茶饮，可以养阴润肺，利咽喉。或者有更简单的方法，直接嚼一粒麦冬，慢慢地就会觉得口舌生津。

医圣张仲景为后代留下的名方麦门冬汤，对于胃阴不足型的胃病很有效。

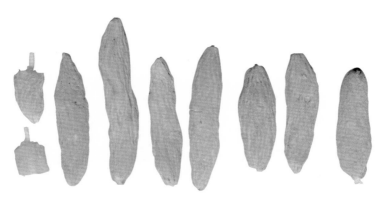

麦冬药材

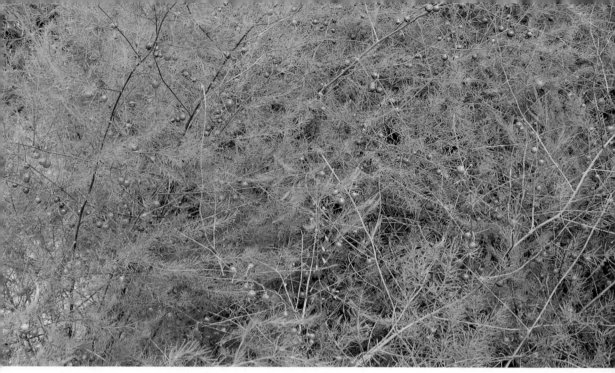

石刁柏（芦笋）原植物

　　天冬补肺阴功效比麦冬更强，且入肾经。天冬、黄精、白术都是道家推崇的药材。《本草纲目》引用了葛洪《抱朴子》中的一段传说。一位叫杜紫微的男子，因为服用了天冬和松脂等制作的蜜丸，身强体壮，可以日行三百里，娶了80个小妾，生了140个孩子。《抱朴子》主要讲的是求仙问道的内容，多记载与此相似的故事，同时也记载了天冬有补肾强精的功能，描述比较夸张。

　　中成药二冬膏的组成是天冬、麦冬各500克，出自明代《摄生总要》，提取二冬的浓缩药液，加入蜂蜜熬成药膏。膏方作用缓和，可以慢慢调理身体。二冬膏是有名的中医膏方之一，有很好的清心润肺，滋肾降火之功。

　　现在，二冬除烦茶是一款较简单的代茶饮品。制作起来十分简单，将麦冬、天冬洗净，直接用开水冲泡，用量也不用太严格，3～5克即可。

　　20世纪80年代，市场上曾出现了一波"芦笋热"。在国际市场上被誉为"蔬菜之王"的芦笋传到了中国。芦笋是原产于地中海沿岸的一种植物。当时国内基本没有人吃过芦笋，看到它的名字，有人联想到了芦苇的嫩芽，或者是芦苇地下的嫩根。再加上那段时间，报纸上争相报道芦笋的好

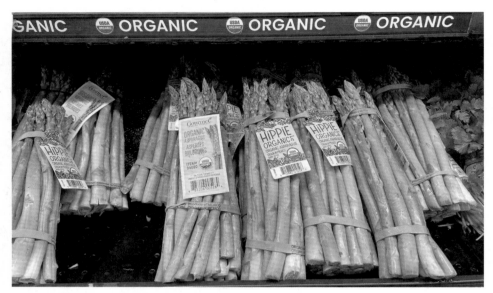

美国市场里售卖的芦笋

处，导致人们纷纷去采芦苇、挖芦根，这造成了一个误会。芦苇 *Phragmites australis* (Cav.) Trin. ex Steud. 是禾本科的植物，而芦笋 *Asparagus officinalis* L. 是百合科植物，没有等同的营养价值。

> 天门冬与麦门冬，"同门兄弟"在临床应用上各有侧重，在滋阴润燥方面共建奇功。

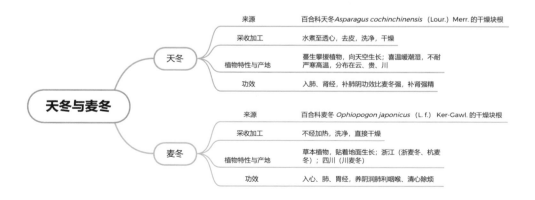

决明子与石决明
——明目良药海陆寻

❧ 眼科之药 ❧

名字中有"决明"的中药有两种，一种是来源于植物的、主要用于内服的草决明——决明子；另一种是来源于动物的、内服兼外用的石决明。

决明的药名，提示它与视力有关。中医不仅有眼科，更有眼科绝活：除了方药以外，手术更是一绝。决明子是眼科的常用药之一。

中医眼科有一项特色手术——金针拨障术。中医药博大精深，中国人

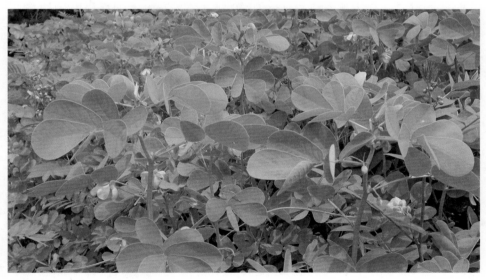

决明原植物

运用智慧使中医药传承至今，在历史发展的进程中，中医药在博采众长中发展，不但吸收外来的药物，而且也接纳外来的医术。

金针拨障术就是从印度传来的，唐代王焘所著的《外台秘要》第 21 卷中有详细记载。金针拨障术曾盛行于唐朝，大诗人白居易还留下了赞美它的诗。

眼病

案上谩铺龙树论，盒中虚撚决明丸。

人间方药应无益，争得金篦试刮看。

诗中提到的金篦，指的就是金针拨障术。

中医眼科专家唐由之是我国首届国医大师，在 1975 年，他曾经为毛泽东主席治疗过白内障，用的就是金针拨障术。唐大夫在给毛主席做眼科手术前，已成功地做过数千例白内障手术。这种手术切口小，无须缝合，恢复快，更适合年老体弱的患者。

20 世纪 80 年代初，我在中国中医研究院读研究生的时候，唐由之是研究院的副院长，主管科研工作。有一次，他给我们讲解如何申请国家科研基金，授课结束后漫谈，说起了他给毛主席做手术的情形。手术只用了几分钟，切口只有 2 毫米，不需要缝合。手术成功以后，毛主席十分开心，曾以鲁迅的两句诗寄语唐大夫："岂有豪情似旧时，花开花落两由之。""由之"二字一语双关。

中医眼科内服药决明子，最早记载于《神农本草经》，被列为上品，久服益精，明目，轻身。

民间称决明子为"千里光""还瞳子"，形象地说明了决明子是治疗眼疾的要药。《本草纲目》记载，决明子，以明目之功而得名。它来源于豆科植物钝叶决明 *Cassia obtusifolia* L. 或决明 *C. tora* L. 的干燥成熟种子，因为来自草本植物，俗名便叫成了"草决明"。

决明子的外表很有光泽，像菱形的小绿豆。孙思邈在《千金翼方》中也记载

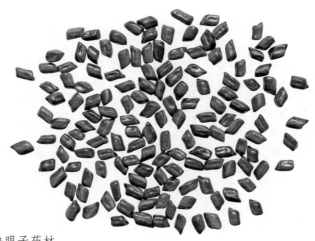

决明子药材

了决明子的功效主治及几个眼科病名，其中有类似西医定义视神经萎缩的青盲。除了明目的功效外，现代研究还发现，决明子还具有降血压、降血脂的功能。

叶橘泉与决明茶

南京的名老中医叶橘泉先生与决明子颇有渊源。叶老早在 1955 年就当选中国科学院的学部委员，相当于现在的中国科学院院士，他是一位医药兼修的大家。

我虽没有机会见到叶老，但我的导师谢宗万教授特别推崇叶老的学识，常与我说起他。谢老师的《中药材品种论述》出版时，叶老题了十六个字："爬梳抉剔，刮垢磨光；宝藏遗珍，精华益显。"

在谢老师的推荐下，我曾拜读过叶老的著作《古方临床运用》《本草推陈》《现代实用中药》。叶老提倡的"复方药品考"的学术思

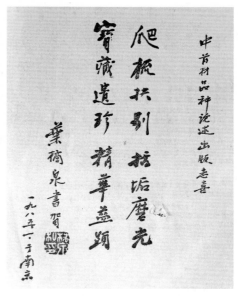

叶橘泉为谢宗万著《中药材品种论述》题字

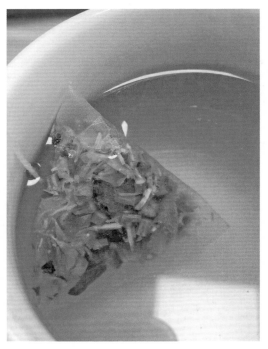

菊花枸杞决明茶

想独树一帜。

叶老生于1896年，于1989年去世，享年93岁。他老人家经历过清帝逊位，度过了兵荒马乱，历尽风霜，在新中国成立后仍不辍耕读，高人高寿。

叶老的保健秘诀中有一个便秘决明子茶。制作方法十分简单，先用文火把决明子炒黄，炒黄的决明子会散发一股大米花香，接着反复加水冲泡，泡出来的茶味十分浓郁。

决明子加野菊花一起泡水代茶饮，既可明目又能通便；再加枸杞，还能起到补肝肾的作用，对老年人很有益处。

决明子虽好，但使用前一定要分清体质。决明子泄热，药性偏寒凉，体质偏寒的人不宜多服，脾虚便溏的人更要慎用。在临床上，曾有些体质虚寒的女性，因长期喝决明子茶减肥，结果适得其反，导致手脚冰凉，月经紊乱，甚至闭经。即使是良药，如果使用不当，也可变成毒药。

决明子除了泡茶之外，还可用来填充枕头。决明子枕不仅散发着淡淡的青草香味，有助于睡眠，而且质地比较硬，对头部和颈部有一定支撑和按摩作用。

石决明与鲍鱼

石决明不是矿物药石头，而是动物药。石决明是鲍鱼坚硬如石的外壳。

海味中最出名的"鲍参肚翅"——鲍鱼、海参、鱼肚、鱼翅，鲍鱼总出现在大菜中，是海产品的代表。

坊间有一种说法，吃四条腿的不如吃两条腿的，吃两条腿的不如吃没有腿的。尤其是在过去，人们能吃到的食品种类少，认为畜类不如禽类，禽类不如海产类。

市场上鲍鱼的分级有一个重要标准——"头数"。传统的计量单位司马斤约600克，我国港台地区还在用。所谓"头数"指的是一个司马斤里有多少只鲍鱼，两只约一斤的为2头、三只约一斤的为3头，以此类推，5头、10头、20头等。头数越少，鲍鱼的个头越大，价格也越贵，因此有"有钱难买2头鲍"之说。

鲍鱼名鱼不是鱼，而是一种螺，但外形长得特殊，螺肉裸露在外，只有一侧有贝壳，像盾牌一样。当作食物的是螺肉，剩下的螺壳，则是中药石决明。

鲍鱼贝壳的内层非常光滑，有珍珠样彩色光泽。贝壳的顶部边缘一般有9个小孔，因此又名九孔鲍鱼、九孔石决明。开孔有时不是9个，不过一般

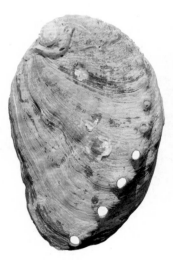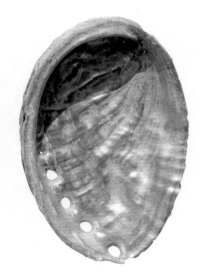

石决明药材

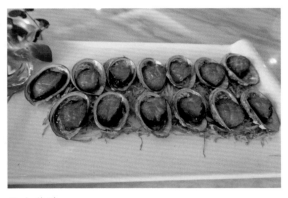
鲍鱼菜肴

认为九孔石决明品质更优。李时珍在《本草纲目》中记载，石决明又名九孔螺，壳名千里光。无论是石决明还是千里光，都指出它的明目功效。

石决明资源丰富。《中国药典》记载石决明的来源有 6 种，鲍科动物杂色鲍 *Haliotis diversicolor* Reeve、皱纹盘鲍 *H. discus hannai* Ino、羊鲍 *H. ovina* Gmelin、澳洲鲍 *H. ruber* (Leach)、耳鲍 *H. asinina* Linnaeus 或白鲍 *H. laevigata* (Donovan)。

水飞石决明

明代医家缪希雍在《神农本草经疏》中，对石决明的作用机理做了精辟的分析：目得血而能视，石决明咸寒，可入血除热，能主各种目疾也。

煎药时，石决明需要捣碎加工后再煎煮，或与其他药材一起，或单独外用。

民国时期，贯通中西医的医家张锡纯，对石决明的使用推崇备至。他特别提出，石决明研细水飞，可用于外敷。

关于石决明水飞的方法，李时珍在《本草纲目》石决明的修治项目下也有记载。

水飞法是一种独特的炮制方法，可以将不溶于水的矿物或贝壳类药材，反复和水一起研磨，将悬浮在水面上的细粉捞出来留用，再继续研剩下的石决明，直到最后全部制成能浮于水面的极其细腻的粉末。

石决明和珍珠的炮制加工常用到水飞法，研磨出极细的粉末可制成外用的滴眼液，用于缓解视力疲劳或治疗慢性结膜炎等。

俗话说，眼睛里容不得沙子。要把石决明研磨到能用于滴眼液、感觉不到异物感的程度，研磨的细腻程度可想而知。

古人认为，眼睛就像天上的日月，有了日月，才能有光明，所以古人喜欢把能明目的中药叫"千里光"和"决明"。现代人的生活中，免不了频繁使用手机、电脑，用眼疲劳的人日益增多。现在每年十月的第二个星期四被定为世界爱眼日，爱护眼睛，预防眼病，要从每日每时做起。

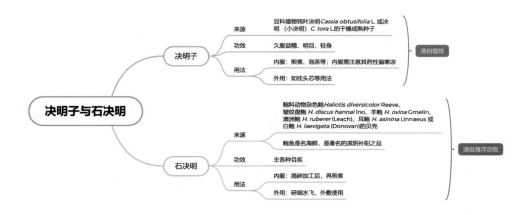

车前
——当道轮前行不惧

白居易的一首《赋得古原草送别》家喻户晓：

> 离离原上草，
> 一岁一枯荣。
> 野火烧不尽，
> 春风吹又生。

如果要为这首诗中的劲草匹配一种植物，我想车前草也许能相配。

百折不挠

车前科植物车前 *Plantago asiatica* L.，这种小草大概人人都见过，抬头不见低头见，低下头看，街边犄角旮旯都有车前草。

车前多生于田间地头、草地、沟边、荒野甚至闹市，无处不在。车前的外观也有些特色，平展的叶片似汤勺一般，叶脉是平行凸出的，叶子围成一圈像个莲座，中心部位窜出几株花葶。它耐寒、耐旱、耐涝，抗压能力非常强。即使车轱辘在身上碾过去，它照样还能生长，所以又被称为"车轱辘菜"或"车轮菜"。

两千年前的《诗经》中就有车前，名字叫"芣苢"（fú yǐ）。《国风·周

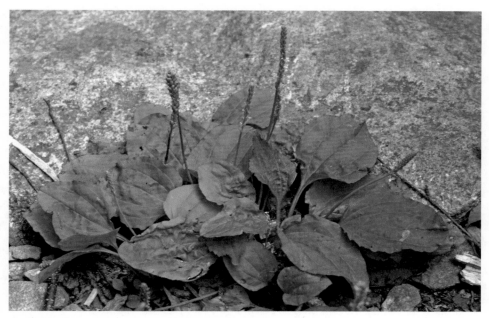
车前原植物

南·芣苢》有云："采采芣苢，薄言采之，采采芣苢，薄言有之。"可以想象，两千年前人们一边唱着这首动听的歌谣，一边采车前的欢快景象。《神农本草经》把车前列为上品，无毒，久服轻身，耐老。

欧阳修与车前子

李时珍在《本草纲目》里记载了一个关于车前的故事，说的是一千多年前宋代大文学家欧阳修用车前子的病案。欧阳修常患急性腹泻，遍访名医仍无好转。一次他的夫人从市中买回一帖药，欧阳修服下之后病就痊愈了。他向卖药之人询问是何妙方，卖药者回答方中仅一味车前子而已，研成粉末，一剂二钱以米汤送服。接着卖药者道出了一番医理：车前子可以利水道而不动气，水道利则清浊分。欧阳修的病因是湿盛引起的水泻，用车前子来引导水湿，肠道的水湿随小便排出，腹泻自然就止住了。这就是"利小便所以实大便"，自然达到了止泻的目的。

一物多药行世界

车前的全草和种子都是药材。车前子即车前的种子，有清热，利尿通淋，明目，祛痰等功效。车前草的功效与车前子类似，只是药力稍弱一些。在古代的医方当中，车前子的出现频率比较高。在现代的新鲜草药摊上，也一定有新鲜车前草的身影。

明代的《救荒本草》收录了车前草的药用及食用功效。新鲜的车前草幼苗是一道野菜菜肴。先用开水焯一下，然后凉拌、蘸酱、炒食、做馅、做汤都可以。晒干后代茶饮可清心火，除烦，利尿。

车前子清热利湿的功效显著，也成就了很多良方。比如，宋代《太平惠民和剂局方》记载的八正散，当中有车前子、瞿麦、扁蓄、滑石、栀子、大黄等八味药，能清热利尿，通淋，常用于治疗泌尿系感染。

现在很多人用电脑、手机时间过长，用眼过度，视力下降。车前子还有明目之功，而且疗效确切。唐代《药性赋》载："车前子止泻利小便兮，尤能明目。"《本草纲目》里引用了古书上记载的一个小方——驻景丸，名字有好景常驻的意义。方中只有车前子、菟丝子、熟地黄三味药，和成蜜丸服用，苏颂称之为古今奇方。一直到今天，此方依然是中医眼科的常用方。

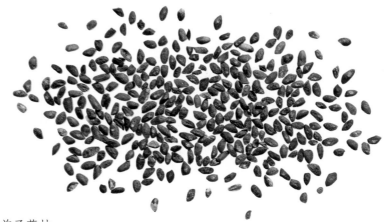

车前子药材

中医特别强调攻补兼施、通补结合，车前子的应用就体现了这样的理论。一通一补，先把肝肾的水湿泻下去、利出来，通了以后腾出地方来，才能补得进去。

有人盲目地进补反而适得其反，可能是因为身体里有水湿瘀血等堵塞的问题，此时进补反而增加身体负担，对身体造成了伤害。

中国有车前，国外也有车前，而且还有很多种。

全世界车前科有 3 个属，其中车前属的植物约有 190 种，广布于温带和热带地区，向北可达北极圈附近。

目前，《中国药典》收录的车前子植物来源有两个：车前 *Plantago asiatica* L. 和平车前 *P. depressa* Willd.。这两种植物外观十分相似，不过连根拔出来一看，即可分清，前者为须根系，后者为直根系。

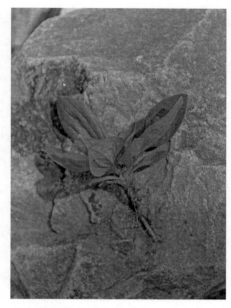

平车前原植物（直根系）

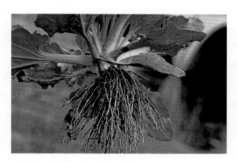

车前原植物（须根系）

履巉岩本草与车前

成书于 1220 年（南宋嘉定十三年）的《履巉岩本草》，著作者为王介，他根据杭州附近的植物记录并绘制而成的插图，是目前已知存世最早的地方本草的彩绘图谱。书中插图共 206 幅，细致精美，非常珍贵，现在可见明代抄本。其中有一幅设色车前图，清晰地描绘出了车前叶基生、须根系的性状，栩栩如生，和现在的车前草完全一致。

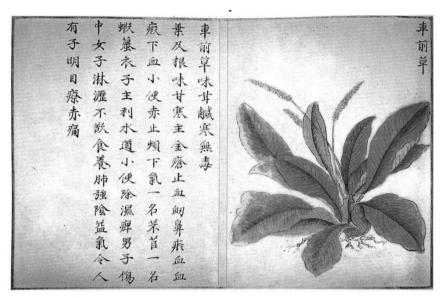

《履巉岩本草》车前图

1981年，在我大学毕业前夕，北京中医药大学药用植物教研室来了一位辽宁中医学院的访问学者郑太坤老师。郑老师和蔼可亲，是研究车前的专家，当时已经做了近二十年的研究，原来这么一棵普通小草，同样值得经年累月的潜心研究。这些年我和辽宁中医药大学的合作越来越密切，他们每年会派一位研究生来我的研究组进修，我也是他们的客座教授，有了更多机会了解车前的现状。后有康廷国教授接下了郑太坤教授车前研究的接力棒，继续研究，一干又是二十年。

车前的研究似车轮滚滚向前，从未停歇，这两位教授和他们的团队，对中国产的车前进行了系统的研究，包括分类、资源、商品调查等，厘清了中国车前的"家底"。中国有车前属的植物19种，加上变种、变型，共24个分类单位。他们将研究成果汇总出版了专著《中国车前研究》，为中国车前的研究做出了重要贡献。

国际欧车前

欧洲草药中也有车前的一席之地。目前，欧美药用较多的是卵叶车前 *Plantago ovata* Forssk.，主要分布在印度、伊朗，西亚和地中海沿岸国家。2013年，我在意大利博洛尼亚一家博物馆中，见到了馆藏的一块400年前的车前木刻雕版画。我对意大利文和意大利文化并不太熟悉，但讲解员生动详细的解说为我指点、解惑。当日担当博物馆义务讲解员的竟是欧盟前主席、意大利前总理罗马诺·普罗迪（Romano Prodi）先生。普罗迪先生虽已卸任，但仍在为促进中西方文化交流担当民间使者。

和中国药用习惯不同的是，西方的车前药用时包含车前子外层的种皮，它的药用名为卵叶车前草果壳，商品名为洋车前子粉。当地民间经验认为，卵叶车前子和卵叶车前子外壳都具有通便的功效。

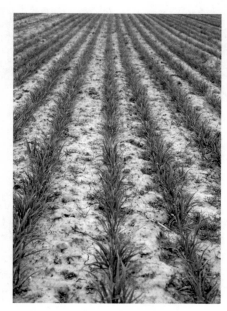

卵叶车前原植物

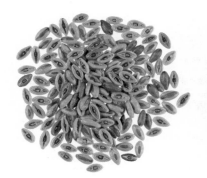

卵叶车前子药材

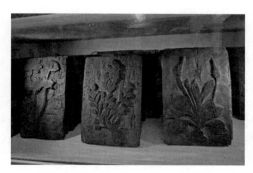

博洛尼亚博物馆收藏的车前木刻雕版画（右一）

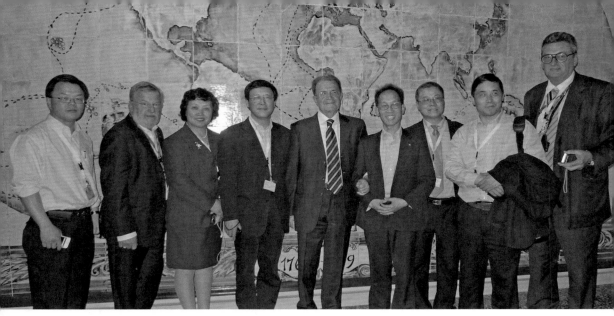

欧盟前主席罗马诺·普罗迪 Romano Prodi（左五）担任义务讲解员

　　中药车前子煎煮时需要包煎，因为车前子一遇到水，种皮会迅速膨胀。没有膨胀的车前子像黑芝麻粒一样，一把可以抓住，膨胀后的车前子像泥鳅一样滑不留手，也容易从药锅里溢出来，影响药效。不过，欧洲人正是利用了车前子吸水膨胀的特点，将它作为膳食纤维补充剂，用于缓解便秘。

> 　　朴实无华的车前任凭马路车碾也百折不挠，生命力十分顽强，具有历史文化底蕴与内涵。车前亲民、易得、有效，在临床上惠及千家万户。

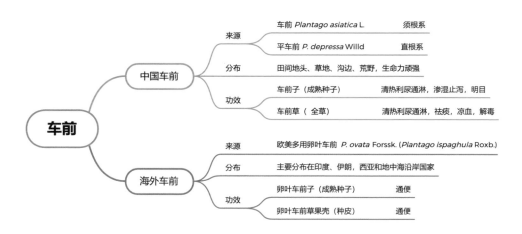

青黛
——青出于蓝胜于蓝

青出于蓝

坊间有一种说法："一香二茶三药。"在此之后再加一项的话，我觉得可以加上"四染料"。

"青，取之于蓝，而青于蓝。"出自战国时期《荀子·劝学篇》，从蓝草当中提取出的靛蓝比蓝草更蓝。

青黛除了可以染布以外，在古代还是女子用于描眉之物。李时珍说："黛，眉色也。"早在东汉刘熙的训诂专著《释名》中就有："灭去眉毛，以此代之，故谓之黛。"白居易也有云："六宫粉黛无颜色。"黛与女性、美丽的容颜挂钩。

北京海淀区有个地方名蓝靛厂，离颐和园不远，挨着火器营。那里曾经是一大片低洼地，是明清时期出产蓝色染料的地方。

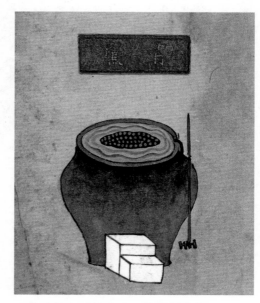

青黛（摘自《补遗雷公炮制便览》）

青黛是历史较悠久的染料之一。青黛被收录在《本草纲目》第16卷，李时珍详细介绍了青黛的药用价值。

⟿ 青黛制作 ⟾

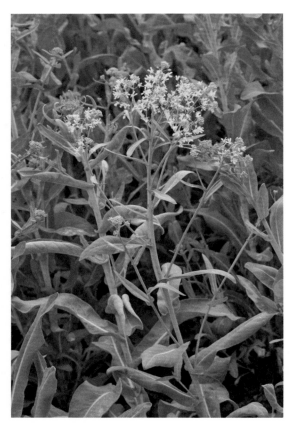

菘蓝原植物

我国明代科学家宋应星在《天工开物》中记载了明朝中期以前中国古代各种"巧夺天工"的高超技艺，包括靛蓝和青黛的制作方法。制取时需要将蓝草的茎叶加入石灰水中长时间浸泡并充分搅拌，产生一浮一沉两种产物。水面上会产生浮沫，捞起浮沫，晒干，碾碎，形成质轻、极细的青黛粉末，也即记载中的靛花，画眉可以此代之，常用来入药。青黛粉末被吹拂起来会弥漫在空中，易粘在手上、纸上。这种方法不可随意尝试，弥漫在一定空间内的粉尘是有危害的。

青黛闻起来微有草腥气，口尝有一点酸。以蓝色均匀，能浮于水面，火烧时产生紫红色烟，维持时间比较长者为佳。

制取出来沉淀在水下的就是靛蓝，捞出晒干并研磨后也可入药，具有一点药性，不过一般不作药用，主要用作染料。

药用功效

在我国最早记录青黛入药的是宋代的《开宝本草》。其中写道："青黛自波斯国来。今以太原并庐陵、南康等处，染淀瓮上沫紫碧色者用之。"

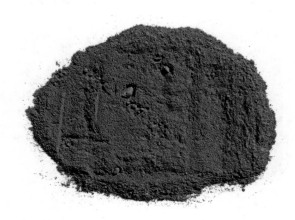

青黛药材

说明青黛的来源，既有外来的，也有本土的。

李时珍在《本草纲目》中也有描述："波斯青黛，亦是外国蓝靛花。既不可得，则中国靛花亦可用。"

青黛具有清热解毒，清肝泻火，凉血定惊的功效。临床上主要用于治疗高热、抽搐、斑疹、疮疡肿毒、蛇虫咬伤等。

说来有趣的是，假如在需要青黛入药时，手边没有这种药怎么办？李时珍因陋就简提供了一招："或不得已，用青布浸汁代之。"在不得已的时候，可以将靛蓝染的布煮水，用此水代替青黛入药。但生活在现代的我们有更好、更方便的治病方法，无须效仿浸青布。

一物三药

《中国药典》规定爵床科植物马蓝 *Baphicacanthus cusia* (Nees) Bremek.、蓼科植物蓼蓝 *Polygonum tinctorium* Ait. 或十字花科植物菘蓝 *Isatis indigotica* Fort. 是青黛的来源，茎叶经加工制得的干燥粉末、团块或颗粒即青黛。

其中，常用的十字花科植物菘蓝也是另外两种中药的来源，它的根为板蓝根，叶为大青叶，特别在感冒流行的季节，板蓝根多冲锋在前。板蓝根和大青叶性寒，有清热解毒的功效。如果发热伴随咽喉肿痛，确诊为风热型的

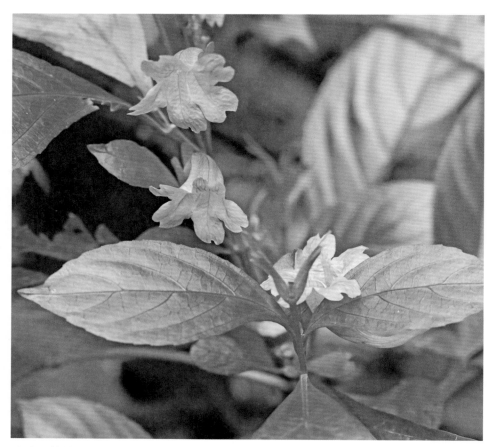

马蓝原植物

感冒时，可以用到板蓝根和大青叶"两兄弟"。

板蓝根、大青叶和青黛都可以清热，解毒，凉血。但是，板蓝根侧重于利咽消肿；大青叶侧重于治疗血热出斑；青黛侧重于治疗内科的肝热和肺热证。

在流感盛行的季节，老百姓都喜欢在家中备着板蓝根颗粒。由板蓝根和大青叶组成的复方板蓝根颗粒，清热解毒的功效更强。

青黛一般用于热病比较重的阶段，不像板蓝根和大青叶那样常用。其实青黛是外科的常用良药，用途很广。比如，用鸡蛋清调青黛粉外敷，可以治

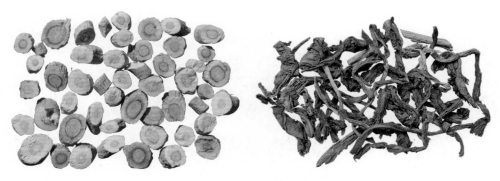

板蓝根饮片 　　　　　　　　　　　大青叶药材

疗湿疹和小儿的腮腺炎。用芝麻油调青黛粉，可以治疗轻度烫伤。

　　在染色方面，蜡染技术在我国历史悠久，其中以贵州的蜡染最为出名。

　　我在蜡染工厂参观过传统的制作工序。方法是先在布料上点绘蜡花，然后放到靛蓝染液中染色，最后浸在沸水中把蜡化掉，布面上就出现了蓝白相间的花样。眼见池水中的靛蓝色中显现出斑驳图案，确实像变魔术一样。

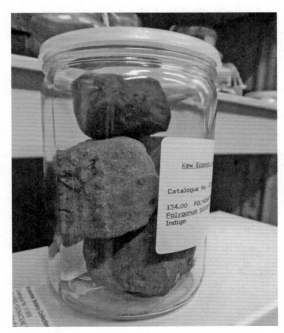

英国皇家植物园收藏的青黛标本

　　中国的蓝染技术，由遣唐使带到日本，在日本也有传承。如今日本德岛的蓝染就很出名，当地叫"阿波蓝"。

　　最初，因为染布成本较高，日本只有贵族和武士才用得起，直到17世纪，蓝染工艺在民间才开始普及。日本传统的温泉酒店里，招牌布帘子都是

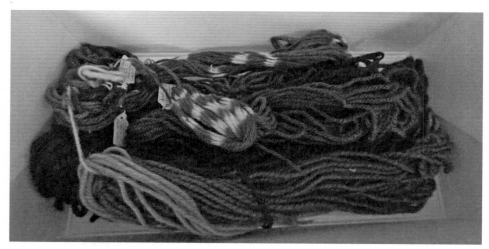
英国皇家植物园收藏的蓝染线

蓝染的，而且再配上用靛蓝浸染过的麻布和服浴衣，显得古朴、自然，还有抗菌、防蚊虫的特点，这可能是它备受欢迎的原因之一吧。

靛蓝与 Indigo

世界上拥有植物种类最多的国家，第一是巴西，第二是印度尼西亚，第三是印度（包括孟加拉地区），第四是中国。

靛蓝与孟加拉、印度有深切的渊源。

古代的印度与孟加拉国原本就是一个国家，至今在风土人情方面依然非常相似。

2018年初我走访孟加拉国，去考察那里的天然植物资源。孟加拉天然资源丰富，尤其盛产染料与香料的原料。

我来到了其首都达卡郊外的国家植物园，该园覆盖面积超过200英亩，收集植物超过50000种，既有水生又有旱生，而且还有丰富的文字资料。

多姿多彩的染料植物令我印象深刻，例如，红色的有苏木、茜草根、红花；蓝色的有甘蓝、菘蓝、木蓝；橙黄色的有栀子、姜黄；棕色的有咖啡、茶叶、青柿根等。还有一种说出名字就知用途的植物——胭脂树 Bixa

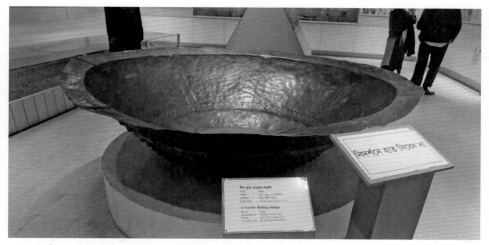

两百年前熬制靛蓝的大锅（孟加拉博物馆藏）

orellana L.。

别看孟加拉目前处于贫困状态，但丝毫不掩街头的五彩缤纷。男子人力车夫穿的套裙都是不同的颜色，植物园栽培草药的园丁，也以胡子染色为美。

我在达卡的博物馆中看到有这样的历史记录：早在古罗马时代，印度就是欧洲靛蓝的主要供应国。印度也是较早的靛蓝原料种植与加工的主要中心之一。在整个中世纪，罗马人将靛蓝用于绘画、医药和美容。

靛蓝英文 Indigo 来源于拉丁语 Indicum，意思是"印度的"，可见印度与靛蓝密不可分。在 1859 年，孟加拉的农民为了反抗英国东印度公司殖民主义的不公平待遇，奋而起义，这一事件被称为"靛蓝起义"。

靛蓝曾经是欧洲稀有的商品，有"蓝金"之称。拥有靛蓝染色的小布衫，是富有的象征。靛蓝也是阿拉伯商人从印度进口到地中海国家谋利的一种奢侈品。

博物馆中展览着一口两百年前熬制靛蓝的大锅，直径约有两米。起初我还以为大锅是铁制的，看到说明才知道锅是铜制的，日复一日的染料熬制，使这口大锅完全被浸染成蓝色。

老树发新芽。随着现代科技的进步，科学家从青黛中发现了靛玉红（Indirubin），可用于治疗慢性粒细胞白血病。这是我国首创的抗白血病药物，现在已能人工合成。板蓝根、大青叶、青黛和靛玉红都表明了一个事实：中药并非都来自天然，也有加工品。从靛蓝的历史中可以看到染料与医药的融合，看到先民的智慧，看到东西方文化与技术的交流，相互渗透，相互促进。

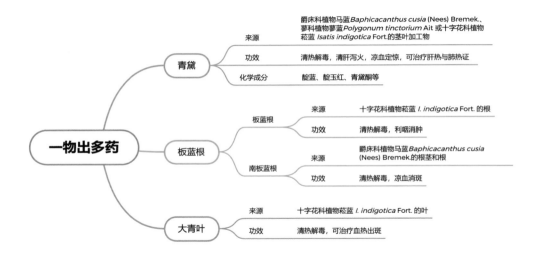

麻黄
——中西良药各千秋

药典三麻黄

无论是中医还是西医，临床上都在用麻黄。麻黄的有效化学成分之一麻黄碱（Ephedrine）是常用西药。但在中医看来，麻黄是一味地地道道的中药，能发汗，平喘，利水，主要用来治疗外感风寒、咳喘和水肿。麻黄是中药还是西药，最终取决于使用者和用法。在中医理论指导下认识和使用的药物，包括原药材、饮片与成方制剂，都是中药。

麻黄来源于麻黄科多种植物的干燥草质茎。《中国药典》收录为草麻黄 *Ephedra sinica* Stapf、中麻黄 *E. intermedia* Schrenk et C. A. Mey. 及木贼麻黄 *E. equisetina* Bge.，这三种麻黄都作为中药麻黄的法定植物来源。

中国北方好多地方都出产麻黄，有河北、山西、新疆、内蒙古等地。但麻黄用量很大，长

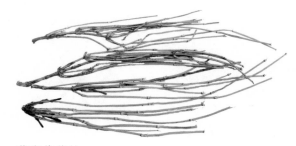

草麻黄药材

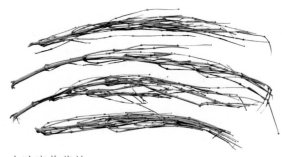

木贼麻黄药材

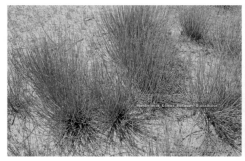

中麻黄原植物　　　　　　　　　　木贼麻黄原植物

期以来还是供不应求，上述三种原植物已被列入《国家重点保护野生植物名录》。

麻黄属（*Ephedra*）植物全世界有 40 种，广泛分布于亚洲、美洲、欧洲东南部、非洲北部的干旱荒漠地区。我国麻黄属植物共有 12 种，这些都是潜在的药用资源，其中以草麻黄为主。

关于麻黄的命名缘由，历代有不同的见解。有人说麻黄味麻色黄，故名麻黄。李时珍对此提出了质疑，因为一般麻黄药材青色的居多。

"枳壳陈皮半夏齐，麻黄狼毒及吴萸，六般之药宜陈久，入药方知奏效奇。"麻黄为中药六陈之一，"陈"的意思是存放时间越久，质量会越好，久放的麻黄颜色由青转黄。若尝一点麻黄，能感觉到舌尖上麻麻的。

我在宁夏、新疆的麻黄产地都采过麻黄，麻黄的花是黄色的，有红色的假种皮，看起来好似果实一样。

多数人对"味麻色黄，故称麻黄"这一观点还是较为认可的。

麻黄汤

早在《神农本草经》中就有关于麻黄的记载。《伤寒论》中记载治疗外感风寒表实证的代表药方就是麻黄汤，麻黄汤组方用药十分严谨，君臣佐使分明，被奉为中药复方的经典。麻黄又被誉为治疗伤寒的第一药。

麻黄的主要成分伪麻黄碱（Pseudoephedrine），化学结构上和麻黄碱是

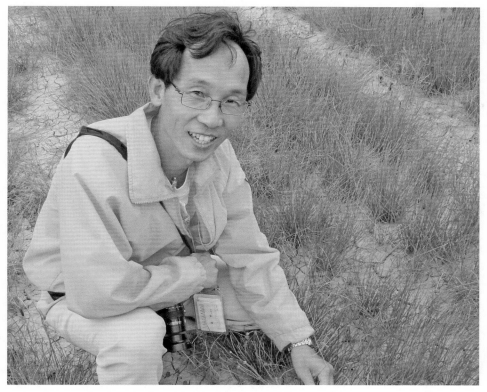

笔者在草麻黄种植基地，麻黄丛中红色的为雌球花肉质苞片

一对旋光异构体，就像人的左右手，长得一模一样，但方向是不同的。

麻黄的来源有草麻黄、中麻黄和木贼麻黄。草麻黄是当前中国药用麻黄商品中的主流品种，它的整体生物碱含量较高，发汗作用比较强；中麻黄中伪麻黄碱含量高，止咳效果比较好。在制备不同功效的中成药时，使用哪种来源的麻黄原料是需要考虑的。

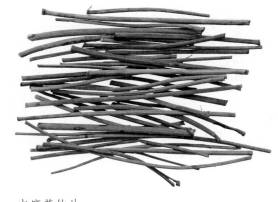

中麻黄饮片

陈克恢与麻黄碱

麻黄属植物含有生物碱、挥发油和黄酮等有效成分。

在日本，只要是研究医药的人，无论西医还是汉方医，一说起麻黄，没有不知道的。

1887 年，日本学者长井长义第一次从麻黄中提取出了主要有效成分麻黄碱，名震一时，他成为日本现代药学的奠基人，后来日本药学会会馆也以他的名字命名。在接下来的半个世纪里，世界各国的科学家逐步研究清楚麻黄碱的化学结构，并进行了人工合成。

1923 年，我国学者陈克恢（K. K. Chen）和美国学者合作，开始研究包括麻黄在内的一些中药。他们也从麻黄中分离出了麻黄碱，并进一步研究其药理作用，发现了麻黄碱的临床价值：预防和缓解支气管哮喘发作，解除鼻黏膜充血和水肿，改善低血压等。在国际医学领域，陈克恢的大名如雷贯耳。

麻黄碱还具有显著的中枢兴奋作用。在中国，麻黄与麻黄碱分别按中药和化学药管理。这样管理麻黄碱的一个重要原因是麻黄碱可以合成违禁药品去氧麻黄碱。

国际上，一些国家也有相关管理办法，在美国，麻黄碱作为药品由美国食品药品监督管理局（FDA）统一管理。美国曾经一度流行用含有麻黄碱的膳食补充剂来控制体重，或作为兴奋剂来提高运动成绩。

2003 年 2 月，美国职业棒球投手史蒂夫·贝齐勒，在服用了含有麻黄碱的营养补充剂后猝死。这件事立即引起美国媒体和公众的普遍关注。于是FDA 发出禁令，把 2004 年 4 月 12 日定为含有麻黄碱类减肥补充剂销售的最后期限。这个消息公布后，很多人以为中药麻黄在美国也被禁用了。

针对此情形，时任美国中医药专业学会理事长的李永明博士挺身而出，开始了与 FDA 的直接对话。李永明和包括我在内的许多中医药学者一致认为应当向 FDA 解释清楚中医药的独特性，应该把滥用膳食补充剂的行为与正常使用中药区别对待。经过反复交涉，美国 FDA 最后明确澄清：此禁令不适用于中草药。在美国，中医临床仍然可以正常使用麻黄。

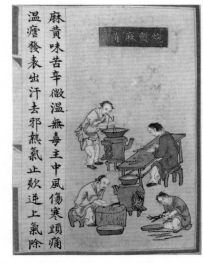

炮制麻黄图（摘自《补遗雷公炮制便览》）

在古代，麻黄的运用非常讲究，诸家医书中均提到用麻黄时要去掉茎上的节，即小节间相连的部分。《本草纲目》也记载了麻黄用于发汗时必须去节。

英国自然历史博物馆中收藏的一批中国古代中药标本中亦有麻黄。那时的麻黄都是一小段一小段去过节的。

明代的《补遗雷公炮制便览》中有一幅炮制麻黄图。图中一个小药工在用一把大剪子一段一段地剪麻黄，把节去掉。现代的实验研究也表明，麻黄碱主要集中在髓部，而麻黄的节髓部不发达，仅含有少量的麻黄碱，药用价值不大，可以按杂质去除。

《补遗雷公炮制便览》是供皇家用药参考的，图画非常讲究。我在英国

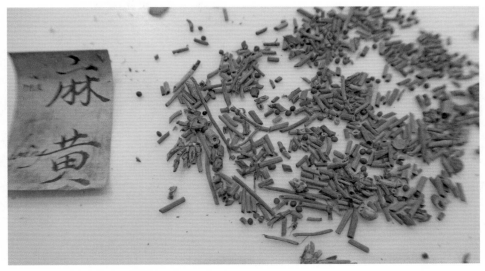

英国自然历史博物馆收藏的中药麻黄标本

自然历史博物馆看到的实物标本，更加使我相信这些讲究不只存在于图画上，历史上实际使用的中药就是这样做的。

麻黄根

麻黄地下的根及根茎亦可入药，中药名为麻黄根。麻黄根的功效为固表敛汗，和麻黄发汗的功效完全相反。

我曾经遇到一个患者出汗很多，拿着方子来抓药。当时药房抓药的新手看到麻黄根，想当然地以为是麻黄，差点就抓错了。幸好我及时发现并提醒了他的错误，不然后果很严重。

中医里有一首止汗的名方牡蛎散，其中牡蛎粉和麻黄根同用，可以内服也可以外用。

《本草纲目》记载了这样一首方：用一个豆包布或布袋子将麻黄根、牡蛎粉、粟粉（即谷子小米研磨的细粉）装好即可，晚上睡觉流汗过多时，可

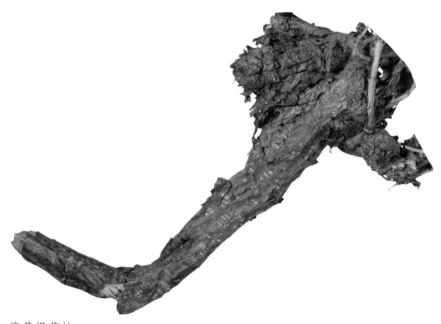

麻黄根药材

以外扑。这种用法像今天的爽身粉、痱子粉一样，可以吸收汗液和止痒，无论大人还是孩子都可以用。

埃及出土的数千年前的木乃伊的旁边，就有麻黄，麻黄被视为不朽之物。作为中药，麻黄在临床使用上变化多样，奥妙无穷。世界上很多国家都有悠久的麻黄应用历史，麻黄和麻黄碱在中西药物当中都有自己的定位，应用各有千秋。

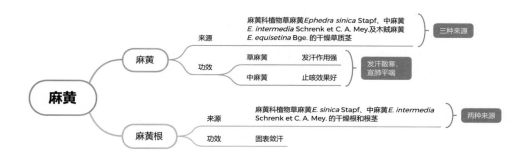

牵牛花与鸡冠花
—— 花市男孩说种花

我种牵牛花

我小时候住在北京市崇文区花市的一条胡同里。明末清初的时候，这里聚集了很多做纸花、绢花的手艺人，慢慢形成了花市，过去皇宫用的绢花等装饰品都是从花市采购的。北京的花市虽然没有鲜花，但它的名气很大。

想一想，我小时候种过两种花，而且它们也都是中药。

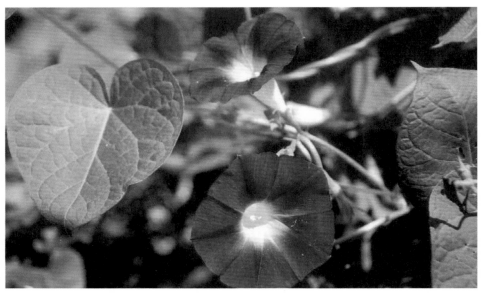

圆叶牵牛原植物

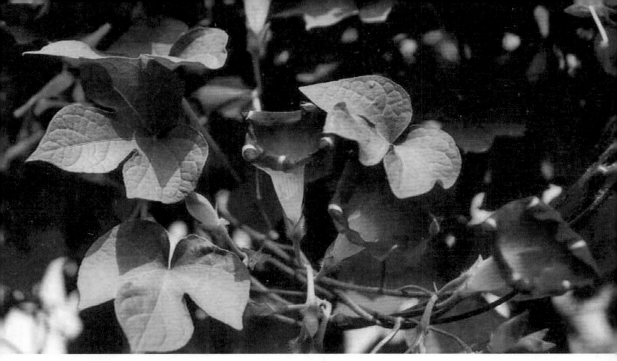

裂叶牵牛原植物

小小花儿爬篱笆，
张开嘴巴不说话。
红紫白蓝样样有，
个个都像小喇叭。
————打一种花

　　这个谜语的谜底很好猜，就是牵牛花，也叫喇叭花。

　　种牵牛花很简单。春天，把牵牛花的种子埋进土里，浇上水，用不了一个星期，它就能发芽了。牵牛花的幼芽就像豆芽一样，弯曲状地拱出地面，顶上长出两片幼嫩的叶子。

　　牵牛花是缠绕草本植物，它的缠绕茎总是逆时针向上盘旋生长，攀爬的速度特别快，一天能长将近半米。茎上的叶子和基部的两片幼叶形状完全不一样。茎上叶好似枫叶一样，有三个尖，表面有一层细柔毛。

　　英文的 Morning Glory 指的就是牵牛花，牵牛花迎着朝阳绽放，花朵上还会带着些露水。小时候的夏天，我每天早上起来的第一件事，就是趴到窗前数一数花架上开了多少朵牵牛花。牵牛花需要阳光，却害怕强光。早上盛开的牵牛花，一到中午花冠就自然闭拢了。

牵牛花的颜色有很多种：粉白、深红、浅紫、深蓝，有的是杂色，而且颜色可以发生变化。摘一朵红色牵牛花下来，把花的基部泡在肥皂水里，由于肥皂水是弱碱性的，花会渐渐变成蓝色。这个戏法还能变回去，把花再放回到清水里，加上一点醋，在弱酸性的环境下，花的颜色很快会变回红色。这就是酸碱度对花青素苷的影响。

《我们爱科学》《十万个为什么》对儿时的我影响很大，牵牛花变色实验是我人生当中，在家中的脸盆里做的第一个化学实验。

药用黑白丑

牵牛花开花之后，很快就能结果，六七月开花，八月花谢，果实成熟就可以收获了。

牵牛花的果实很圆，果皮很脆，开裂后可看到种子，种子呈三棱状，有黑色的和白色的；黑色的称为黑丑，白色的称为白丑。

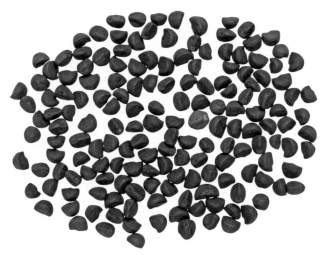

牵牛子药材（黑丑）

李时珍在《本草纲目》中解释了牵牛子的别名黑丑、白丑，由于十二地支当中牛对应的是丑，所以牵牛子就与"丑"牵上了。直至现在牵牛子在中医师的处方里，也经常会被写成"黑丑""黑白丑"或者"二丑"。李时珍认为黑丑主要来自野生牵牛花，白丑多数来自栽培牵牛花。现代认为，一般花色较深，呈紫红等色者，其种子多为黑色；花色较浅，呈白色、粉红色者，其种子多为白色。

牵牛子是一种常用的泻下类中药，虽然貌不惊人，但在临床上贡献很大。

《中国药典》现收录有裂叶牵牛 *Pharbitis nil* (L.) Choisy 和圆叶牵牛 *P. purpurea* (L.) Voisgt 两种基原植物。

中医的治疗八法是汗、吐、下、和、温、清、消、补，牵牛子就是体现下法的代表药物之一，是临床攻逐水饮或泻热通便时经常用到的中药。

金元四大家之一的张从正，善用牵牛子，在他的著作《儒门事亲》里有一首名方禹功散，擅长行气消肿，逐水通便，方中重用了牵牛子。禹功散的功效，正如大禹治水，得其法，见奇效。

同样用到了牵牛子的一个中成药——一捻金，捻字形容的是量很少。小小的一捻药，就像黄金一样贵重，故名一捻金。一捻金治疗脾胃不和，痰湿阻滞所致的积滞。常用于小儿停食停乳、腹胀便秘、痰盛喘咳。牵牛子在此方中，能消食导滞，祛痰通便。

李时珍妙用牵牛子

《本草纲目》中牵牛子项下，李时珍一共收录了41首药方，其中8首引自古书，新收录的方子有33首，而且都是小方。

有一位与李时珍同宗的贵妇人，年近六十，便秘非常严重，李时珍形容她排便的艰难程度比分娩时还要痛苦。患者在遇到李时珍之前，曾尝试过多种方法，服用过养血润燥的药物，也服过芒硝、大黄这类通利药，都不见效。30余年漫长的病程，可想而知她是多么的痛苦与烦恼。李时珍用牵牛子末与皂荚膏制成丸剂，患者服后，药到病除。

当然，临床上，便秘也是由于多种原因造成的，不是所有的便秘都可以用牵牛子来解决，这只是其中的一种方法。

《中国药典》记载，牵牛子有比较强的泻下作用，大量服用对胃肠道有强烈刺激作用，会引致呕吐、腹痛。受便秘困扰的患者，一定要先咨询中医医生，切不可自己随便用药，特别是这种药性比较峻猛的药。

解缙妙对鸡冠花

小时候，我种过的另一种花就是鸡冠花。

我属鸡，对和鸡相关的花花草草也特别留意。鸡冠花的肉质花序呈现鸡冠状，好似大公鸡高昂的漂亮鸡冠子，非常引人注目。

宋朝诗人赵企有一首关于鸡冠花的诗——《咏鸡冠花》：

秋光及物眼犹迷，着叶婆娑拟碧鸡。

精彩十分伴欲动，五更只欠一声啼。

诗的最后一句，写得非常传神，如果鸡冠花在早上再能打鸣，那就真成

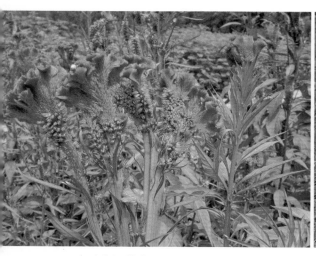

鸡冠花原植物

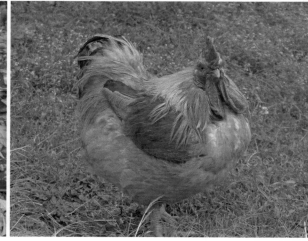

通红的鸡冠最显眼

了大公鸡了。

鸡冠花的颜色一般为红紫色，偶尔也有白色的。

明朝解缙是《永乐大典》的主持编修者，相传他有一段与鸡冠花有关的故事。一次，皇帝想当面考校解缙的才学，就让他以鸡冠花为题作一首诗。解缙不假思索，脱口而出："鸡冠本是胭脂染……"没想到，皇帝有意为难他，从自己的袍袖中取出了事先准备好的一朵白鸡冠花。解缙灵机一动，马上又接出了下文："鸡冠本是胭脂染，今日如何浅淡妆？只

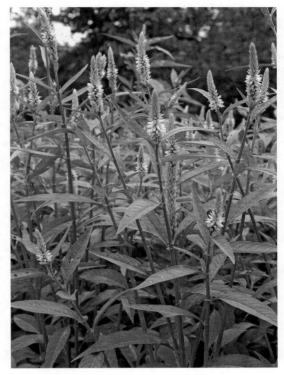

青葙原植物

为五更贪报晓，至今戴却满头霜。"解缙机智地把红色鸡冠花演变成了白色鸡冠花，对答得非常巧妙。皇上听了非常高兴，十分佩服解缙的机敏才智。后来，解缙果然不负众望，出色地主持完成了《永乐大典》的编纂工作。《永乐大典》是我国截至明代最大的类书，其中囊括了很多中医药相关的典籍。

鸡冠花除了花好看外，它的花和种子还可入药。鸡冠花有清热利湿，凉血止血，收敛涩肠的功效，为妇科常用药。

李时珍在《本草纲目》中提到鸡冠花有红、白、黄三种，在 11 首附方中，有 8 处提到使用白鸡冠花。

现代的《中华本草》中记载："以朵大而扁、色泽鲜艳的白鸡冠花较佳，色红者次之。"

鸡冠花来自苋科，在 2020 年版《中国药典》和《中国高等植物》中均被作

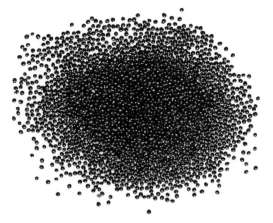

青葙子药材

为一个种级，学名为 *Celosia cristata* L.。它同科有一个"兄弟"——青葙 *Celosia argentea* L.。青葙的种子也可以入药。

鸡冠花与青葙的亲缘关系很近。

青葙的种子呈黑色有光泽，和鸡冠花的种子极相似，比黑芝麻粒还要小，具有清肝泻火，明目退翳的功效。

生活处处有中医。

中国的花卉和中国园艺举世闻名，王文全教授和我共同主编了一册《百药栽培》，书中介绍的都是如何栽培中药的方法。观赏花卉的同时，还能观察和学习到中医药知识，何乐而不为。

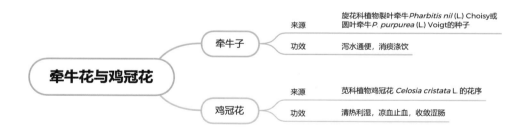

牵牛花与鸡冠花	牵牛子	来源	旋花科植物裂叶牵牛 *Pharbitis nil* (L.) Choisy或圆叶牵牛 *P. purpurea* (L.) Voigt的种子
		功效	泻水通便，消痰涤饮
	鸡冠花	来源	苋科植物鸡冠花 *Celosia cristata* L. 的花序
		功效	清热利湿，凉血止血，收敛涩肠

七叶一枝花
—— 民族医药放异彩

～～ 深山是我家 ～～

在中药王国里，有很多药名十分形象传神，比如：江边一碗水、文王一支笔、头顶一颗珠、雪上一支蒿、七叶一枝花。

七叶一枝花是中药重楼的别名，别名比正名还要响亮，它是治疗蛇伤的圣药。我第一次听到七叶一枝花这个名字的时候，就对它的真容充满了好奇。1999年，我刚来到香港，就参加了一次全香港中小学教师10千米的越野长跑比赛。那个时候年轻，精力特别充沛，加之平时我也爱运动，获得了第三名。接下来我又参加了100千米"毅行者"越野挑战赛。那段时间，每逢周末，我必上山，一边强身健体，一边认草药。过了六七年的光景，我几乎跑遍了香港大大小小的山头，但还是没找到过七叶一枝花。再回过头来翻开《本草纲目》，李时珍记载："七叶一枝花，深山是我家。"我有所醒悟。

这种植物生在深山阴湿之处。香港虽陆地面积不过1100平方千米，但70%都是山地，我靠自己很难找到七叶一枝花，那就必须要请高人出马了。香港中草药界的老前辈李甯汉老师主编了一套专著《香港中草药》，他对香港草药分布如数家珍，就是一本活字典。

2006年2月26日，一个星期天，我跟着李老师来到了海拔869米的香港第三高山——大东山。这座山的海拔不算高，但从山脚下接近海平面的地方起始，登山还是有难度的。那时李老师已经73岁了，可登山时他步履稳健，不显疲态。我跟着李老师在山中寻觅了许久，终于在一个山涧里见到七叶一枝花。

七叶一枝花，花如其名，它的外观十分独特。叶子多数为7片，轮生成一圈，在叶子中间长出一个花葶，如众星捧月。花的外面有一层轮生的花被片，下面又有一重轮生的叶片，但花被的颜色是绿色的，与轮生的叶子完全一致，重楼的名字由此而来。七叶一枝花顶端的花中心有8～12枚雄蕊，着黄色的花药，正如李时珍描述的金丝花蕊。蒴果成熟开裂时，种子外面有红色的假种皮包成一团，似红宝石一般。

《中国药典》收录药材名为重楼，来源于百合科两种植物，七叶一枝花 *Paris polyphylla* Smith var. *chinensis* (Franch.) Hara 和云南重楼 *P. polyphylla* Smith var. *yunnanensis* (Franch.) Hand. –Mazz. 的干燥根茎。

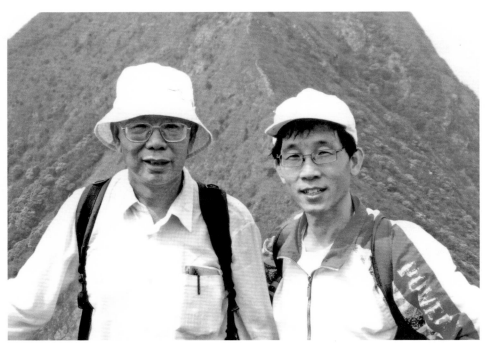

笔者与李甯汉老师在行山

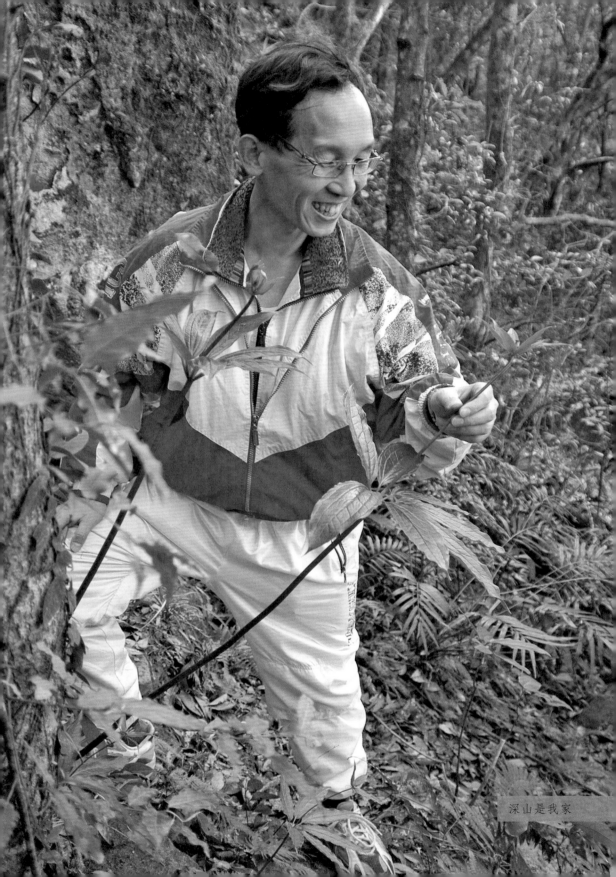

深山是我家

蚤休传说

在重楼的产地云南，有这样一段传说。大山里有一对老夫妇生养了七个儿子和一个女儿。有一年，山村里出现了一条大蟒蛇，四处伤人，村民们不敢出门，即便待在家里也提心吊胆。后来老夫妇的七个儿子一商量，决定为民除害。他们一起出动，与蟒蛇英勇搏斗。但很不幸，小伙子们都被蟒蛇吞入腹中。留在家里的小妹妹决心为兄长报仇。她用绣花针编制成一件像刺猬一样的铠甲，穿在身上与蟒蛇决一死战。但终究势单力薄，也被蟒蛇一口吞了下去。不过她身上绣花针制成的铠甲刺穿了蟒蛇的内脏。小姑娘舍生取义，与蟒蛇同归于尽，最终消灭了凶猛的大蟒蛇，为兄长们报了仇，为村里除了害。后来，在蟒蛇葬身之处，长出了一种植物，就是他们兄妹的化身，七片叶子代表七个哥哥，中间娇美的花朵代表勇敢的小妹妹，起名叫七叶一枝花。以后再有人被毒蛇咬伤，就把这种植物的根茎捣烂，敷在伤口上，立刻见效。

民间有句谚语："屋有七叶一枝花，毒蛇不敢进我家。"七叶一枝花在《本草纲目》当中以"蚤休"为名。李时珍释名："虫蛇之毒，得此，治之即

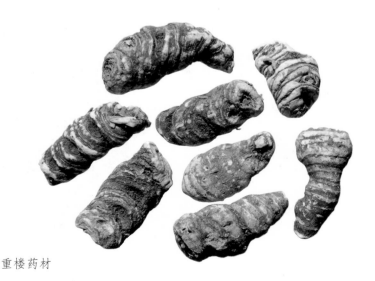

重楼药材

休，故有蚤休之名。"蚤休被列在了毒草类药物里，有以毒攻毒之意。跳蚤是小虫子，水泊梁山的一百单八将中有"鼓上蚤"时迁。在古人眼中，大小动物之间似也有相克的链条。

季德胜蛇药

从古代一直到 20 世纪，蛇虫咬伤的事件经常发生，特别是进山采药时，被蛇虫咬伤的概率比今天发生交通事故的概率还要高。中药人经常要跑野外，跋山涉水，外出时背包里少不了要带上季德胜蛇药。

对于季德胜蛇药，可能现在年轻的朋友不太熟悉，但在我这一辈人的心目中是一个传奇，七叶一枝花就是其中的主药。

季德胜家中世代为蛇医，到他这里已经是第六代了。季德胜是一位蛇王，在安徽黄山境内发现七叶一枝花治疗蛇毒有奇效，便在祖传秘方中加入了七叶一枝花，重新组合配方。经过反复试验，终于制成一种新的、快速起

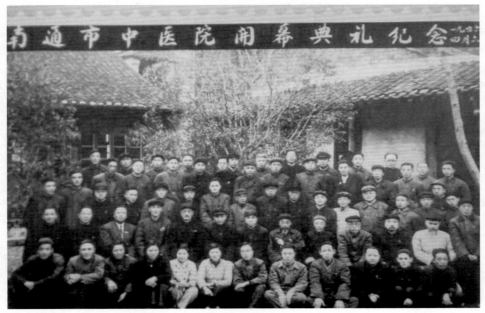

第一排右一为季德胜，最后一排右四为朱良春

效的季德胜蛇药。

新中国成立前，季德胜用自创的蛇药救了很多人，但他依旧生活在社会的底层，地位十分低下，被蔑称为"蛇花子"，与要饭的叫花子没有太大区别。为了将蛇药销售出去维持生计，季德胜不得不走街串巷。有时在集市上，他当场让毒蛇在自己的手臂上咬上一口，让围观的人看到伤口从红肿到暗紫，出现中毒症状，他才敷上蛇药，展示药到病除、立竿见影的疗效。这是一种多么不得已的以身试险的销售方式。

1954年，南通中医院的院长国医大师朱良春，礼贤下士，把有真才实学的季德胜请进了国家办的中医院，还开设了蛇伤专科。朱良春先生发掘民间良医、良药的故事，也被后世传为美谈。如今，季德胜蛇药和云南白药一样，均被列为国家保密药品，其制作技艺也被列为国家非物质文化遗产。

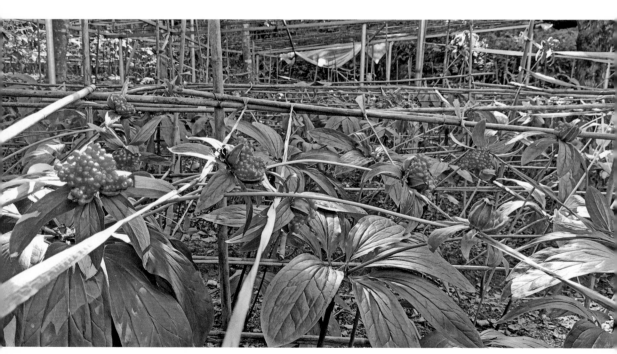

七叶一枝花蒴果开裂后，红色的假种皮暴露在外，如红宝石一般

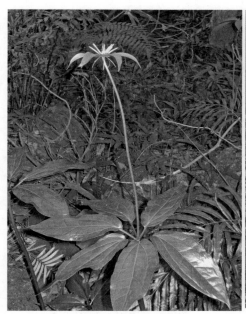

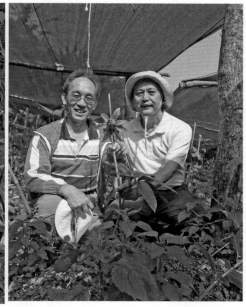

七叶一枝花原植物

笔者与邓家刚在广西金秀大瑶山重楼栽培基地

民族医药放异彩

七叶一枝花具有清热解毒，消肿止痛的功效。现代临床中，七叶一枝花也常被组方用于治疗病毒性感冒及多种癌症。《神农本草经》记载它主惊痫、摇头弄舌、热气在腹中、癫疾、痈疮。后来，七叶一枝花治疗小儿急慢性惊风的功效也得到了科学验证。

在傣族、蒙古族、苗族、藏族等多个民族药中，七叶一枝花都有很长的药用历史，它还是近80种中成药的主要原料。不过，野生七叶一枝花资源日渐枯竭，现被列为我国二级保护植物。

七叶一枝花的药材产量较低，药材栽培一般要8年后才能采收。云南和广西的七叶一枝花栽培基地现在已经初具规模，长势喜人。果实成熟的时候，远远望去，莹润的红色浆果像一粒粒人参果实。

我和肖培根院士主编的《当代药用植物典》也收录了七叶一枝花，这套书共四册，共收录了全球的药用植物800余种。前两册收录常用中药，第三册收录西方草药，第四册收录岭南药物和民族药。2006年开始陆续以中文、英文、韩文出版，并且一版再版，在2010年曾荣获我国出版行业的最高奖项——中国政府出版奖。

　　七叶一枝花源自民间草药，是民族药，也是中药，沿用至今，功效显著。李时珍十分重视民族医药的宝贵经验，《本草纲目》中收录了131种民族药。目前国际上对于传统药物的整理研究越来越重视，相信未来会有越来越多的民族药大放光彩。

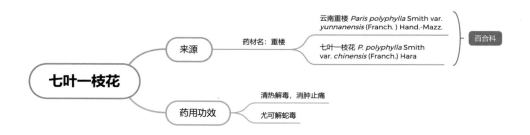

大黄
——杏林英豪颂将军

巧遇大黄

2020 年初，我去南极进行了一场"探险"，那是一段难忘的经历。冰山、飓风、海豹、企鹅，其他大陆上不可能有的奇观在这里令我震撼，睁开眼睛，处处都是美景，每前行一步都是惊喜。在一百多年前探险队员留下

笔者在南极科学考察站外

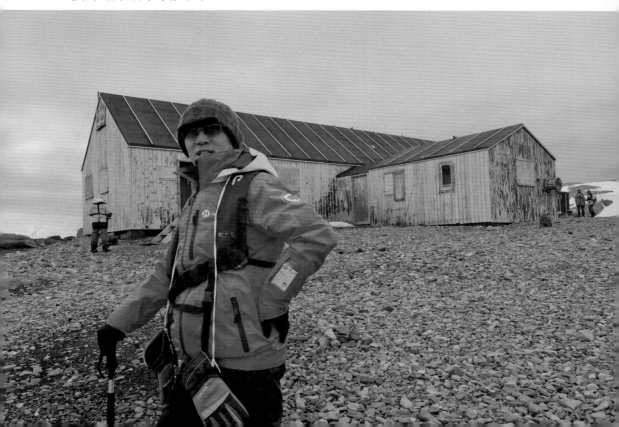

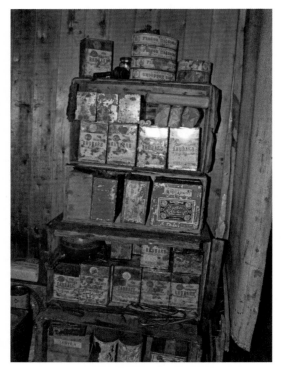
1910—1913 年斯科特英国南极探险队大本营的一角，存放着大黄食物罐头

的宿营地里，我见到了他们剩下的一些物资，其中有罐头、压缩饼干等必需品，竟然还有一种食物——用植物大黄（Rhubarb）干燥叶柄做的罐头。健康的身体状态要有健康的摄入和排泄，一进一出对人体机能至关重要。大黄富含纤维，可以帮助泻下通便。

《本草纲目》里涉及大黄的记载共 80 多处，以大黄为主的组方 50 余首。李时珍在各科临床方面，为大黄的应用开辟了广阔的途径，成为后世医家应用大黄的典范。

杏林将军

大黄入药有两千多年的历史，早在《神农本草经》中就有关于大黄的记载，列为下品，说明大黄的药性比较峻猛。在《本草纲目》中，大黄被收录在第 17 卷，属于毒草类中药。陶弘景说："大黄，其色也。将军之号，当取其骏快也。"

《药性赋》里也说大黄："夺土郁而通壅滞，定祸乱而致太平。"大黄因其药性峻猛，而似能够平定祸乱的虎将，给它冠以"将军"之名当之无愧。

大黄也因此而得到了许多带"军"字的别名。四川产的大黄可称为"川军"，生大黄叫"生军"，炙品中酒大黄可叫"酒军"，醋大黄叫"醋军"，熟大黄叫"熟军"。这些名字，在中医临床的处方中常可见到。

李时珍在《本草纲目》中记载大黄的外形："赤茎大叶，根巨若碗，药市以大者为枕。"大黄叶柄偏红色，叶片十分硕大，如遇到雨天甚至可以用于遮雨，连成一片的大黄颜色对比鲜明，大黄的根茎形状也颇为粗大，现在看来不只可做枕头。

《中国药典》记录大黄药材来源于蓼科3种多年生草本植物的根及根茎。大黄因产地不同而分南北，北大黄一般分布在青海、甘肃等地，南大黄主要分布在四川。

大黄是耐严寒、怕高温、喜阳光的植物，在3000～3500米的高海拔地区都有分布。大黄的根系特别发达，适合生长在富含腐殖质、排水良好的沙质土壤中。

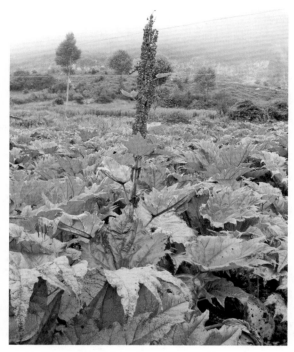

掌叶大黄原植物

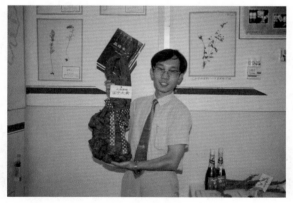

西宁大黄标本

我曾经到青海的湟源地区考察，在野外向阳的山坡或者是半向阳的山坡上，放眼望去，是成片的大黄。青海出产西宁大黄，西宁也是大黄的一个集散地。

采收栽培的大黄，要选择三年以上的植株，挖出根茎和根，趁着新鲜的时候把它掰开，可闻到一股清香，味道苦涩而粘牙。大黄在产地就可被加工，刮去粗皮，制成不同规格，包括大黄片、大黄瓣或者马蹄大黄等。上述大黄都是中国产的大黄。

我在日本的北海道也参加过大黄的采集活动。日本国土面积很有限，可选择栽培的中药品种也不多，但越是这样，他们越重视中药的栽培技术。大黄、黄连都有一定的栽培规模。

老孙脱险记

大黄属于泻下类中药，具有泻下通肠，凉血解毒，逐瘀通经的功效。其中起泻下通肠作用的主要化学成分是蒽醌类化合物，尤其是番泻苷。

如果加热时间过长，泻下的主要成分就会失效。如要泻下通便，一般使用生大黄。

大黄经酒炮制之后，泻下之力就减弱了，相对而言，活血化瘀的功能有所增强。所以治疗瘀血证的时候，一般用酒大黄。

大黄具有泻热毒、破积滞、行瘀血的特点，以大黄为主药的名方有很多，如大承气汤、大黄牡丹汤等，这些方都是中医临床治疗危急重症的妙方。

李时珍也提出急症救治首选大黄的观点。古今医家经过广泛的临床实践

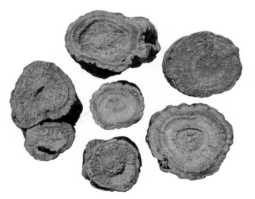

掌叶大黄药材

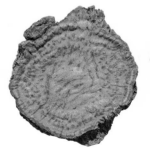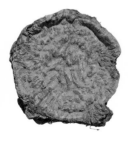

药用大黄药材

证实，大黄在治疗急性胰腺炎、阑尾炎、肠梗阻等方面确有卓越疗效。

记得二十多年前，我的一位好朋友老孙，在日本患了化脓性胰腺炎。在当地医疗中心手术开刀后无法处理，在重症监护室抢救了好几天，血压依然很低，收缩压只有50毫米汞柱，腹胀如鼓。日本的西医诊断为急性重症胰腺炎，对此束手无策，老孙和家属几乎绝望了。他们找到了我和当时在日本的几位中国留学生，年轻的中医师韩晶岩和戴昭宇挺身而出。当然他们现在都是鼎鼎大名的中医大夫了，当年他们初生牛犊不怕虎，敢于攻克难关、挑战权威。他们商量后，决定给老孙用中医药，并与那家医院的院长签了生死约，一旦出事，医院不用负任何责任。

他们大胆采用了灌肠的方法，并在药方里用了中药大黄、丹参、麦冬等。结果正是这个方法，把老孙从鬼门关里拉了回来。二十多年过去了，老孙依旧身体健康，照常工作。每次聊天，他总会谈到中医与大黄的活命之恩。

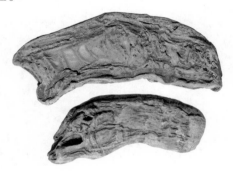

唐古特大黄药材

除内服以外，大黄也能外用。李时珍善用大黄外治，《本草纲目》中记载大黄外用方法有20多处。其中记载，大黄治疗各种胃火牙痛、冻疮破烂、汤火灼伤、口疮糜烂、鼻中生疮等，可以涂、敷、外贴。炒炭炮制以后的大黄炭还可以凉血止血。

丝路大黄

大黄在中外交流史上也占有显赫的地位，它曾经是丝绸之路上重要的商品之一，对东西方文化来说都不陌生。

早在古罗马时期就有大黄的应用，在西方医药院校教科书《生药学》中也有大黄专论。它是一味东西共同使用的草药、天然药，现代又可以从中提取有效成分制成西药。

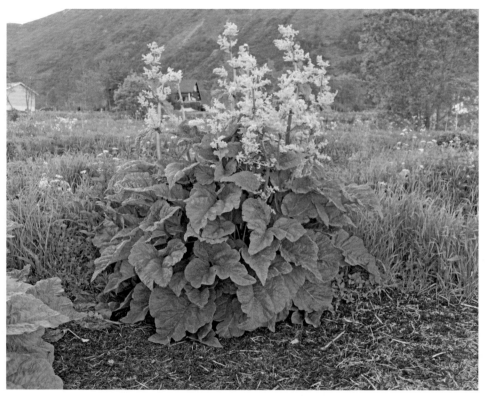

生长在北欧的大黄食用品种

　　大黄流入欧洲的时间，最早可以追溯到汉代。但大黄成为中亚贸易中的重要商品是公元 10 世纪之后的事了。公元 17 世纪时，俄国人特别关注大黄。在大黄贸易的鼎盛时期，它一度成为俄国政府的专营产品，也是其国库收入的主要来源之一。从中国购进的大黄除了供皇室和军队医院药用之外，也用作染料。

　　西方人的饮食结构中蔬菜摄入比例偏少，容易脏腑火盛而导致便秘，大黄在这时就非常实用了。欧洲人用茶叶和大黄来调理肠胃。但欧洲并不产茶叶，虽然有大黄，但起初未作药用。世界上有 60 多种大黄属的植物，其中药用的品种主要分布在中国。

　　欧洲的大黄与中国的大黄属于不同的种类，中国产的是掌叶组大黄，欧洲产的是波叶组大黄。

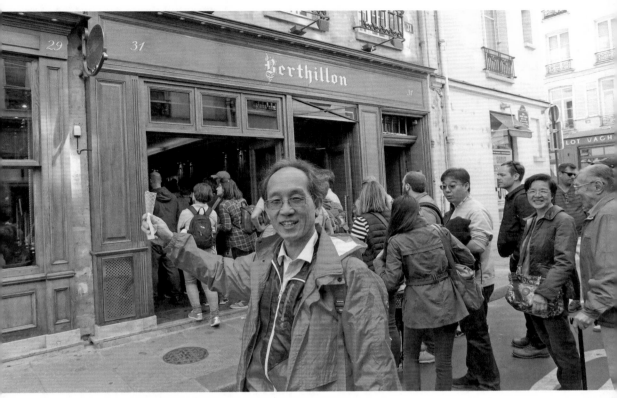

笔者在巴黎圣母院前的街巷品尝大黄冰激凌

　　中国的药用大黄入药部位是掌叶组大黄的地下部分，但欧洲食用的却是波叶组大黄的地上部分，主要用粗壮的叶柄，并且这类大黄在欧洲很常见。它的叶柄味道很酸，可生津止渴。大黄叶柄及茎制成的食品种类也很多，如腌菜、糖果等。同时不乏酿造类的大黄食品，我在意大利见到一种价格不菲的大黄酒，也受到很多人喜爱。

　　一次，在巴黎圣母院前的街巷里，我看到了一家冰激凌店，门口排着长龙，想必是很好吃的，我也跟着排上了队。我发现菜单上冰激凌的品种很多，居然有一种是大黄味的。我买了一个尝了尝，味道酸甜。2019 年巴黎圣母院那场大火之后，我不知道这家小店是否还在。有机会再去的话，一定要故地重游。

大黄——杏林英豪颂将军　131

大黄是东西方都使用的药物，中药大黄有生品、炮制品，除了泻下的功效之外，还是凉血解毒，逐瘀通经的好药。临床上治病救人它是一员猛将，贡献良多。古往今来，对外贸易与文化交流中，大黄也是一位开路先锋。

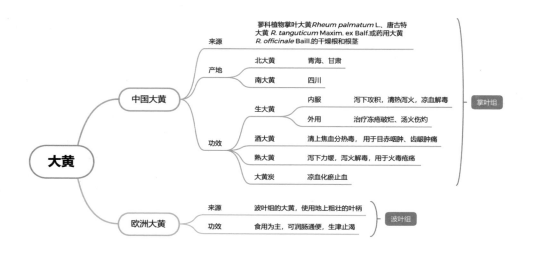

半夏与天南星
——良医驾驭虎狼药

古刹钟声

小时候，我看过一部惊险反特故事片《古刹钟声》。故事发生在山西交城县的卦山，那里因山的形状酷似八卦而得名，自然风光和千年古刹融为一体。我为了考察当地药用植物也上过卦山，与那部老电影相关的还有一味中

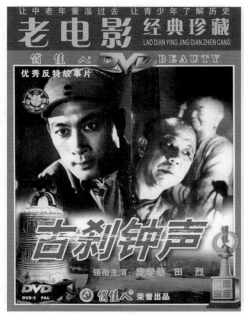

电影《古刹钟声》

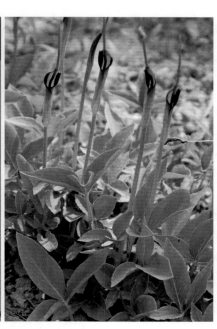

半夏原植物

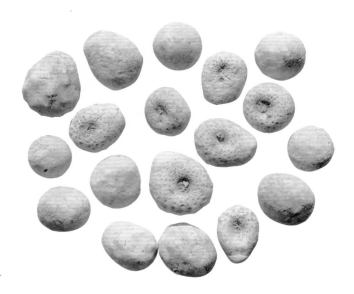

半夏药材

药。《古刹钟声》讲的是，在抗日战争时期，汉奸、土匪侵占了山中的古寺，建立了一个特务情报站。他们非常凶残地将庙内成年的僧人全部杀死，只留下了一个小和尚给他们当勤杂工。他们生怕小和尚把寺庙的秘密说出去，于是给他灌了一杯毒酒，小和尚就被毒成了哑巴。

这能把人毒哑的毒酒是什么呢？结合了后来学习的中药知识我才知道，这种毒酒里的毒就是半夏。古书中有记载："半夏戟人咽喉。"半夏中毒就好似被戟戟插在了咽喉上。在半夏的主产区贵州、云南等地，半夏还有一个别名叫"三步跳"。"三步跳"形容的就是这种中毒的惨状，刚从地里挖出来的半夏看上去像个小圆糖豆，但如果吃下一颗，马上就会被刺激得喉咙刺痛，大叫大跳。

半夏为天南星科植物半夏 *Pinellia ternata* (Thunb.) Breit. 的干燥块茎。

李时珍在《本草纲目》中记载了半夏名称的由来："五月半夏生。盖当夏之半也，故名。"半夏在农历五月夏季过半之时，长得非常茂盛，所以叫作半夏。半夏在适合的温度和湿度条件下，会快速抽茎、开花、长叶。它还有一个非常独特的习性：一旦遇到高温，马上就会枯萎。

过去半夏的主要产地荆州，不仅在军事上占据了重要的地理位置，还是物产丰饶的鱼米之乡。历史上中药的产地，不止一个地方，而且产地也发生了变迁。原来出产于湖北荆州一带的半夏，习称为"荆半夏"。现在半夏的主要产地在贵州、甘肃和山西等地。

功效与炮制

半夏在临床上主要用于燥湿化痰，降逆止呕，是治疗痰症的经典药物。

中医把痰分为两种，第一种是有形之痰，第二种是无形之痰。有形之痰，就是通过咳嗽能排出来的痰，肉眼能看到的痰。无形之痰是咳不出来的，存在于肌肉、经络、脏腑、关节之间，往往比有形之痰危害更大。

中医学里有"百病生于痰"的说法。人到中年，身上免不了长些包包块

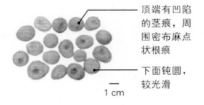
▼ 生半夏 | 质坚实，气微，味辛辣，麻舌而刺喉。

顶端有凹陷的茎痕，周围密布麻点状根痕

下面钝圆，较光滑

1 cm

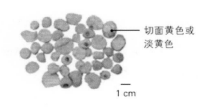
▼ 法半夏 | 味淡，无麻舌感。

切面黄色或淡黄色

1 cm

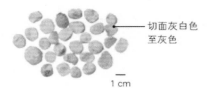
▼ 清半夏 | 质脆，易折断，气微，味微涩，微有麻舌感。

切面灰白色至灰色

1 cm

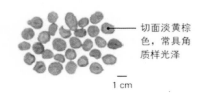
▼ 姜半夏 | 质硬脆，气微香，味淡、微有麻舌感，嚼之略粘牙。

切面淡黄棕色，常具角质样光泽

1 cm

半夏炮制品（摘自《百药炮制》）

块，如脂肪瘤、甲状腺囊肿、胆囊息肉、子宫肌瘤、乳腺增生等。按照中医的理论来讲，它们都和无形之痰有关。无形之痰也包括痰迷心窍，导致失眠多梦、癔症癫狂等。

医圣张仲景擅用半夏，小半夏汤、半夏泻心汤、半夏厚朴汤等都用到了半夏。其中，半夏厚朴汤主治梅核气，梅核气指的是咽中有"异物感"，咯不出又吞不下，是痰气交阻于咽喉的典型症状。

半夏始载于《神农本草经》，列为下品。列为下品的药物多具毒性，不可久服。现代研究表明，半夏的毒性反应主要表现为对口腔、咽喉部黏膜的强烈刺激作用，还可造成咽喉部水肿，引起窒息，甚至可导致生命危险。

古人自有一些方法来制约半夏的毒副反应。如李时珍在《本草纲目》中提到的："凡用半夏，以汤洗十许过，令滑尽。"古代的汤指的是热水。李时珍提到的"滑"性物质就是半夏表面的黏液物质，有点像山药去皮时流出的黏液。"汤洗"就是用热水来高温加热处理半夏，可减轻黏液中物质的刺激性。

我在做半夏显微鉴别时，通过显微镜观察到半夏黏液细胞中充满了一束束的草酸钙针晶。半夏的刺激性物质很有可能就是来自这种草酸钙针晶的物理刺激。也有人认为，半夏的刺激性是由毒蛋白引起的。有关它的作用机理，现在还未有定论，有待进一步探讨。

还有一法也被记载在《本草纲目》中，那就是用生姜来制约半夏之毒。现在《中国药典》中规定了三种半夏的炮制方法。第一种是姜半夏，用生姜、白矾与半夏共同煎煮炮制。姜半夏可以降逆止呕，温中化痰。第二种是清半夏，用白矾水浸泡半夏或与半夏共煮而得。清半夏增强了半夏燥湿化痰的作用。第三种是法半夏，用甘草和生石灰炮制而成。法半夏偏重于祛寒痰，药物的温性相对更强。

～～ 西太后与半夏曲 ～～

临床上，有一种半夏炮制品比较常用，中成药藿香正气散里就用到了它——半夏曲。《本草纲目》中详细记载了半夏曲的制作方法。《清宫医案》中有一个用半夏曲给慈禧太后医病的医案。光绪三十四年（1908），慈禧太后已经73岁了。当时有一组太医一同给慈禧太后诊治。号脉之后，太医们判定慈禧太后体内有痰、气虚、脾胃运化不周。于是太医们用四君子汤加"保宁半夏三钱"，煎服之后，太后身体便康复了。保宁半夏就是半夏曲。清代嘉庆年间，半夏曲由四川阆中人研制出来，当时四川阆中属保宁府，所以半夏曲也叫保宁半夏。

天南星

天南星与半夏是亲缘较近的"兄弟"。《中国药典》规定天南星的来源为天南星科植物天南星 *Arisaema erubescens* (Wall.) Schott、异叶天南星 *A. heterophyllum* Bl. 或东北天南星 *A. amurense* Maxim. 的干燥块茎。

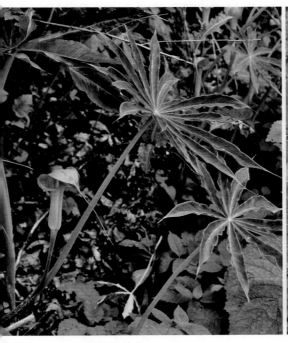

天南星原植物

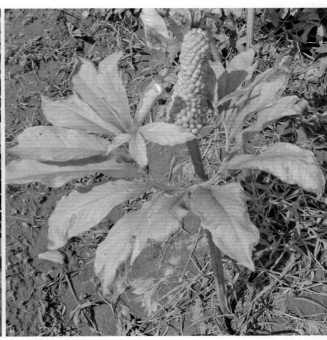

异叶天南星原植物

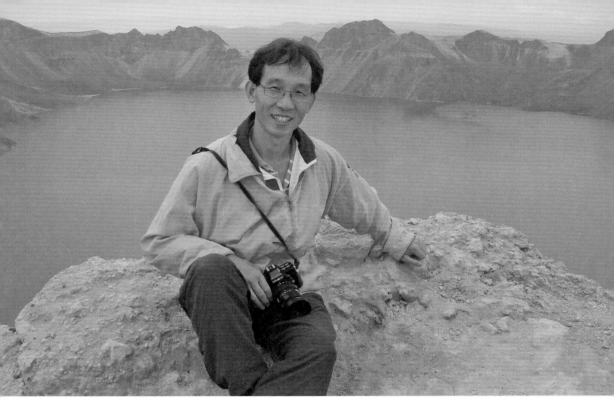

笔者在长白山天池

采南星遇险记

长白山风景迷人，那里也是天南星的主产地之一，2003 年我曾到那里考察采药。为了把标本制作保存好，我把天南星的地下块茎和周围的泥巴一起挖了出来，放到塑料袋中保存，回到住处，我开始在洗手池里清洗天南星，还没洗完我的手就开始发痒，不一会儿就肿起来了。天南星对皮肤的刺激比半夏的还要强烈。

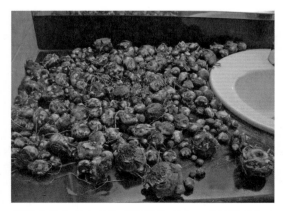

新鲜采挖的天南星块茎还没处理完，手就肿了起来

天南星的作用和半夏类似，但功效更强。如果患者的痰浊特别重，半夏的药力

不够时，可以用天南星。天南星就像天南星科的科长，具有开通经络，荡涤痰浊的作用，遇到中风伴随有痰迷心窍的患者，用天南星往往能力挽狂澜。

李时珍在《本草纲目》中详细记录了胆南星的制法。著名的"九转南星"需将牛胆汁与天南星粉末混合，经过多次拌匀、发酵、干燥的工序制成。胆汁炮制可降低天南星的燥烈之性和毒性偏性，使天南星更好地发挥其清热化痰，息风定惊的作用。现在的《中国药典》沿用了这一传统的天南星的炮制方法。

> 半夏与天南星都是来自天南星科的植物，有马蹄莲一样漂亮的佛焰苞。它们虽是毒剧中药，但不是洪水猛兽。经过炮制的天南星与半夏，增强了药效，减低了毒性，在中医的妙手下，在临床上屡建奇功。

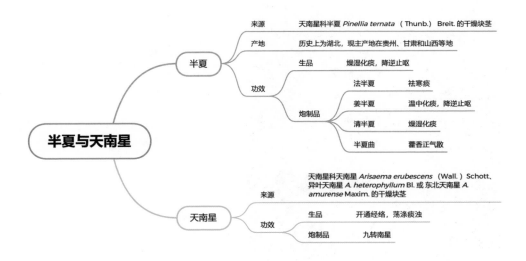

洋金花
——令人笑舞人迷醉

李时珍勇试曼陀罗

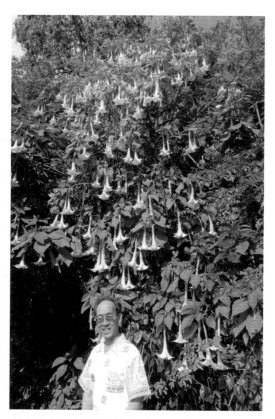

高大的木本曼陀罗好似"天雨曼陀罗"

曼陀罗花第一次被收录的本草著作就是《本草纲目》。"曼陀罗"是一个外来语，源自梵语（Mandala）。现在《中国药典》命名的正式中药名是洋金花。

洋金花来源于茄科植物白花曼陀罗 *Datura metel* L. 的干燥花，又叫南洋金花。

20世纪50年代的老电影《李时珍》中有一段李时珍找到洋金花后欣喜若狂的情节。

确实，李时珍在著书时会亲身实践，只身进入山林寻药试药，他就曾亲身尝试曼陀罗的药性。李时珍是第一个把曼陀罗收录到本草著作中的人，列在《本草纲目》第17卷毒草，而且附有绘图。

李时珍对曼陀罗有生动的描述："相传此花，笑采酿酒饮，令人笑；舞采酿酒饮，令人舞。"对此，他半信半疑。为了解开这个疑惑，他自制了曼陀罗酒，一杯下肚，果然出现了幻觉，但和传闻并不完全相同。他喝了之后，不由自主地就想模仿别人，看到别人笑自己就想笑，看到别人跳舞，自己也想跟着跳舞，简直无法控制自己。

佛光普照曼陀罗

中医认为洋金花具有平喘止咳，止痛，解痉等功效。明代《外科十三方》记载的立止哮喘烟，主药就是洋金花。民国时期，有一个戒毒药方——风茄花戒烟方，用于鸦片类药物戒断综合征。

风茄儿是《本草纲目》中给出的曼陀罗花别名，它的叶子像茄子叶，李时珍已经留意到曼陀罗与茄子的关系了。按现代植物分类，它们都是来源于茄科的植物。

茄科曼陀罗属（*Datura*）植物全世界有16种，主要分布于热带和亚热

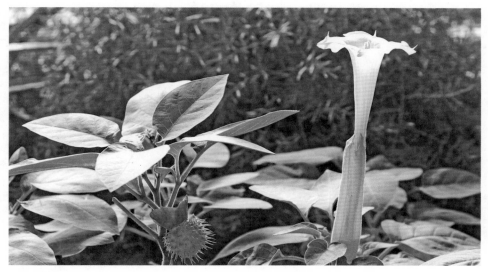

毛曼陀罗原植物

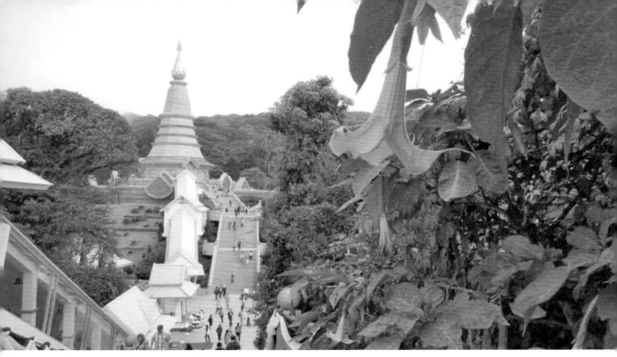

佛国世界，曼陀罗的国度

带地区。我国有4种，除以上《中国药典》收录的白花曼陀罗外，还有毛曼陀罗 *D. innoxia* Mill.、曼陀罗 *D. stramonium* L. 和木本曼陀罗 *D. arborea* L.。

洋金花花冠管呈漏斗状，颜色主要为白色，果实呈球形或扁球形，表面凹凸不平。这种植物可以长到 1～2 米高，木本曼陀罗可以长得更高，有的城市把它作为观赏花卉来栽培。

《本草纲目》中，李时珍曾引用《法华经》记述。传说佛祖释迦牟尼在传法时，天上下起了曼陀罗花雨。"曼陀罗雨"成为佛法传播和佛光普照的象征，简称为"花雨"。

我到泰国考察时见到了漫山遍野的曼陀罗花。那里是"佛教的国度""花的国度"。清迈是泰国北部最大的历史文化名城，曾经举办过世界园艺博览会。清迈寺庙众多，放眼望去，到处都是金色的庙顶。不少寺庙旁盛开着木本曼陀罗，有黄花、白花、红花、紫花四种。看到那美景，我倒觉得佛经中的曼陀罗花雨似乎更应为木本曼陀罗。因为草本的曼陀罗花一般花向上，朝向天空绽放。而木本曼陀罗的花是垂向地面的，开在高大的木本植物上仿佛从天而降一般。

洋金花，含有多种生理活性物质，国际市场的需求量越来越大，为目前国际市场上生产和流通量较大的八种药用植物之一。除了花、叶、种子入药以外，它的种子油可制作肥皂，有多种经济用途。

曼陀罗属植物中普遍含有莨菪碱（Hyoscyamine）、东莨菪碱（Scopolamine）和阿托品（Atropine）等化学成分，且为主要活性成分。现代医学研究表明，洋金花具有麻醉、镇痛、镇痉、止咳、平喘的作用，与中医对洋金花功效的认识一致。

洋金花中毒事件

1999 年春，我初到香港。一天，一位资深的中医老教授拿来一个处方请我复核，因为他治疗的一例抑郁症患者按处方服药后出现了明显的烦躁不安症状。我接过老教授的处方，反复掂量，认为这个方子开得很好，理法分明，药量合理，可谓无懈可击。不过我留意到处方中有一味凌霄花，于是我请求检查一下实际使用的药物。

当我把药包中的药物与药方一一核对后，不禁倒吸一口凉气，药包中不但没有解郁除烦的凌霄花，反而出现了毒剧药洋金花！洋金花与凌霄花都以晒干的花入药，二者干品颜色差不多，都是深褐色，但功效完全不同，难怪这个患者用后会烦躁不安。

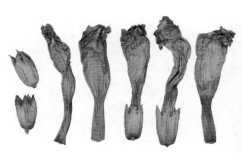

凌霄花药材

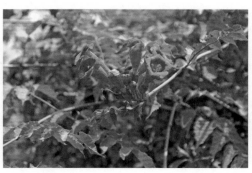

美洲凌霄原植物

一般在误服洋金花后半小时，会出现中毒症状，最迟不超过 3 小时。中毒后的主要症状有心跳增快、血压升高、吞咽困难、声音嘶哑，严重的可出现肌肉抽搐，甚至死亡。

在香港的这些年，我曾经处理过几起洋金花混淆凌霄花的案件。有的案件中甚至发现了形态可辨、毒性更大的新鲜洋金花。

曼陀罗全株皆含有毒素，种子和花中尤多。曼陀罗的果实别名叫"醉仙桃"，只要取其中几粒种子食用，就会产生中毒反应。

误服曼陀罗后，中医的传统解毒方法是用绿豆衣、金银花等煎水，分多次服用。但以现代的医疗条件，建议应立刻送医院急救，可用稀释的高锰酸钾或鞣酸洗胃，后用硫酸镁致泻或灌肠。

"亡羊补牢，犹未为晚。"一例例洋金花中毒事件，一次次给从业者敲响警钟。李时珍在《本草纲目》里明确记载的毒性中药，至今仍需要格外谨慎。

⟜ 洋金花与麻醉 ⟜

有关曼陀罗花与麻醉，据说华佗有一绝招：麻沸散。他在做外科手术前，先让患者饮下他发明的麻醉药剂麻沸散，以减轻疼痛。更有传说麻沸散中用到了洋金花。

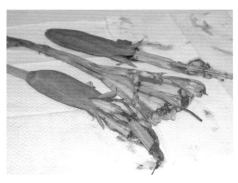

未煮烂的洋金花药渣

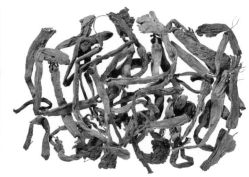

洋金花药材

曼陀罗与华佗都有一个 tuó 字，一个是韦陀的陀，另一个是佗负的佗。而华佗在日文的汉字中写作华陀。《三国演义》的故事也在日本流传，且相当受重视，关羽关二爷在日本文化中也是一位重要人物。脍炙人口的故事"关云长刮骨疗毒"与华佗有关。但书中神医华佗为关羽刮骨疗毒时，既没有饮麻沸散，也没有用外敷药，这样描写是为了凸显关羽的人物形象。关羽面不改色，谈笑风生，饮酒对弈，彰显大英雄的气概。

另一部古典名著《水浒传》中多次提到的蒙汗药，也有传说蒙汗药中含有曼陀罗。让人津津乐道的"智取生辰纲"一节中，黄泥冈上白日鼠白胜在酒中撒了蒙汗药，迷倒了青面兽杨志和众多兵卒，晁盖带着几条好汉趁机劫走了那些金银财宝。

1848 年，清代的药用植物学家吴其濬在《植物名实图考》中有明确记

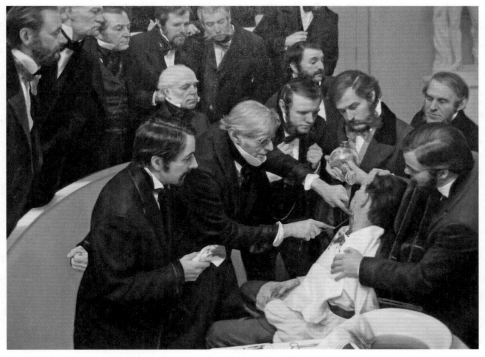

世界第一例实施全身麻醉手术的油画（哈佛大学医学院医院藏）

载："广西曼陀罗遍生原野，盗贼采干而末之，以置人饮食，使之醉闷，蒙汗药当即此类植物制成。"吴其濬认为蒙汗药是以洋金花的干燥粉末为主制成。

1862年，日本出版的《医事启源》一书，记录了外科医生华冈青洲在1805年使用以洋金花为主药的麻醉方，成功完成了外科手术。在日本，他被誉为现代麻醉手术的宗师。

1846年10月，世界上第一次成功公开演示了使用乙醚麻醉进行的外科手术，现在哈佛大学医学院马萨诸塞州总医院将那个手术厅原样展示，以纪念麻醉术在医学史上的重大贡献。那里也是参观者到哈佛必看的景点之一。

20世纪70年代，针刺麻醉与中药麻醉的研究曾一度成为热点。中药麻醉使用的主要原料就是洋金花，距离华佗的时代已经过去了一千六百多年。相比之下，我们对于使用洋金花实施麻醉术的关注与纪念，是否略显不足呢？

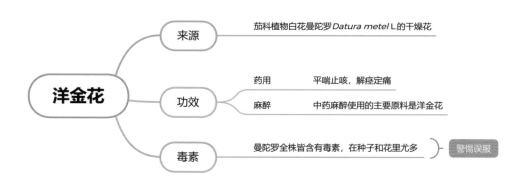

洋金花	来源	茄科植物白花曼陀罗 *Datura metel* L.的干燥花
	功效	药用 平喘止咳，解痉定痛
		麻醉 中药麻醉使用的主要原料是洋金花
	毒素	曼陀罗全株皆含有毒素，在种子和花里尤多) 警惕误服

木棉与棉花
——物出草木两家棉

衣、食、住、行，无论是天潢贵胄还是贩夫走卒，都需考虑这四件大事。首先是衣。现在制衣多用棉布、麻布、化纤等材料，棉质的衣服是穿着较为舒适的面料。但是最初，我国做衣服的面料并不是棉花。

诸葛亮在《出师表》里曾写道："臣本布衣，躬耕于南阳。"布衣指平头百姓，老百姓能穿的衣服基本是用麻布做的。

北宋时期一首诗《蚕妇》，其中提道："遍身罗绮者，不是养蚕人。"诗人在感叹养蚕的人却穿不起蚕丝制的绫罗绸缎。

棉花是一种进口的作物，古人得来甚是不易。

不过，棉包括的并不只有棉花，《本草纲目》中就记载了两种棉。

陆地棉

《本草纲目》记载："木棉有草木二种。""木"指的是高大的木棉，"草"指的是锦葵科植株低矮的棉花，就是用作衣物面料的棉花。

棉纺织品与丝绸、麻布相比，属于后起之秀。将棉花以化学处理方法加工去掉脂肪制成的脱脂棉，具有极好的吸湿性，在医药行业十分常用。锦葵科棉花的纤维纤细又柔软，天然适合纺布。在印度，它被称为长在"植物上的羊毛"。

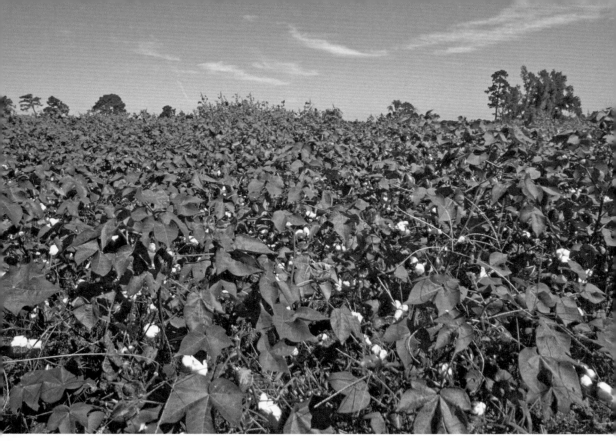

陆地棉原植物

　　棉花主要的几个品种中有原产于印度的亚洲棉、原产于热带非洲的非洲棉、原产于美洲大西洋沿岸群岛的海岛棉，还有原产于美洲中部的陆地棉。不同品种的棉花，皆通过不同的路径传到中国。

　　西汉时期，印度的亚洲棉经海南岛传至广东、广西和福建等气候比较温暖的地方，因为生长不适应，在中原腹地推广的速度缓慢，直到宋代才推广到长江流域。宋末元初的棉纺织专家、纺织改革家黄道婆，对长江流域棉纺织技术发展起到了重要作用。明朝初年，棉花种植才成为一项国家层面推动的工程。从各种棉花传入中国的时间来看，可知《本草纲目》里记载的草类棉大概是锦葵科的亚洲棉。

　　目前，中国种植面积最广的是来自美洲中部的陆地棉，它已成为我国目前使用最主流的棉花品种。

棉花与棉籽

棉花虽名为花，却并非花朵，实际上是果实的一部分。

棉花的花朵较大，锦葵科植物的花会随着花期、植物体内酸碱度（pH值）的变化而发生颜色的变化。花朵颜色，从白到黄、到粉，还有点蓝。

棉花的果实没有开裂时的样子就像个小毛桃，俗称棉桃。成熟时，棉桃外壳会自动开裂，绽放出里面的棉毛，像雪一样的花朵，棉花由此而得名。采棉花得弯着腰，可是个辛苦活，一整天下来，腰都直不起来。

摘完棉花后，剩下的枝条与茎倒是都不会浪费，可做柴火，称为棉花柴。棉花根属于民间草药，具有止咳，平喘，温经止痛的功效。

棉桃里包裹着软白蓬松的棉花纤维和棉花的种子棉籽。没有经过任何加工的棉花称为籽棉。采下棉花后，需要把棉花里的种子去除，方可继续加工棉纤维。棉籽富含油脂，可以榨棉籽油。去除棉籽的棉纤维为皮棉。

李时珍记载棉籽油有小毒，适量外用可以治疗恶疮、疥癣等皮肤病，但不可做灯油，会对眼睛造成伤害。

曾经，在物资匮乏的年代，棉籽油在精炼后还被当作食用油，其实是不可行的。在我国产棉区，有这样一个小村子，外村的女子，嫁到这个村里来当媳妇，就生不出孩子。而这个村里的姑娘，嫁到别的村子都可以生育。症结很明显了，问题出在这个村的男性身上。这个村平常吃的食用油就是棉籽油，男子因长期食用棉籽油而导致不育。进一步研究表明，棉籽油里的棉酚可造成男性精子死亡。

从20世纪50年代后期开始，我国人口迅速增长，控制人口增长，成为我国的一项基本国策，国家还成立了计划生育委员会。从60年代开始，研究计划生育药物成为国家的一个重大选题。根据棉酚可造成精子死亡这个特性，棉酚被开发成了计划生育用药。今天计划生育已成为过去，但棉酚的发现与研究的历史会被客观地记录。

木棉

广东有这样一个民谣："木棉花开，冬天不再来。"每年春天到来的时候，广西、广东的街头高高的木棉树上开满了红花，绽放着艳丽的红色花朵，英姿勃发，似血染的风采，木棉树也被称为英雄树。歌曲《红棉树》中唱道："红棉盛放，天气暖洋洋……英雄树，力争向上，志气谁能挡。"

木棉 *Gossampinus malabarica* (DC.) Merr. 是木棉科的植物。李时珍将其记载于《本草纲目》木部："交广木棉，树大如抱。"我在广东、广西、香港可见百岁以上的大木棉树，树干粗壮，一个人抱不过来。我的好朋友张林碧教授曾经寄给我一张尼泊尔游河上的独木舟照片，造船的材料竟然是一整棵木棉树。

木棉花开始凋落时，树叶才长出来，植物学上，称之为先花后叶。木棉树的果实是一种蒴果，成熟之后会自动开裂。果实中的白色丝状绵毛会随风飞扬，形成岭南地区的独特景观，恰似春天里漫天飞雪。高大的木棉和低矮的陆地棉，二者的共同点就是都有白色的种子毛，可作为保暖、纺织的原料。

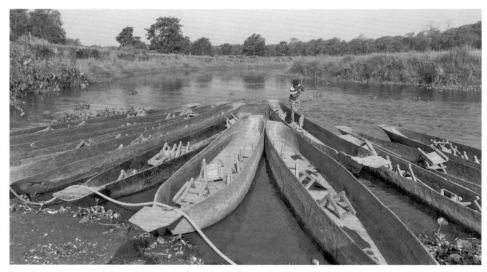

尼泊尔木棉木制独木舟

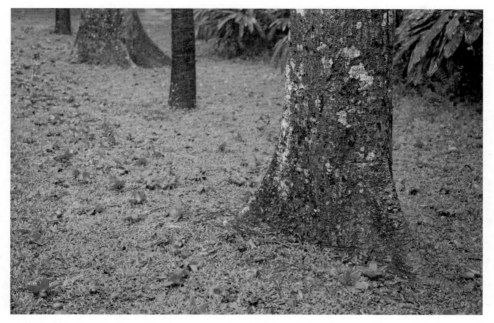

遍地红花

　　木棉树的树干上有许多圆锥状硬的皮刺，树老了以后硬刺逐渐脱落，留下一块块斑痕，这就是俗称的"斑枝花"，后来逐渐叫成了"攀枝花"，四川省攀枝花市就是以此为名，木棉花也是攀枝花市的市花。同时，木棉还是广东广州市、广西崇左市、中国台湾高雄市的市花。

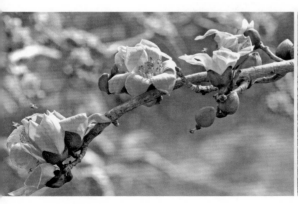

木棉花

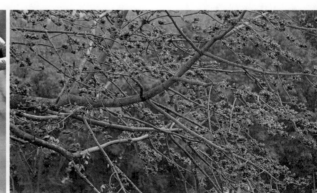

木棉原植物

木棉花与凉茶

岭南人对木棉的喜爱，不仅是因为木棉花开标志着春天的到来，更是因为木棉花能入药、做凉茶。

木棉花开始飘落的时候，岭南地区开始进入潮湿的回南天，也就是梅雨季节。这时候空气中的相对湿度可达到90%以上，甚至接近饱和，室内墙壁上都挂满水珠，顶着烈日走在路面上的行人会感到气压很低、喘不上气来。

我刚到香港的时候，不知道梅雨季如此夸张，后来发现衣柜里的衣服居然都长了霉，鞋柜里的皮鞋长出了一层绿毛。好不容易把长了霉的衣服洗干净，挂在阳台上晾着却越晾越湿，这才领教了梅雨季的厉害。

这个时候，木棉花可以派上用场了。广东特色凉茶"五花茶"中就有木棉花，能清热祛湿。煮凉茶、煲瘦肉汤等膳食都是驱逐体内湿气的良方。一方水土养一方人，也是一方草药医一方病。

除了花以外，木棉的树皮也可入药，称为广东海桐皮，具有祛风湿，通经络的作用，属于广东的地方习用药材。

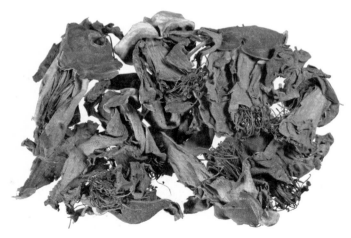

木棉花药材

人们曾尝试用木棉的纤维来纺布，但是由于纤维太短，纺出的布料韧度太低，逐渐没人再用了。经现代技术加工处理后，木棉纤维可做成被子及枕头的填充物。

除了药用价值外，棉花还是一种被广泛栽培利用的经济植物。从 18 世纪到 19 世纪初，棉花在欧洲第一次工业革命中，曾扮演过重要的角色。棉花与茶叶一样，曾对世界变化产生过重大影响，它们的子子孙孙漂洋过海，在异国他乡安家落户。

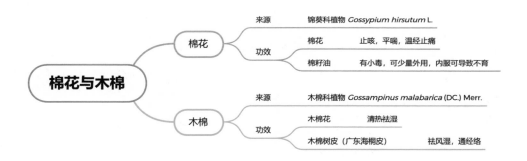

棉花与木棉

棉花
　来源　　锦葵科植物 *Gossypium hirsutum* L.
　功效　　棉花　　止咳，平喘，温经止痛
　　　　　棉籽油　有小毒，可少量外用，内服可导致不育

木棉
　来源　　木棉科植物 *Gossampinus malabarica* (DC.) Merr.
　功效　　木棉花　　　　　　　清热祛湿
　　　　　木棉树皮（广东海桐皮）　祛风湿，通经络

杜鹃花
——岭上开遍映山红

杜鹃花国度

鸟儿中有杜鹃鸟，花儿中有杜鹃花，杜鹃名字动听，寓意甚多。

"望帝啼鹃""子规啼血"的典故家喻户晓。传说，在蜀地有一位很贤明的部落首领，名叫杜宇，人们尊称他为望帝。望帝很受当地人民的爱戴，他死后舍不得离开自己的子民，于是他的魂魄化作了杜鹃鸟，徘徊在蜀地上空，叫声十分悲切，一直到啼泣出了鲜血。

杜鹃鸟也叫子规鸟，子规啼血传说广为流传，杜鹃鸟嘴中滴出的鲜血染红了原野上盛开的花朵，这种植物就是杜鹃花。

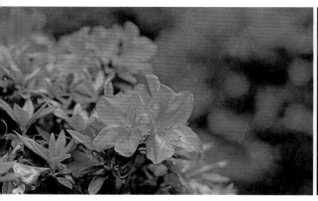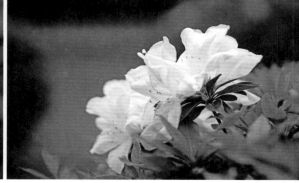

观赏杜鹃花

杜鹃花是中国的十大名花之一。世界上大概有 800 种杜鹃花，我国约占 70%。所以说，中国是杜鹃花的王国。

杜鹃属的拉丁文是 *Rhododendron*，这个词由前半部分 Rhodo（红蔷薇）和后半部分 Dendron（木本的）组成，合并起来字面意为绽放如蔷薇般红花的树木。

古诗中赞美杜鹃花的诗作可能要首推白居易的《山石榴寄元九》。元九是唐代另一位大诗人元稹。"花中此物似西施，芙蓉芍药皆嫫母。"山石榴即杜鹃花。白居易把杜鹃花比喻成古代四大美女之一西施，芙蓉、芍药这样漂亮的花在杜鹃花面前也会黯然失色。嫫母是传说中古代四大丑女之一。相传嫫母是黄帝的妃子，她是一位非常有建树、了不起的人物，而且是镜子的发明者。

李时珍在《本草纲目》中写到，杜鹃花一名山石榴，一名映山红。

明代旅行家徐霞客的《徐霞客游记》主要记录了祖国的山川地貌，其中提到的植物并不多，但有两种相当重要，一种是茶叶，另一种就是杜鹃。

现在我国很多地方都栽培杜鹃花。最负盛名的是贵州毕节，那里有百里野生的杜鹃，是我国面积最大的原生杜鹃林，放眼望去，漫山遍野，红霞相映。

杜鹃属的植物不仅有小灌木，也有高大的乔木。大树杜鹃是云南特有的植物，可以长到 25 米高，现已被列为国家一级保护植物。

我多次到四川的佛教圣地峨眉山考察，也在那里采过杜鹃花的标本。峨眉山上有一副对联，写的是："原始杜鹃林，高山佛前花。"杜鹃，中国人为之骄傲，外国人也为之倾倒。

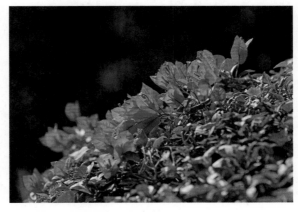

簕杜鹃（光叶子花、三角梅）

杜鹃传世界

在东西方文化交流的过程中，植物是其中重要的部分。交换的物种中自然有美丽的杜鹃花。

《本草纲目》在探讨自然分类方面，比前人跃进了一大步。但限于历史条件，我认为最大的遗憾是没能留下当时的植物标本。

起源于西方的现代植物分类学，有一点很值得我们学习借鉴，就是对植物标本采集和保存的重视。标本对于科学研究来说是重要的佐证。

根据《中国植物志》的记载，17世纪到20世纪前后400年的时间里，来中国进行植物考察、采集标本的西方传教士、外交人员、商人和学者超过了300人，他们被称为"植物猎人"。他们在中国采集的植物标本数目超过了120万份。

笔者在爱丁堡皇家植物园内的"中国坡"

采集植物往往需要冒着生命危险，甚至可能有去无回。有"英国杜鹃花王"称号的乔治·福雷斯特（George Forrest）就是其中一位"植物猎人"。他曾经是英国爱丁堡皇家植物园的采集员。从1904年到1931年，他先后七次到中国考察，深入我国西南的腾冲、瑞丽、大理、金沙江、澜沧江、怒江，甚至一些荒无人烟的地方，一共采集了31000多份标本。他最终长眠在了云南腾冲。在他所采集的中国杜鹃花标本当中，有150多种都被后来的研究者定为新种。爱丁堡皇家植物园是世界上引种杜鹃花种类最多的植物园，包含很多乔治·福雷斯特从中国引进的杜鹃花。

四川大学的方文培教授，是我国杰出的科学家、植物学家，也是世界上公认的杜鹃花专家。从 1934 年到 1937 年，他曾在英国的爱丁堡大学学习，获博士学位以后，终生从事杜鹃花的研究，一直工作到 80 岁。他主持编写《中国植物志》杜鹃花科的时候，确定了我国共有杜鹃花植物 548 种，证明了我国是世界杜鹃花的分布中心。

满山红

杜鹃花不仅好看，还能药用。杜鹃花科植物当中有一种兴安杜鹃可入药，药名为满山红，开粉红色或紫红色花。兴安杜鹃拉丁学名 *Rhododendron dauricum* L.。种加词 *dauricum*，意思是达乌里的，泛指贝加尔湖以东的广阔地区。

"兴安"是满语，意思是极寒的地方，兴安杜鹃主要分布在我国寒冷的东北大小兴安岭一带。兴安杜鹃丛丛开放，开花的时候形成一片花海。满山

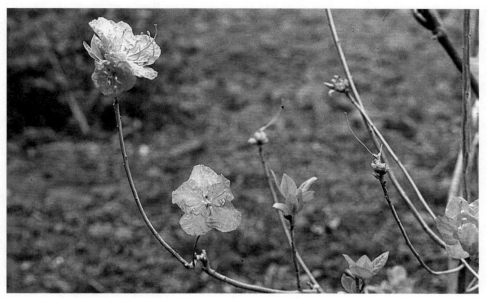

兴安杜鹃原植物

红的药用部位是叶子。中医理论认为，满山红性寒，具有止咳祛痰的功效。取满山红叶子，经过蒸馏以后，得到挥发油——满山红油，可用于治疗急性和慢性支气管炎、哮喘等。

朝鲜族歌曲《阿里郎》里面唱的金达莱就是杜鹃。在 20 世纪 70 年代有一部电影《闪闪的红星》，故事发生在江西，主题歌中唱道："岭上开遍映山红。"映山红和满山红两种杜鹃，正好分布在祖国的一南一北。

羊踯躅

在杜鹃花科的大家庭当中，有的可以放心代茶饮用，有的一不小心会导致中毒。

杜鹃花大多以红色、粉红色和白色为主，但是其中有一种开黄色的花，且有毒的，那就是闹羊花。《中国药典》收录闹羊花来源为杜鹃花科植物羊踯躅即黄花杜鹃 *Rhododendron molle* G. Don 的干燥花。

《本草纲目》的毒草篇中就收录了羊踯躅。羊踯躅，早在《神农本草经》当中已有记载。到了南北朝时期，医药学家陶弘景说过："羊食其叶，踯躅而

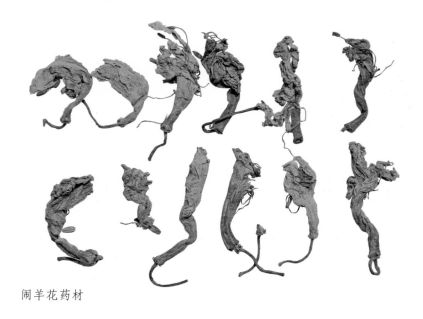

闹羊花药材

死，故名。""踯躅"是顿足、徘徊的意思。传闻羊吃了这种植物会中毒，在原地急得用羊蹄子击打地面。从羊踯躅这个名字上看也能得到信息，它是一种有毒的植物。

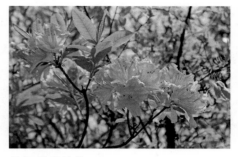
羊踯躅原植物

中药的别名和人的外号一样，可以反映植物的一部分特征。有时别名更容易记，比如，闹羊花、羊不食草、惊羊花都是别号。羊踯躅的别名又叫一杯醉，民间有个谚语，总结得很到位："一杯醉倒闹羊花。"

现代研究也表明，羊踯躅的毒性成分包括闹羊花毒素（Rhodojaponin）和马醉木毒素（Asebotoxin）等。误食会导致腹泻、呕吐或痉挛。

李时珍在《本草纲目》中也指出了羊踯躅的毒性："此物有大毒，曾有人以其根入酒饮，遂至于毙也。"

我国是杜鹃花的王国，杜鹃中有美丽的可供药用的满山红，也有剧毒的羊踯躅。杜鹃花是国际交流的使者，如今，杜鹃花不但盛开在中国，而且还传遍了世界。要欣赏杜鹃花，远的可以去看贵州大山里的野生百里杜鹃，近的可以赏身边花园里的观赏杜鹃。

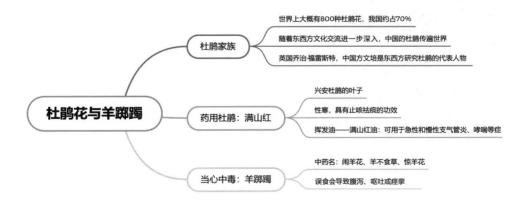

杜鹃花与羊踯躅

杜鹃家族
- 世界上大概有800种杜鹃花，我国约占70%
- 随着东西方文化交流进一步深入，中国的杜鹃传遍世界
- 英国乔治·福雷斯特，中国方文培是东西方研究杜鹃的代表人物

药用杜鹃：满山红
- 兴安杜鹃的叶子
- 性寒，具有止咳祛痰的功效
- 挥发油——满山红油：可用于急性和慢性支气管炎、哮喘等症

当心中毒：羊踯躅
- 中药名：闹羊花、羊不食草、惊羊花
- 误食会导致腹泻、呕吐或痉挛

五味子
——五味小果品百态

"南北五味"

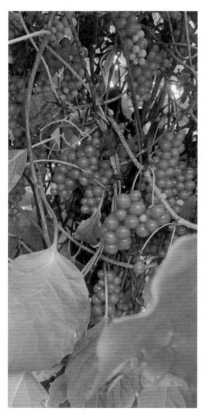

北五味子原植物

有些中药的味道人尽皆知，黄连是苦的，甘草是甜的，乌梅是酸的，大青盐是咸的，胡椒是辛的。有一种中药五味俱全，那就是五味子。

五味子，叫子其实不是种子，而是果实。枸杞子、女贞子、牛蒡子都是果实。既然五味子是果实，就有果肉和种子两个部分。

曾经有学生问我：五味子是酸的呀，剩下的四味在哪里？五味子的果肉是酸的，但种子里的味道很复杂。五味子的种子呈肾形，棕黄色，表面有光泽。用工具砸开或捣碎种皮，才能尝到种子的味道。

五味子属的植物全世界有 30 种，我国有 19 种。《本草纲目》记载，五味子有南北之分。现在《中国药典》也收录了五味子和南五味子两个条目。

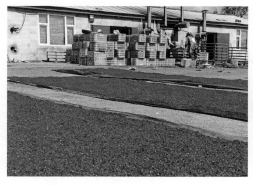

正在晾晒的北五味子

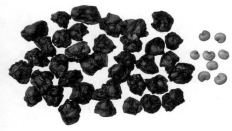

北五味子药材

现在《中国药典》记载五味子，习称为北五味子，五味子来自木兰科五味子 *Schisandra chinensis* (Turcz.) Baill. 的干燥成熟果实，也就是李时珍所记载的"北产者"。主要分布在辽宁、吉林、黑龙江，是东北地区的道地药材之一。有野生的，也有栽培的，市场供应的以栽培者为主。以粒大、肉厚、有油性者为佳。每年 8～9 月是五味子果实成熟的季节，熟果就似一串串小葡萄，鲜红可爱。

南五味子则是同科植物华中五味子 *S. sphenanthera* Rehd. et Wils. 的干燥成熟果实。"南五味子"之名也列在《中国药典》中，但植物学上另有南五味子属，二者不可混淆。

南五味子主产区在陕西、甘肃、河南、四川等地。我在四川峨眉山实地

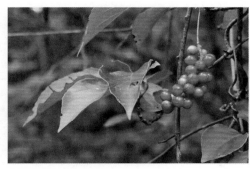

华中五味子原植物

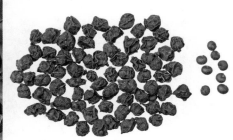

南五味子药材

五味子——五味小果品百态　　161

考察时采过野生的南五味子。它的果粒比较小，果肉也比较薄。

临床应用

《神农本草经》记载五味子，主益气。根据中医的临床实践，逐步总结出五味子：一药具五味，五脏皆可养。李时珍也在《本草纲目》中记载，五味子酸咸入肝而补肾，辛苦入心而补肺，甘入中宫益脾胃。

一般认为，北五味子对于虚损劳伤比较适用；而南五味子的滋补作用不如北五味子强，临床上主要用于外感风寒咳喘。五味子因此也被称为"嗽神"。

医圣张仲景的苓甘五味姜辛汤和小青龙汤都用到了五味子，在治疗寒饮咳嗽的时候，干姜、细辛、五味子是要药。

药王孙思邈十分推崇五味子，他把五味子与人参、麦冬一起配合使用，用于治疗夏季的困倦无力。

到了金元时期，名医张元素正式将五味子、人参、麦冬组成一个固定的处方，这就是著名的生脉散。生脉散是以功效命名的，"本方可益气生津，气阴复则脉生，用之以散"。

生脉散在日本非常受欢迎，在销售时又有一个商品名——麦味参颗粒。麦、味、参三个字直接表示药物的组成。在日语里，这三个字，读起来也朗朗上口，方便记忆和推广。

六味地黄丸有药六味，在此基础之上增加麦冬和五味子，则成为麦味地黄丸，主肾虚久咳。

清宫医案

学习中医的过程中，研究医案很重要。

中医界有"读医不如读案"一说，通过学习医案，能够更加立体地学习领会中医。经典医案不但是中医文献的重要组成部分，也是中医临床智慧的结晶。精选优质的古今医案辅助临床学习，往往能收到事半功倍的效果。

1989年11月，全国中西医结合研究会组织了首届全国青年论文大赛，我很幸运获得了论文的一等奖。在颁奖会上，我认识了中西医结合研究会的会长陈可冀院士。陈院士是我国西学中的代表人物，是一位中西汇通的大家。后来我在中医研究院工作的时候，和陈老师有过多次接触。陈老师的文史功底非常深厚，而且特

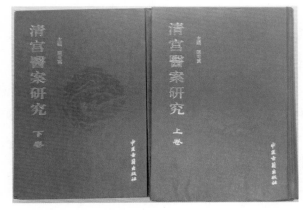

《清宫医案研究》陈可冀主编

别平易近人。在我组织"本草文化工程"启动仪式时，陈老师给了很多宝贵意见，并且为我的小书《读本草说中药》写了序言，指导了方向。

陈老师的杰出贡献之一，就是对我国清宫医案进行了系统的整理。这一发掘工作，向世人展示了清朝帝后、嫔妃还有部分王公大臣的病情医案。阅

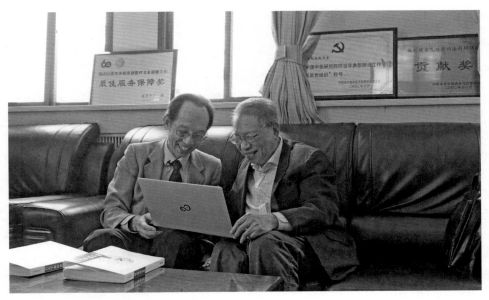

笔者向陈可冀老师请益

读那些医案，既能满足人们的好奇心，看看皇帝得过什么病、用过什么药，同时还能学到很多知识，一举两得。那一篇篇的医案都是出自名医国手，记录的是真实可靠的宝贵经验，具有珍贵的学术价值与史料价值。

在陈老师编著的《慈禧光绪医方选议》当中，收录了一个五味子膏，慈禧、光绪经常服用五味子。制法是先将五味子煎煮浓缩，后加入蜂蜜制成膏滋药，可以滋补强身。

五味子在韩国

我国东北出产的五味子质量上乘，其实韩国出产的五味子质量也不错。

早在陶弘景所著的《本草经集注》里已有记载："今第一出高丽，多肉而酸甜。"陶弘景所处的年代，高丽是中国一地方政权，包括今天我国辽宁、吉林部分地区以及朝鲜半岛的大部分地区。

我的办公室里放着一罐韩国朋友成乐宣博士送的五味子茶，品相质量很好。韩国人不像中国人和日本人这么喜欢喝茶叶泡的茶，他们对草药茶的需求量比较大。

五味子茶是韩国很有名的一种传统药茶，尤其在夏天，五味子茶是解暑解渴的必备之品，类似中国夏天的酸梅汤。优质的五味子表面会有一层白霜，那是药材里面的有效成分析出的结晶。

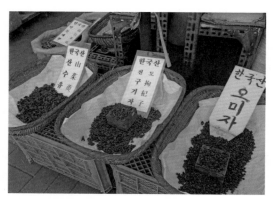

韩国市售五味子（右）

成乐宣博士原本是韩国药监局下属研究所的一位生药学家。我们在世界卫生组织草药协调会（WHO-FHH）见过多次。成博士用了两年的时间，把我和陈虎彪教授编著的《中药材鉴别图典》翻译成了韩文。他具有深厚的生药功底，又通晓中英文，为中药在韩国的普及和推广积极助力。与他相识以来，成博士多次陪我考察韩国药材栽培基地和药材市场，帮助我获得许多第一手资料。

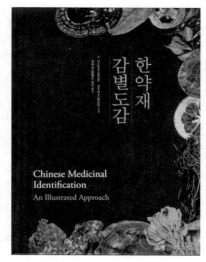

《中药材鉴别图典》（韩文版）

如同中国有南、北药都，以及各处药材市场一样，韩国各地也分布着大大小小的药材市场，其中最为出名的要数首尔的药材市场了。

那里聚集了一千多家药店和杂货店，主要负责批发和零售中药材，周围还有上百家韩医诊所。每天有不少药商到此进行贸易活动，当地的市民也常来寻医问药、观光购物。那里已经变成了首尔的一个旅游景点，很多中国游客也会到此一游。

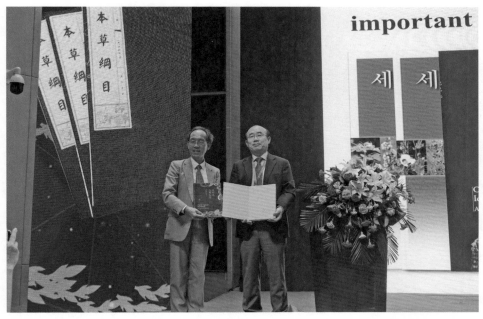

韩国药监局生药学家成乐宣用时两年翻译完成《中药材鉴别图典》（韩文版）

虽然首尔药材市场售卖的药材70%以上来自中国，但也有不少韩国本土出产的药材，五味子和高丽参是最出名的，其他还有东当归、韩厚朴、韩川芎……

成语"五味杂陈"形容的是一言难尽、百感交集。

品尝五味子，剖析它的药性，也就如同品味人生。接触五味子，可能开始品尝到的是酸味，慢慢深入品尝才能认识到它的辛与咸、苦与甜。一个五味子，蕴含着中医药王国的酸、苦、甘、辛、咸。一句五味杂陈，咀嚼着世间百态。

生活对于有的人是从辛苦开始，逐渐走向了甜蜜；也有的人是在蜜罐里出生，慢慢才感受到人世的艰辛。

认识药性，品味人生，天地万物，大道相通。这一切，需要阅历，需要时间。

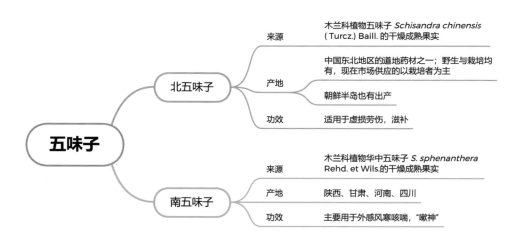

覆盆子
——五子衍宗赖此君

五子衍宗丸

《神农本草经》记载了一项"蓬蘽"（péng lěi）。蘽字草木之中有三个田字，呈品字形排列，充满生机，累累硕果。蓬蘽分布广、资源丰富、长势繁茂。它是蔷薇科悬钩子属植物，为灌木、半灌木或多年生匍匐草本。

蓬蘽被普遍认为是中药覆盆子。虽然相似，但严格从现代植物分类学角度看，蓬蘽 *Rubus hirsutus* Thunb. 和覆盆子是两种不同的植物。现在《中国

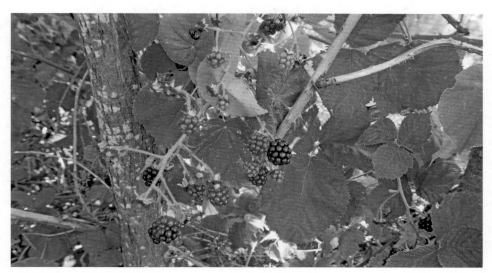

野生的覆盆子

药典》中规定，中药使用的覆盆子是华东覆盆子 *Rubus chingii* Hu 的干燥成熟果实。这类植物的果实是聚合果，多个小浆果的聚合体。蓬蘽的聚合果内部是空心的，覆盆子是实心的。覆盆子又被称为树莓，成熟的果实味道酸甜可口。

李时珍认为蓬蘽和覆盆子的功用大致相同。关于覆盆子的命名，李时珍在《本草纲目》中解释，覆盆子就像个翻过来的小瓦盆。覆盆子有一个功效，可治疗小儿尿床。吃了覆盆子后，孩子夜里就不尿床了，尿盆也可以倒扣过来闲置不用了。

覆盆子味甘、酸，性温，具有益肾，固精缩尿，养肝明目等功效，可以单独使用，也可以组方和其他中药合用。

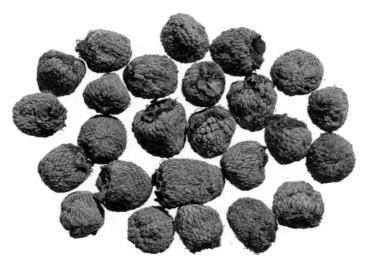

覆盆子药材

中医有一个著名的补肝肾常用方——五子衍宗丸，由五种果实、种子类中药组成，"衍宗"寓意是可以帮助传宗接代。五子分别是枸杞子、菟丝子、覆盆子、五味子、车前子。五子衍宗丸是中医男科和中医妇科的常用成药，药性平和，以补肾填精著称。临床上主要用于治疗肝肾不足引起的不孕不育症。

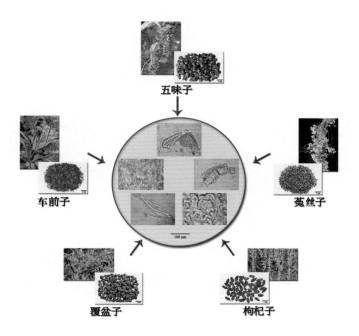

五味子

车前子

菟丝子

覆盆子

枸杞子

100 μm

丸散膏丹今当辨，显微镜下的五子衍宗丸（中）

如果把这五味药打成粉制成丸药，单凭性状鉴别不出，需要在显微镜下进行鉴别，显微鉴别可迅速发现里面包含了哪些药材。

我曾指导过一个学生刘蘋廻，她的研究课题就是五子衍宗丸。我们还共同在日本的《生药学杂志》上发表了相关的显微鉴别研究论文。

Microscopic identification of Chinese Patent Medicine(1)Wu Zi Yan Zong Wan(五子衍宗丸)
Microscopic identification of Chinese Patent Medicine (1)：Wu Zi Yan Zong Wan (五子衍宗丸)

Lau Pingwoi Echo
LAU Pingwoi
School of Chinese Medicine, Hong Kong Baptist University

Peng Yong
PENG Yong
School of Chinese Medicine, Hong Kong Baptist University

Zhao Zhongzhen
ZHAO Zhongzhen
School of Chinese Medicine, Hong Kong Baptist University

References (20) ↓

Access this Article

NDL Digital Collections

Search this Article

医中誌Web Ichushi Web   NDL ONLINE   CiNii Books

Abstract

Wu Zi Yan Zong Wan is composed of 5 types of pure, powdered Chinese Materia Medica: Fructus Lycii, Fructus Schisandrae Chinensis, Semen Cuscutae, Semen Plantaginis and Fructus Rubi. In this paper, microscopic study of Wu Zi Yan Zong Wan and the crude drug of its five compositions are undertaken. Their micro-morphological features of identification are described, and microphotographs are taken and compared. Samples from six different Chinese patent medicine manufacturers and four different lots of products from one of the selected manufacturers have been investigated. The results show that all the compositions canbe found in all the samples. This study shows that microscopic identification is an important method of determining the authenticity of both Chinese Materia Medica and Chinese Patent Medicine.

Journal

Natural medicines
Natural medicines 58(6), 258-265, 2004-12-20
日本生薬学会

笔者和研究团队发表在 *Natural Medicines*（生药学杂志）上的研究论文

莓果种种

覆盆子所在的蔷薇科悬钩子属，拉丁文是 *Rubus*，原意是钩刺，逮哪儿挂哪儿，见谁挂谁。挂在动物身上，就随之传播向远方。悬钩子的植物遍布全球，在世界各地广泛分布。这个属的植物全世界有 700 多种，中国有将近 200 种，入药的大约有 50 种。

悬钩子的植物大多是落叶灌木或木质的藤本，茎和叶片背面都有很多刺。有一次我在美国野外考察，路途遥远，开车出去了一天，一路上都没见补给食物和饮水的地方。同行的美国博士 Eric Brand 开车带我到一片丛林，摘野果子充饥，摘的就是野生悬钩子。

野生悬钩子味道好极了，但要想摘下那些红红的亮晶晶的小果子着实不容易，要付出点儿代价。我记得那天我没有穿长袖衣服，结果手上、胳膊上留下了一条条被悬钩子勾出来的血印子。但当我把悬钩子塞进嘴里那一刻，觉得一切都是值得的。

如今见惯的草莓来自蔷薇科草莓属，拉丁名 *Fragaria* × *ananassa Duch.*，英文 Strawberry，Straw 是稻草的意思，草莓长起来也是一片茂盛景象。草莓虽是水果，食用的部分并不是果实，而是肥厚多汁、肉质的花托。草莓真正的果实是表面的"小芝麻粒"。有时候一颗草莓上能有 200 多个果实。

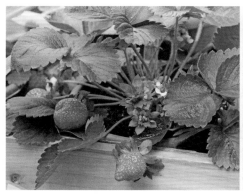
草莓

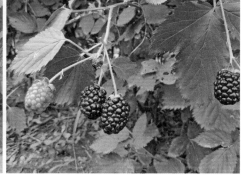
黑莓

草莓的样子鲜红可爱，现在更栽培出各种颜色性状的品种。无论是生日蛋糕还是冰激凌或是果酱，常常都以它为原料，老少皆宜。

黑莓，英文为 Blackberry，是悬钩子属下黑莓亚属植物，可以鲜食，也可熟食，还能做成蜜饯、果酱和馅饼。黑莓有着乌黑发亮的外表，佐餐搭配特别诱人。

悬钩子属的植物都结聚合果。独立的小果集中生长在膨大的花托上聚合成一颗，仿佛听到一声集合令，所有的小兄弟们都集合到一起。不仅好看、好吃，内含的营养成分也很丰富。悬钩子属的果实内，大多含有超氧化物歧化酶（SOD），具有抗衰老作用。

蓝莓在世界各地都很受欢迎。蓝莓的英文名 Blueberry 中也有 Berry，但它并不是悬钩子属植物，

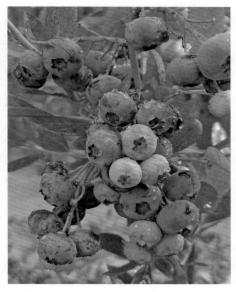

蓝莓

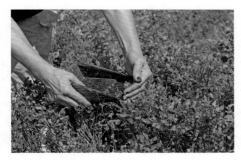

采黑果越橘（蓝莓）

而是来源于杜鹃花科越橘属植物黑果越橘 *Vaccinium myrtillus* L.，与美丽的杜鹃花是同科，果实是单独的浆果而非聚合果。

蓝莓的主要活性成分为花青素和黄酮。现代药理研究表明，蓝莓具有降低胆固醇、防止动脉粥样硬化、增强视力和抗衰老的作用。在第二次世界大战期间，欧洲的飞行员常吃蓝莓来保持良好的视力。随着人们健康意识的逐渐增强，许多国家都把蓝莓视为功能性食品和保健品，被收录进《欧洲药典》和《英国药典》。

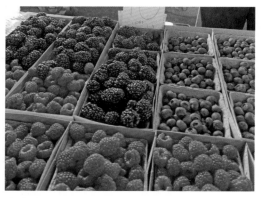

市售各类小莓子

欧亚大陆和美洲大陆都有蓝莓的身影，现在国内很多地方也在栽培，而且国内产的蓝莓味道不逊于进口的。

在国外，经常把枸杞子比喻成中国的蓝莓，英文是 Goji berry。每当我介绍到枸杞子时，就会说它是中国的蓝莓，这样就让海外的朋友通过他们所熟悉的蓝莓对枸杞子有了更直观的认识，也就更容易让他们记住了。

蔷薇科草本植物的果实多被叫作莓，英文的后缀为 berry。这个单词本身有浆果之意。我们在市场上可以见到各式各样的小果小莓，它们有国产的，有外来的，可药用，可食用，看似繁杂，实则繁中有序。

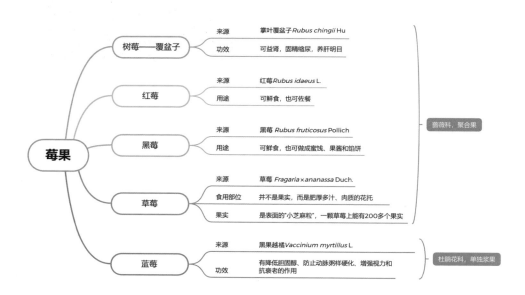

	树莓——覆盆子	来源	掌叶覆盆子 *Rubus chingii* Hu
		功效	可益肾，固精缩尿，养肝明目
	红莓	来源	红莓 *Rubus idaeus* L.
		用途	可鲜食，也可佐餐
莓果	黑莓	来源	黑莓 *Rubus fruticosus* Pollich
		用途	可鲜食，也可做成蜜饯、果酱和馅饼
	草莓	来源	草莓 *Fragaria × ananassa* Duch.
		食用部位	并不是果实，而是肥厚多汁、肉质的花托
		果实	是表面的"小芝麻粒"，一颗草莓上能有200多个果实
	蓝莓	来源	黑果越橘 *Vaccinium myrtillus* L.
		功效	有降低胆固醇、防止动脉粥样硬化、增强视力和抗衰老的作用

蔷薇科，聚合果

杜鹃花科，单独浆果

马钱子
——桀骜不驯是非多

牵机药毒酒

"问君能有几多愁，恰似一江春水向东流。"流传后世的这首《虞美人》，出自亡国之君南唐后主李煜笔下。相传正是这首词给他引来了杀身之祸。宋太宗赐他一壶毒酒。李后主饮下毒酒之后，全身抽搐，角弓反张，肌肉痉挛，好似织布的梭子来回牵动。因此这毒酒有了"牵机药毒酒"的名字。牵机药传说里涉及一味有毒中药——马钱子。

马钱子在古时候被称为番木鳖。李时珍在《本草纲目》第18卷中记载："番木鳖生回回国。"回回国是中亚西部地区的古国名，在今天乌兹别克斯坦及土库曼斯坦一带。马钱子是马钱科植物马钱 *Strychnos nux-vomica* L. 的种子，印度及东南亚各国也有分布，我国云南、福建、广东、香港、台湾有同属的植物分布。

马钱子是一种乔木，圆形叶片表面光滑、革质，与菝葜的叶子特征相似，有三条明显的叶脉。马钱子的果

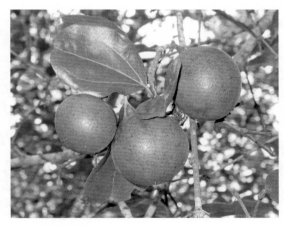

马钱子原植物

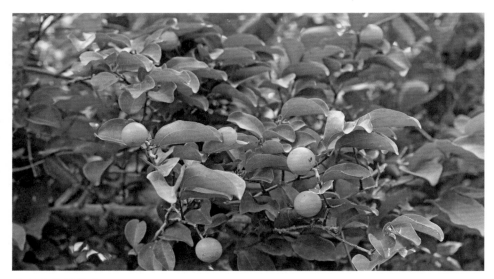

牛眼马钱原植物

实也呈圆形，乍一看像个小橙子。但它鲜艳的外表下藏着猛烈的毒性，误食会造成严重后果。

每次我带学生上山认药采药之前，一定会叮嘱学生们不要乱采，更不要乱尝。学习神农的精神固然好，但是毒药需提前辨认清楚并敬而远之。一般上山时我会走在前面，以防万一。

中国香港有"四大毒草"，去野外的时候要格外注意。分别是断肠草、羊角拗、洋金花和牛眼马钱。牛眼马钱是马钱科植物，果实大小如牛眼睛一样。

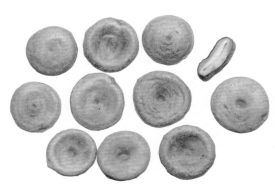

马钱子药材

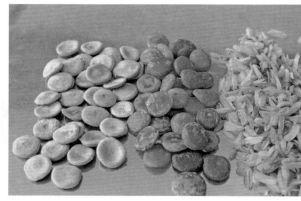

马钱子炮制品

有一次，我正好见到一棵马钱子树，枝头挂着果实。我把它采下来，砸开，看到里面排列着三枚种子，形状很像围棋子，表面密被银色柔毛，像上好的灰褐色绸缎一样。对应了李时珍的记载，马钱子"大如围棋子"。

番木鳖与木鳖子

马钱子被记作番木鳖。名中有"番"字，一是指外来品种，二是提示本土有参照物，在番木鳖之前已经有了木鳖子的记载，但这两味药绝对不能张冠李戴。

木鳖子外形也呈圆形，就像一个头缩进去的甲鱼，呈墨绿色。番木鳖（马钱子）来源于马钱科植物马钱 *Strychnos nux-vomica* L. 的种子。而木鳖子是葫芦科苦瓜属植物木鳖 *Momordica cochinchinensis* (Lour.) Spreng. 的种子，分布于中国中部及南方各省。

我在泰国街头见过售卖木鳖子果汁的摊贩，先用离心机把木鳖子的假种皮和种子分离，然后打成果汁，味道很甜，当时，折合人民币约 6 元一杯。

木鳖子种子和马钱子的形状相似，不同之处在于木鳖子种子边缘有波状的弯曲，而马钱子种子边缘非常平滑。

功效方面，马钱子和木鳖子都有消肿散结，攻毒疗疮的功效。现在木鳖子仍是东南亚的传统食物，常和米饭混在一起吃，还作为儿童、孕妇和身体虚弱者的营养品。马钱子的种子有大毒，而木鳖子的种子有小毒。

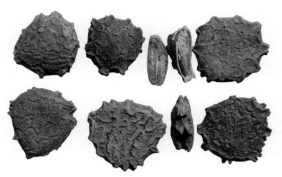

木鳖子药材，似鳖状

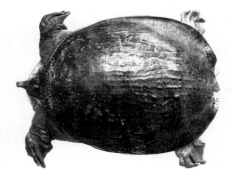

鳖原动物

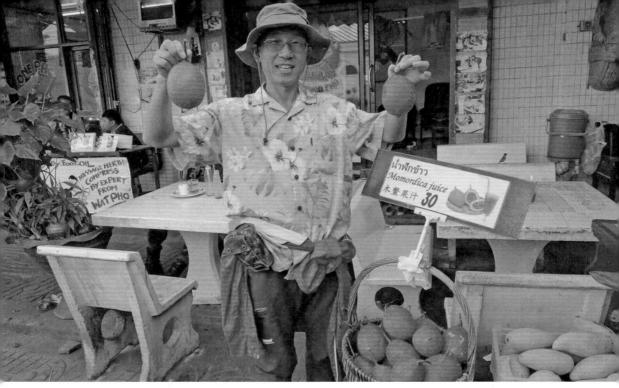

泰国街头贩卖的新鲜木鳖果和鲜榨木鳖饮料

　　关于木鳖子的毒性，李时珍在《本草纲目》中讲了这样一个故事，他引用了明代文人刘绩《霏雪录》里面的记载。以前，一户人家有两个儿子，因平日吃喝无度伤了脾胃。家中的老父亲得到一个偏方给孩子治病，用木鳖子煮猪肉一起吃。没料想，吃完以后，当天就出大事了，小儿子当晚就断了气，大儿子第二天也跟着送了命。

　　李时珍也提出质疑。南方人吃木鳖子已成习惯，不但苗可以吃，刚长出来的果实也能吃，都没出过人命，木鳖子的毒性不应该那么剧烈。

　　所以李时珍怀疑要么是木鳖子与猪肉不和，一起煎煮产生了不良反应，要么是他们吃错了别的东西。李时珍在这里留下了一个问号。在我看来，这个故事里的人家可能是误吃了混淆品马钱子。木鳖子不会有这么大的毒性，更不至于吃死人。

～ 毒性和疗效 ～

　　马钱子是被《本草纲目》首次记录的中药品种，这是李时珍的贡献，但第一次记录难免出现一些模糊的概念和错误。

李时珍记载：马钱子蔓生，彼人言治一百二十种病。或云能毒狗而死。且气味苦，寒，无毒。"彼人言""或云"都表达这些内容是李时珍听说的。实际上这段有关马钱子的描述不甚准确。

第一，马钱子不是蔓生，而是木本植物小乔木。马钱子是从海外输入的，李时珍可能没见过真正的原植物，把马钱子当成了和木鳖子同样的蔓生藤本。第二，马钱子有毒。李时珍虽然听说并且记录下来马钱子可以把狗毒死，但在气味项目下却写了此药无毒。其实马钱子不仅有毒，而且有大毒。

我见证过一个有惊无险的事件。我的一位中医朋友，他初到临床时遇到了一位强直性脊柱炎的患者，病情很严重，需家属扶着才能过来看病。当时年轻的医生想到马钱子有很好的通络止痛作用，但又记不清马钱子的常用量是多少了。他想开 1 克应该不多吧。处方这么开出去后他再查资料，马钱子大毒，常用量参考仅为 0.3 ～ 0.6 克！他的心一下子提到了嗓子眼，心想这回可能要出人命了。接下来的几天里，这位年轻医生惶惶不可终日。门诊当班，他会时不时瞄一下门口，看看有没有家属来闹事，有没有警察来抓人，战战兢兢、度日如年。

没想到，一周之后，这位患者突然出现在他的面前，而且是自己走着来的。他向医生讲述了这一周以来的感受。患者说，这个药效果真好，只是吃药的头一天全身发麻，躺在床上动都动不了。但是麻劲儿过了以后，疼痛就减轻了一大半。这位患者真是命大，也可以说这位医生命也很大。直到现在，这位医生每当回忆起当年这段经历还不由自主地冒冷汗，觉得很后怕。

番木鳖碱与士的宁

马钱子是一种中西汇通的好药。2000 年时，我曾给香港所有的公立医院药房主任开设中药讲习班，普及中医药知识。当讲到马钱子时，我问大家是否知道这个药。没有一个人回应我。我又问到大家是否知道士的宁，所有学员都知道。

番木鳖碱又名士的宁（Strychnine），是一种西药，学西药的人没有不知道它的。士的宁就是从马钱子中提取的一种生物碱。现代研究表明，马钱子的有毒成分和有效成分都是士的宁。

关于马钱子的功效，李时珍记载它能够消除癥块，具有通络止痛的功效。

清代名医龙之章曾经写下了一段歌诀来描述马钱子："马钱大毒甚可惊，得了制法有殊功……上至颠顶下涌泉，百骨百节皆流通。"

民国时期，中西医汇通派的泰斗张锡纯给后人留下了名著《医学衷中参西录》，他讲到马钱子的效用是毒药猛剂、善起沉疴。

在中医临床上，马钱子常被用于治疗风湿顽痹、麻木瘫痪、跌打损伤、类风湿性关节炎等。2014年，湖北咸宁"镇氏风湿病马钱子疗法"被列入国务院颁发的国家级非物质文化遗产代表性项目。

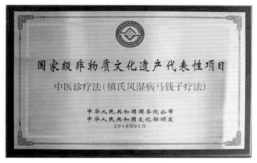

"镇氏风湿病马钱子疗法"国家级非物质文化遗产代表性项目

马钱子就好似一匹桀骜不驯的野马，要想用好它并不容易，只有医术高超和胆大心细的良医方能驾驭。马钱子是剧毒药，它的中毒剂量和有效治疗剂量非常相近，医生临床用药，必须小心、再小心！

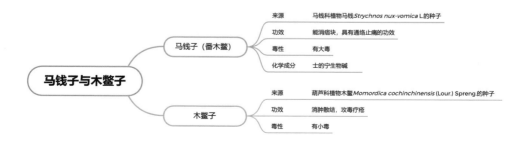

马钱子与木鳖子

马钱子（番木鳖）
来源　马钱科植物马钱 *Strychnos nux-vomica* L 的种子
功效　能消癥块，具有通络止痛的功效
毒性　有大毒
化学成分　士的宁生物碱

木鳖子
来源　葫芦科植物木鳖 *Momordica cochinchinensis* (Lour.) Spreng. 的种子
功效　消肿散结，攻毒疗疮
毒性　有小毒

瓜蒌
——乐家传人与瓜蒌

乐家二十五爷

1982 年，我考进了中国中医科学院，跟随谢宗万老师，攻读硕士研究生。

《本草纲目》中的制药、施药技术内容非常丰富，不过分散在各个章节中，有的穿插记录在附方之内。

谢老师曾教导我，一定要多跑野外、多去药材市场、深入老药店，多挖掘历史和经验，这些是最好的校外实践课堂，有助于深入理解本草和《本草纲目》。

在上了一年基础课以后，1983 年 1 月底，我正式来到了中药研究所报到。为了赶在我研究的中药辛夷（望春花）开放之前能够采到标本，我得在春节之前尽快出发去野外采药。

当年，研究所里只招了两个硕士研究生，周围的老师对学生都特别热情，也很照顾。出发前，我去问谢老师有什么要注意的事项，我本想请老师介绍几个熟识的当地人指引方向。

但谢老师更希望锻炼学生的独立工作能力。老师只对我说了四个字："依靠组织。"

于是我跑到了中药研究所办公室，开了一沓介绍信，借了一个野外的采集包，带好标本夹，就准备出发了。那是我第一次到野外采药，独自"闯江湖"，心里一点儿底都没有。

这时，身材魁梧、谈吐儒雅的乐老师，出现在了我的面前。

乐老师跟我讲了他刚进研究所时的经历。谢老师曾经三次带他到大江南北、深山老林采药，第一次 81 天，第二次 4 个月，第三次 4 个半月。

乐老师嘱咐我，不怕吃苦还远远不够，在出发之前一定要做足功课。他毫不保留地分享了他在一次外出途中，因放松了警惕，行李被盗的惨痛教训。

听说我可能会去湖北，乐老师还把他的老朋友湖北省药检所的马元俊主任介绍给了我。就是循着这条线索，才有了我后来三进大别山，发现了辛夷新种的成果。

考察研究有了进展，我非常兴奋，尚在出差途中我就给乐老师写了一封感谢信寄回研究所。

在野外跑了整整 89 天后，终于满载而归，回到中药所的当天，我做的第一件事就是去看望乐老师。

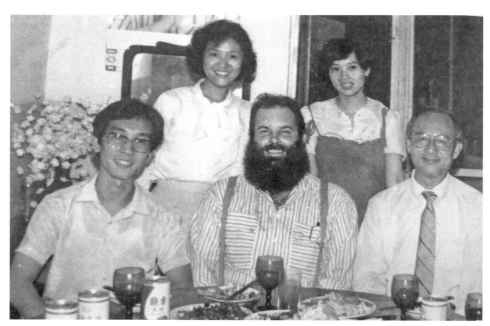

左为笔者、中间为 Steven Foster、前排右为乐崇熙老师（1987 年于北京）

一见面，乐老师就非常幽默地对我说：我是 Music 乐，不是 Mountain 岳。

这一句话，搞得我很不好意思。原来乐老师的姓，是音乐的乐，而我在信中却写成了山岳的岳。本来是礼节性的致谢，结果却失礼了。也是在那一刻我才知道，站在我面前的这位老师就是同仁堂乐家的第十三代传人，大名鼎鼎的乐崇熙先生。

在中药研究所学习工作的那几年里，几乎每周我都会抽出半天时间，到乐老师的办公室与他畅谈、聊天。我同乐老师也成了忘年之交。

那段时间里，正好我和乐老师都在准备出国，也正好一起练习英语口语。我们聊天话题最主要的有两个：一个是同仁堂，另一个就是瓜蒌。

同仁堂

说到同仁堂，我并不陌生，我小时候住在北京花市上头条胡同，对面的打磨厂胡同就通往前门外同仁堂老店。西花市大街上有一家同仁堂的分店，也是我当年经常去的一家店铺。

我国古代药铺、医馆都是前店后坊，坐堂医、药店、制药三位一体。这是中医药传统且特有的经营方式。李时珍不仅著书立说，同时他也自己采药、制药、坐堂出诊。

中药老字号同仁堂，由乐氏家族创办。乐氏家族的先人乐良才在明朝永乐年间，从宁波来到了京城。他的后人乐显扬在 1669 年创办了同仁堂

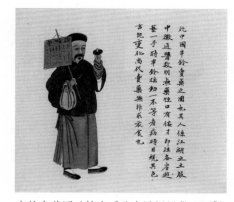

串铃卖药图（摘自《北京民间风俗百图》）

药室。清康熙四十一年（1702），乐凤鸣在前门外闹市里建立了同仁堂药铺。雍正元年（1723），同仁堂被指定为宫廷供药的药铺，这些历史都被原原本本地记录在御药房的档案里。

同仁堂有一副享誉中外的名联：

"炮制虽繁必不敢省人工，品味虽贵必不敢减物力。"

几百年来，同仁堂的药以优异品质赢得了信誉。

在新中国成立以后，同仁堂从老药铺逐渐转型成了现代化的制药企业，同仁堂也成了国家民族工商业的一面旗帜。同仁堂的掌门人乐松生曾经受到毛泽东主席的接见，并且担任过北京市副市长。

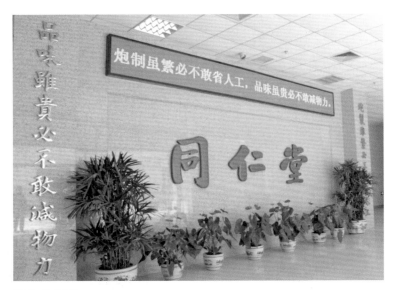

同仁堂店训

2006 年，同仁堂被列入了国家公布的第一批中华老字号。

诸多传统的老药铺中，有现代中药制药厂的前身。坊店文化也是中国药学史研究的一个重要组成部分。

乐老师一生谦虚谨慎，也很健谈。从他嘴里讲出来的都是他接触到的第一手资料。我很幸运，能面对面地听乐老师口述历史。

我曾建议乐老师把老店鲜为人知的历史写出来，让更多人了解。当时乐老师只说他还没有时间，如果以后有机会、有时间了再说吧。

20 世纪 80 年代末，我留学去了日本，后来又辗转到了香港。其间我与乐老师虽有通信、电话联系，但很遗憾没能再见到面。

瓜蒌研究三代人

我和乐老师聊天的另一个主题是一味重要的常用药——瓜蒌。

瓜蒌广泛分布在我国各地。提起瓜蒌这个名字，可能很多人都熟悉，但溯清基原则不是件容易的事。

瓜蒌是药材名，植物名是栝楼。原植物与药材的名称同音不同字。栝楼也是一物出多药。

果实入药是瓜蒌，果皮入药是瓜蒌皮，种子入药是瓜蒌子，地下的根入药是天花粉。

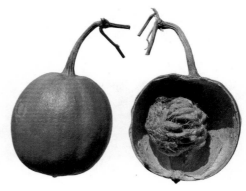

瓜蒌药材

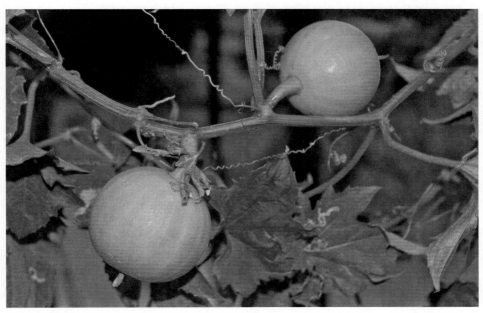

栝楼原植物

栝楼是一种藤本植物，叶子深裂，藤上有卷须，开白色花，花瓣的末端呈流苏状，像皇帝的冕旒冠一样，在绿叶衬托下，花朵显得格外美丽。栝楼成熟的时候，橙黄色圆滚滚的果实外形似一个个小南瓜吊在藤蔓上。

栝楼属的植物性状特征虽然明显，但由于同属的近缘植物数量多，分清品种十分困难。

栝楼属的分类学研究，在植物学界数得上是难度较大的课题。该属有许多种药用价值高且经济潜力大的植物，因此在国际上颇受关注。

1956年，乐老师在北大医学院上大学时做的毕业课题就是栝楼。当年

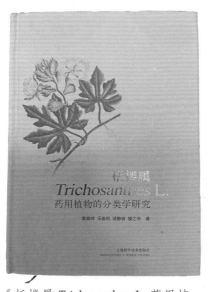

《栝楼属 *Trichosanthes* L. 药用植物的分类学研究》黄璐琦，乐崇熙，诚静容，楼之岑著

他的指导老师是楼之岑院士。40年后，乐老师指导的硕士研究生，做的专题还是栝楼，这个研究生就是黄璐琦院士。乐老师的老师是院士，他的学生也是院士，他是一位承前启后的引路人。

2009年，我从黄璐琦院士手里得到了一本赠书，由黄璐琦、乐崇熙、诚静容、楼之岑四位教授共同编撰的著作《栝楼属 *Trichosanthes* L. 药用植物的分类学研究》。打开这本书，只见乐老师写的这样一段深情寄语："栝楼属的研究成果，实为三代人共同努力的结果。"

兢兢业业，孜孜以求，就是中华医药人的精神。

瓜蒌和天花粉

《中国药典》记录药材瓜蒌的基原植物有两种：葫芦科栝楼 *Trichosanthes kirilowii* Maxim. 和双边栝楼 *T. rosthornii* Harms。

瓜蒌有清热涤痰，宽胸散结的功效。医圣张仲景是用瓜蒌的高手，治疗

胸痹必用瓜蒌。胸痹临床表现以胸部闷痛为主，严重时胸痛彻背，躺在床上呼吸都困难，和现代医学所指的冠心病十分相近。

张仲景开创了三首治疗胸痹的经典名方：瓜蒌薤白半夏汤、瓜蒌薤白白酒汤和瓜蒌薤白桂枝汤。这三首方里瓜蒌都是君药。在张仲景的时代，瓜蒌用的是完整的果实连瓜瓤带瓜子和瓜皮。

但是因为新鲜的瓜蒌不易储存，在应用实践中慢慢地一分为二，衍生出了瓜蒌皮和瓜蒌子两味药。栝楼根，天花粉，粉性强，淀粉含量多。李时珍在《本草纲目》中写道："其根直下生，年久者长数尺，秋后掘者……其根作粉，洁白如雪，故谓之天花粉。"天花粉白得像天上的落雪一样，又能做成粉，由此而得名。天花粉在秋天采收，刚好和时令可以治疗秋天的燥邪。

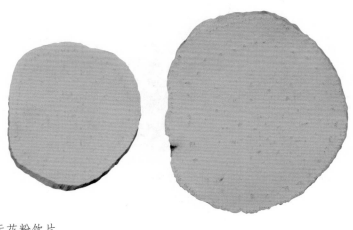

天花粉饮片

目前在海内外，天花粉的研究还在继续深入，并不断有新发现。从天花粉当中提取的天花粉蛋白，具有引产作用。天花粉另有抗肿瘤、抗病毒的作用，特别是抗艾滋病病毒。可以说它是老药新用，有着广阔的应用前景。

乐家老铺同仁堂经历了三百多年的风风雨雨。

2013年，同仁堂国药在中国香港正式上市，中医药走向国际市场又迈上一个新的台阶。

2017年，乐老师已经卧病在床。他托朋友把自己的回忆录《清平乐——北京同仁堂创始人乐家轶事》转交给了我。

我收到书后，在书的扉页上看到了乐老师用颤抖的手写下的"中振好友留念"几个字。那一刻，我的心不由地颤动，眼睛也湿润了。同仁堂里被尘封的那些往事，终于通过乐老师之笔写了出来。

如今，乐老师已经离世，但是这本书一直放在我的书桌旁，不时地拿起来看一看，仿佛又在和乐老师一起欢快地聊天。

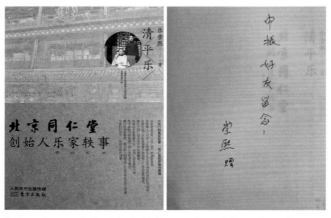

《清平乐——北京同仁堂创始人乐家轶事》乐崇熙著

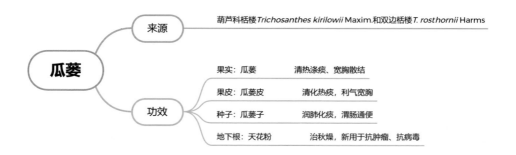

瓜蒌

来源　葫芦科栝楼 *Trichosanthes kirilowii* Maxim.和双边栝楼 *T. rosthornii* Harms

功效
果实：瓜蒌　　清热涤痰、宽胸散结
果皮：瓜蒌皮　　清化热痰，利气宽胸
种子：瓜蒌子　　润肺化痰，滑肠通便
地下根：天花粉　　治秋燥，新用于抗肿瘤、抗病毒

葛根

——一条葛根延千年

葛根资源

葛根资源

葛根分为两种，一种是野葛的根，称为葛根；另一种是甘葛藤的根，称为粉葛。自古两种都可药用，均被收入了现在的《中国药典》。不过，现在药用以来自野葛的葛根为主，食用以来自甘葛藤的粉葛为主。

野葛在我国分布广泛，储量也十分丰富。

《诗经》云："彼采葛兮，一日不见，如三月兮。"

诗中描写了男子思念采葛的情人，那采葛的人儿，一日不见如隔三秋。

野葛可以长得很长，攀爬到其他植物上，也可以自己匍匐在地面上生长。如果走入原始森林，就可见到漫山遍野的葛根。有的参天大树也能被巨大的野葛缠绕上，似蟒蛇缠身。

野葛和蔬菜豆角同科，花和

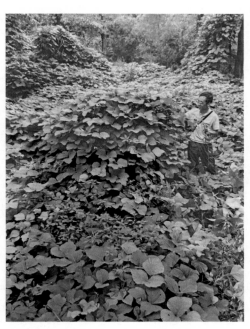

1986 年笔者初识野葛，于辽宁千山

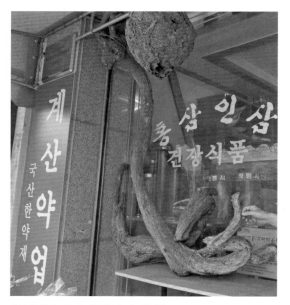

韩国药店展示的野生大葛根

叶都长得特别相似，野葛更粗大一些，表面的柔毛更多一些。

葛的用处实在丰富，织布、造纸、食用、入药，日常生活的言谈话语也会提到它。瓜葛这个形容社会关系的词语，源自瓜和葛两种蔓生的藤本植物的形态。与某人或某事毫无牵连就是毫无瓜葛。

葛，一直以来都与生活密不可分。

日本和韩国使用的中药70%以上都是来自中国，不过他们当地也有自产的药材，葛根是其中之一。

我在韩国大邱的药材市场考察时，见过一根野生的大葛根，有几米长、几十千克重，特大的外观有些不可思议。

在日本工作时，我曾在东京的葛饰区住了三年，那边的田野中，野葛的藤蔓纠缠成了一道景观。

野葛能给人类带来益处，有时也会给人类带来烦恼。野葛曾经给美国带来过一场所谓"绿色灾难"。

20世纪初，美国南部面临严重的水土流失问题，让当地人一筹莫展。就在这时，世界博览会上有日本学者提出建议，葛是一种可利用的植物资源，种植它可避免水土流失，而且纤维可用于纺织、造纸，藤叶可做饲料，花可供蜜蜂采蜜。美国人一听，立马行动了。1930年，他们把野葛引种到美国的南部地区。由于野葛生命力特别强，生长速度极快，一片片地疯长，比美国人预期的速度快得多。虽然葛藤帮助他们防止了水土流失，牛羊也有了丰富的饲料，但没想到的是，葛藤疯长导致佐治亚州和周边地区很多当地植

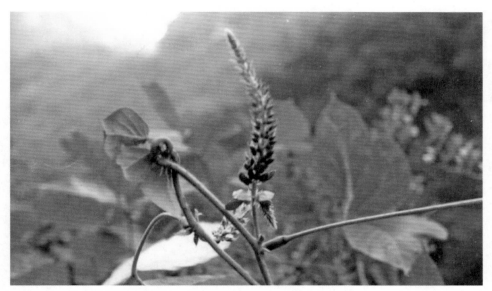

野葛原植物

物都干枯而死，生态平衡被打乱，造成了一场"绿色灾难"。

葛根汤

20世纪80年代，我经常搭乘京广线的火车出行去实地考察，到达河南许昌之前有个长葛站；过了信阳，进入湖北境内有一个葛店站；古代曾经有一个诸侯国葛国。姓葛的名人也有不少，复姓诸葛也源自葛姓。历史上有"太极仙翁"葛玄，是三国时吴国的道士，他是《肘后备急方》的作者葛洪的祖辈。

葛根在中医药王国中声名显赫。早在医圣张仲景的《伤寒论》中就有一首名方——葛根汤。

《伤寒论》中记载："太阳病，项背强几几，无汗恶风，葛根汤主之。"葛根汤用于外感风寒之邪，侵犯经络，气血运行不畅，经络不通导致的肩背发紧不灵活。如果感冒、落枕、颈椎病等导致颈项肩背痛，这时可以试试葛根汤。

在日本中医临床上，葛根汤是仅次于小柴胡汤的临床常用药。很多人感冒了就用葛根汤，家中会常备一盒葛根汤的中成药，有风寒感冒伴随颈项肩背痛等症状时，喝上一两次，症状会有所缓解。

张仲景另一首名方葛根芩连汤，也以葛根为主药。这首方中重用了葛根，同时加上黄芩、黄连、甘草，擅于解表清里，常用于治疗既有外感又有胃肠湿热所造成的各种腹泻，如急性肠炎、胃肠型感冒等。

葛根食用

"不治已病治未病"，药膳养生是中医的一大特点。葛根是代表性的药食两用药物之一。

在中国和日本，人们自古都有长期食用葛根的习惯。南北朝时期，陶弘景在《本草经集注》中写道"人皆蒸食之"，那时葛根的吃法就像蒸芋头一样。

北宋时，苏颂在《本草图经》里写道："今人多以作粉食之。"把葛根磨成葛粉，然后加热煮食，再加些蜂蜜、生姜，应该也美味。

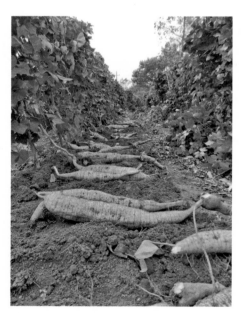

刚采挖出来的粉葛

日本流行一种叫葛饼的甜点。煮好的葛粉放凉了以后会凝固变硬，可以切成小块，再淋上黑糖浆，撒上黄豆粉，十分受欢迎。现代化学研究表明，葛根中含有黄酮类、葛根苷类、香豆素类、三萜类和三萜皂苷类的成分。

现在《中国药典》中收录葛根与粉葛的来源分别为豆科野葛 *Pueraria lobata* (Willd.) Ohwi 的干燥根和豆科甘葛藤 *P. thomsonii* Benth. 的干燥根。

从药材的外观性状来区分粉葛和葛根，差别之处一辨即明。

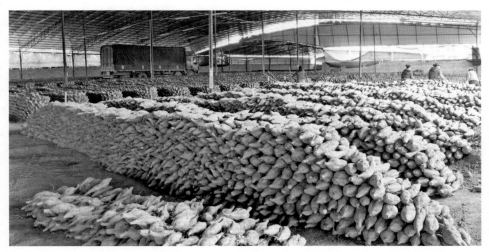

在产地堆集的粉葛药材

粉葛，顾名思义，粉性大，淀粉足，干燥的药材颜色偏白，用手一摸，手上会残留一些淀粉。野葛，柴性大，纤维性很强，颜色偏棕色，触摸后手上基本不会留下淀粉。二者的功效类似，野葛主要作为药材，粉葛主要作为食材。

一般菜市上可买到的多是新鲜的粉葛，口味比较清甜，也叫甘葛。特别在南方的菜市场，基本一年四季都可以买到。

从20世纪90年代开始，粉葛逐步实现了规模化人工栽培，产区主要分布在广西、江西、湖南、广东等地，其中广西粉葛的种植面积在全国名列前茅。

我国地大物博，南北气候差异很大。夏季北方多暑热，而南方多暑

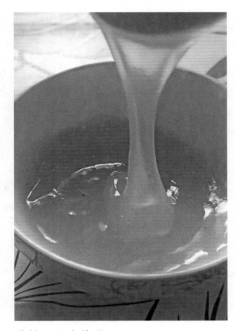

葛粉可以冲着喝

湿，特别是广东一带，煲汤文化由来已久。煲汤与凉茶是岭南人防病、治病、康复、养生的特色。广东的老火汤中就有一款粉葛赤小豆汤。

我在大学工作，一年到头大部分时间午餐在学校食堂里解决。每到夏天，一定能在食堂套餐的汤里找到粉葛。我喜欢把汤料和粉葛一块吃掉，它含的膳食纤维也是人体必需的，煲过汤后的粉葛口感格外绵软。

葛花解酒

中国人喜欢喝酒，有的人喝酒一定要喝醉，觉得喝到醉才尽兴。醉酒伤身，如何解酒成了饮酒者时常面临的一大问题。

葛根有解酒毒的作用，其实葛花在解酒方面效果更胜一筹。正所谓："葛花满把能消酒。"

葛花是野葛或甘葛藤的花蕾，含苞待放的花呈粉紫色，外观似豌豆花、扁豆花，在花尚未开放时采摘，晒干后备用。使用时，可像沏茶一样沏泡

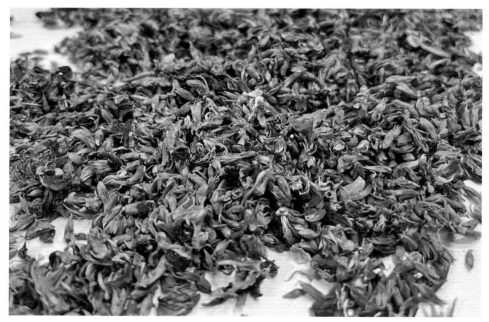

葛花药材

饮用。

葛花自有记载以来就是解酒护肝的良药，最早被记载在《名医别录》中，其中葛根项下写道："花，主消酒。"《本草纲目》里也记载了葛花。金元四大家之一的李东垣有一首葛花解醒汤。醒是形容醉酒以后神志不清的样子。民间也有"千杯不醉葛藤花"的说法。

在中医手里，虽有解酒的妙方，但喝酒应适量，喝醉酒是百害而无一利的。但求天下无醉鬼，宁愿架上药生尘。

一条长长的葛根延绵了数千年，从《诗经》《神农本草经》到《本草纲目》，再到现在的《中国药典》。从中医经方到时方，梳理葛根的药用历史，也是一次复习古今中医药典籍的过程。药材、食品、饲料、蜜源，多种用途的葛根把大自然与人类的日常生活紧紧地联系在了一起。

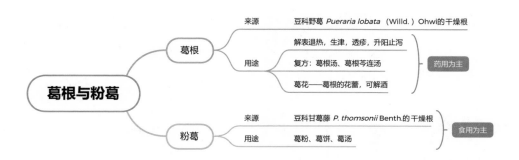

何首乌
——解铃还须系铃人

～⧫ "人形"何首乌 ⧫～

何首乌曾被传为"仙草"，虽具有神秘色彩，但实为荒腔走板的谣传。2019 年在中国台北故宫博物院的"寿而康"特展上，展出了一尊清代宫廷中的"人形"何首乌，何首乌的样子看上去就是一个壮汉。原来"人形"何首乌 300 年前就有了，看来"仙草"不仅欺骗现在的老百姓，还骗过清代的皇帝。

1982 年，谢宗万教授曾交给我一个作业，《北京晚报》送来一对人形的何首乌，老师让我来鉴别。

那对何首乌不但是人形，而且还是一男一女，生理特征都特别明显。经过鉴定后，确定该何首乌的形状是人为造出来的。种植它的人先设计一个

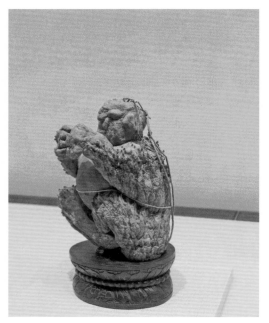

"人形"何首乌（台北故宫博物院藏），人工塑形古已有之

人形模具，再把何首乌的根放在模子里定型生长。西瓜可以种出方形的，苹果可以种出有字的，人为定型培养出的植物块根也并不是什么难事。以这种方式冒充野生药材谋取利益，实在不可取。

何首乌的传说

何首乌最早的出处是唐代文学家李翱的《何首乌录》。李翱的另一篇寓言《白马非马》更为人们熟知，寓言故事当然可以想象、夸张。

《何首乌录》的故事是这样的。有一位何老先生，他偶然服用了一种植物的根，不仅治愈了先天阳痿，还活到了160岁，生了19个孩子。他的儿孙也都长寿，且生育了许多后代。何老先生的孙子名叫何首乌，后人就把这个药称为何首乌了。

唐代对于何首乌的记载只停留在传说里，没有实际作为药物的记录。到宋代的时候，开始出现何首乌的药用记载，主要作外用。金元时期的《药性赋》写何首乌是治疮疥之资，用法也是外用。

从北宋《太平圣惠方》到明代前期，何首乌这味药主要用于治疗瘰疬，也就是俗称的鼠疮脖子，及治疗疮毒痈肿等，并没有被过多关注。

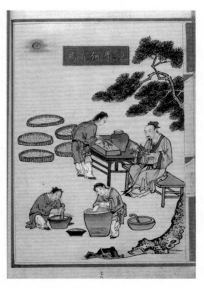

炮制何首乌图（摘自《补遗雷公炮制便览》)

七宝美髯丹

李时珍在《本草纲目》中详细地讲述了何首乌"走红"的来龙去脉。明朝嘉靖年间，有一个邵真人献给皇帝一种七宝美髯丹，该药中就有何首乌，这种药的组方里其实还有赤茯苓、白茯苓、牛膝、当归、枸杞子、菟丝子、

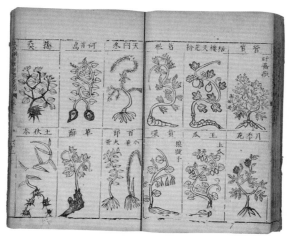

何首乌图（上排左二）（摘自《本草纲目》金陵本）

补骨脂。据说嘉靖皇帝服用之后就开始诞生龙子了，于是引得王公贵族竞相效仿。上有好者下必甚焉，何首乌便开始在坊间受到追捧，被"炒作"起来了。后世的百姓跟着效仿服用，一直延续至今。

现在越来越多的人关注自己的头发健康，很多中药类的洗发露、乌发保健产品也应运而生了，其中大多会加入一些何首乌。

何首乌考辨

唐代的《何首乌录》并不是本草书籍，只是一则传说故事。最早记载何首乌的本草书是宋代开宝年间的《开宝本草》，不过其中的描述十分简单，无法判断何首乌的具体基原植物。

后来人们依循这一传说，憧憬并开始寻找这种神奇的植物，一找就是几百年。到了明代，补益之风盛行时，人们还在找何首乌。李时珍根据当时找到的何首乌配以图画，图中何首乌有两个地下块根，有地上缠绕的藤蔓，心形的叶子，单叶互生，花序腋生。《本草纲目》中画的这种植物就是蓼科蓼属的植物，现在的人们按图索骥的话，可以找到现在的何首乌原植物。

《本草纲目》在何首乌【释名】条目下指出："赤者，能消肿毒。"同时也记载了何首乌："苦补肾，温补肝，涩能收敛精气。所以能养血益肝，固精益肾，健筋骨，乌髭发，为滋补良药。"

限于当时的历史条件，李时珍写在《本草纲目》中的观点不一定都是对的。通过系统的本草考证，可以发现，李时珍本人对何首乌的评价有其局限性。李时珍说何首乌"苦补肾"，明末的医家葛小溪不赞同这种观点，他曾针

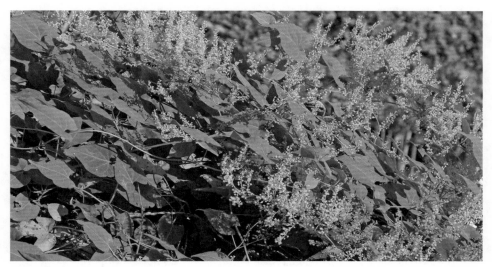

何首乌原植物

对此句，指出：何首乌"苦涩腥劣，寒毒损胃"。

清代医家陈修园根据二十多年的临床经验，观察到很多服用何首乌的人身上都发生了何首乌中毒的情况。

翻查历史资料不难发现，无论是明末到清代的医学典籍，还是现代临床与实验中的报道，不少医家和学者都针对何首乌的补益功效提过反对意见。《日本药局方》里记载了何首乌的功效遵从了中国的古训，他们从来没有提过何首乌有补益的功效。

近几年，国内外的期刊经常发表有关何首乌中毒的临床报道。

梁鹂博士、郑金生教授和我一起对何首乌进行了系统的比较研究，论文《何首乌考辨》，发表在2016年第

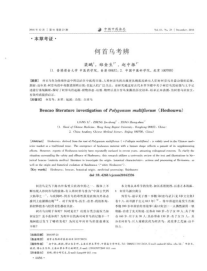

笔者研究团队的《何首乌考辨》发表于《中国中药杂志》

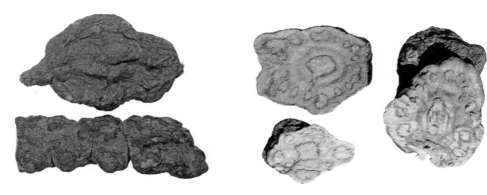

何首乌药材　　　　　　　　　　　何首乌药材横切面可见"云锦花纹"

23 期的《中国中药杂志》上。何首乌的来源是蓼科植物何首乌 *Polygonum multiflorum* Thunb. 的干燥块根。的确，经过用黑豆汁等辅料的炮制，何首乌的毒性是大为减少，但炮制之后毒性的降低，并不代表何首乌生品无毒。七宝美髯丹有效是组方集体的力量，并不代表何首乌单品有补益的功效。

　　回顾中药探索发现的历史，神农尝百草、口尝身试，通过千百年来临床实践的检验，一直是古代药物发现的主体。同时我们也会看到，不同时代的社会风尚和思潮对中药所产生的影响。

　　解铃还须系铃人，由历史文化造成的问题，光靠实验和临床去解决是无能为力的，必须得通过历史文化的解析才能找出答案。这对于以后的实验研究、临床研究的设计都将提供更多参考借鉴。

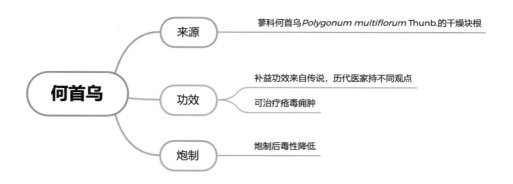

何首乌
- 来源　　　　蓼科何首乌 *Polygonum multiflorum* Thunb. 的干燥块根
- 功效　　　　补益功效来自传说，历代医家持不同观点
　　　　　　　可治疗疮毒痈肿
- 炮制　　　　炮制后毒性降低

土茯苓
——风靡欧洲中国根

❧ 土茯苓与茯苓 ❧

　　土茯苓和茯苓名字虽然相像，但不是一种药。从亲缘关系看，二者没有任何关系，土茯苓是种子植物，茯苓是菌类。它们仅有的共同点就是都生长在地下，名字中都有茯苓二字。

　　李时珍在《本草纲目》中提到了土茯苓的一个别名山猪粪，同时引用了古代本草的记载："茯苓、猪苓、山地栗，皆象形也。"茯苓、猪苓、土茯苓都因疙里疙瘩的粗砺形状而得名。把它们剖开来，内部大多呈白色。

　　土茯苓始载于汉代末期的《名医别录》，最初的名字为禹余粮，意为大禹留下的粮食。不过这个"禹余粮"与现在的矿物药禹余粮重名了，矿物禹余粮是以铁的氢氧化物为主的褐铁矿，和植物禹余粮风马牛不相及。

　　《本草纲目》引用陶弘景在《本草经集注》中对土茯苓的记载："南中平泽有一种藤，

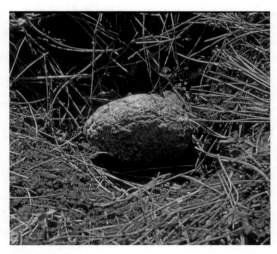

茯苓原植物

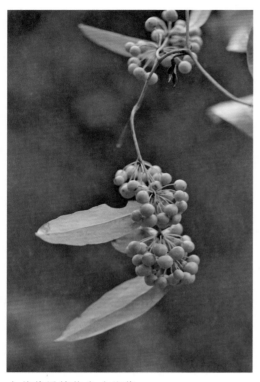
土茯苓原植物光叶菝葜

叶如菝，根作块有节，似菝而色赤，味如薯蓣，亦名禹余粮。言昔大禹行山乏食，采此充粮而弃其余，故有此名。"

明代之前的本草著作中，关于土茯苓的记载很少，说明土茯苓在明代之前并没有引起重视。明代中后期，土茯苓的药用价值开始被医家重视，名声也越来越大。

土茯苓成名于《本草纲目》，在书中第一次以"土茯苓"的名字收录。李时珍在《本草纲目》中详细记载了土茯苓用于治疗杨梅疮。杨梅疮就是梅毒，这是一种严重的性病。感染后，患者皮肤会生疮，而疮的外形就像杨梅，因而又叫杨梅大疮。

李时珍在土茯苓的发明项下写道："杨梅疮古方不载，亦无病者。近时起于岭表，传及四方……今医家有搜风解毒汤……其方用土茯苓一两，薏苡仁、金银花、防风、木瓜、木通、白藓皮各五分，皂荚子四分，气虚者加人参七分，血虚者加当归七分。"李时珍不但明确记载了配伍，而且记载了剂量："病深者月余，浅者半月即愈。"

梅毒与中国根

土茯苓直到《本草纲目》才引起重视，之所以以前用得少，是因为它能治疗的传染病梅毒在明代以后才从国外传入中国。当时广州作为通商口岸，有许多外国人出入，梅毒便由此入侵了中国。正因如此，梅毒一开始在民间被称作"广疮""广东疮"。患上此病后，不但皮肤溃烂，而且病死率特别高。

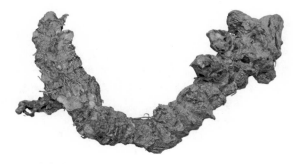

土茯苓药材

很长一段时间内，人们对梅毒一无所知，一旦感染上以后，如同被判了死刑。更有传说清朝的同治皇帝是因染上梅毒而身亡的。

梅毒很难根治，起初人们并没有好的应对办法。从 15 世纪开始，人们普遍利用毒性很强的汞制剂，如轻粉，来治疗梅毒。汞是一种毒性很强的金属元素，中毒后会导致肢体痉挛，当时被汞毒死的人比患梅毒而病死的人还多。对于这个"绝症"，人们束手无策了。

直到土茯苓的登场才把梅毒克制住。当时在梅毒全球传播的情况下，各个国家都没有很好的药物来治疗，而土茯苓汤治疗梅毒简便有效，土茯苓不仅能治疗梅毒，还能解除汞制剂的毒性，效果卓然。这味药由船员带到了世界各地。土茯苓经印度辗转至欧洲，被称为"China Root"即"中国根"，并大受欢迎。1563 年由葡萄牙籍医师奥尔塔编写的一本《印度香药谈》中已有记载："用中国根（Raiz da China）来治疗梅毒。"

除了用作治疗梅毒外，文艺复兴时期的著名解剖学家维萨里（Andreas van Wesel）还用土茯苓治好了西班牙国王查理五世的痛风，同时他留下了记录："人们对土茯苓这种传奇药物赞不绝口，有几位西班牙贵族都向皇帝推荐。在治疗所有的疾病上，没有任何药物能同土茯苓相比。""China Root"中国神草就此誉满欧洲。

早期运送到欧洲、印度的土茯苓数量有限，价格奇高。那时的土茯苓价格是胡椒、丁香等香料的几十倍。

商人们曾尝试将土茯苓移植到西班牙，但没能成功，一直到 17 世纪末 18 世纪初，土茯苓还是要从中国进口。

英国商人按捺不住了，他们想赚中国土茯苓的钱，但是货源来自中国，不好控制。后来他们在中美洲发现了一种土茯苓的近缘种墨西哥菝葜 *Smilax regelii* Killip et C. Morton，作为土茯苓的替代品使用，并且配合市场的营销手段，将替代品墨西哥菝葜变成了老百姓认可的正品。

中国土茯苓的海外市场由此慢慢萎缩，来自牙买加岛的墨西哥菝葜开始成为主流的抗梅毒药。之后又出现了特效药青霉素，土茯苓治疗梅毒慢慢淡出了历史舞台。

华丽转身

土茯苓能清热，除湿，解毒，尤其对一些无名的毒疮、红肿痛痒有独特的疗效，临床上被广泛用于治疗痛风、风湿性关节炎、复发性口疮、头痛、胃溃疡等。

正因为土茯苓有很好的清热、利湿、解毒的功效，对于湿热所致的皮肤病，如湿疹，有很好的疗效，而且降尿酸的效果很好，在岭南地区，新鲜去皮的土茯苓常用于煲汤。

粉葛土茯苓赤小豆汤是一道亲民且美味的药膳。粉葛、赤小豆和扁豆都有利水祛湿的功效，配上土茯苓，再加一些猪瘦肉或猪排骨、蜜枣，不仅可以清热祛湿，还可以预防湿疹，很适合春夏之际饮用。

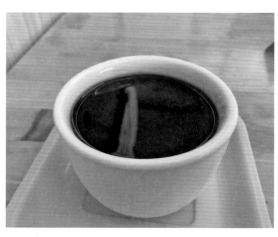

龟苓膏

在岭南地区，有一种传统的药用食品广受欢迎，就是口感像果冻的龟苓膏。龟苓膏能滋阴润燥，清热解毒，祛湿降火，家家凉茶铺都在售卖，也有不少知名品牌批量生产。龟苓膏中的"龟"指的是中药龟板，"苓"指的就是土茯苓。

不过有研究表示，土茯

苓的有效成分和重金属都富集在表皮部分，因此药用时疗程短，可以不去皮，但长期服用则需要注意。作食材用时，为了避免重金属积蓄，也最好选用去皮的原料。

品种鉴别

《中国药典》记载，土茯苓是百合科植物光叶菝葜 *Smilax glabra* Roxb. 的干燥根茎。在夏天或秋天采挖，除去须根，洗净，干燥；或趁着新鲜时，切成薄片，干燥后使用。

市场上土茯苓的混淆品不少，常见的有同科菝葜属多种植物的根茎，还有薯蓣科的绵萆薢和粉萆薢。

李时珍在《本草纲目》集解项下，详细地描述了土茯苓原植物和药材的特征。菝葜别名金刚藤，有一句谚语："有刺金刚藤，无刺土茯苓。"土茯苓的一个鉴定特征就是藤上没有刺，叶片薄革质狭椭圆状，常伴有两条虾须一样纤细的卷须。李时珍在《本草纲目》中记载土茯苓有红、白两种。正品土茯苓断面是淡红色的。

影响中药品质的因素很多，除了品种、产地外，也与采收加工的方法密

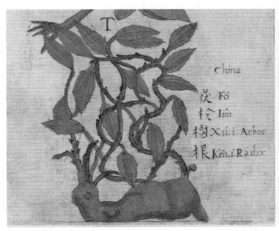 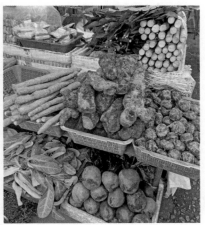

土茯苓 ［摘自 1656 年出版的《Flora Sinensis（中国植物志）》］　香港市场售卖的新鲜土茯苓

切相关。

土茯苓是多年生植物，目前来源主要以野生资源为主。一般在广东和中国香港的菜市场都可见到有鲜品售卖，但是要想在山中把它挖出来可不容易。

在我以往采挖药材的经验里，土茯苓属于比较难挖掘的药材。土茯苓的地上藤较细，但地下的根茎硕大，也很坚韧，不用铁锹或镐头根本挖不出来。在我国的土茯苓产区，新鲜的土茯苓四季都有，四季都可采挖。

> 土茯苓名称中虽以土字开头，但它一点都不土。早在五百年前就曾远渡重洋，在欧洲因可治疗梅毒而名声大振，为中医药赢得了声誉。
>
> 如今，土茯苓华丽转身，在现代社会防病治病中扮演着新的重要角色。

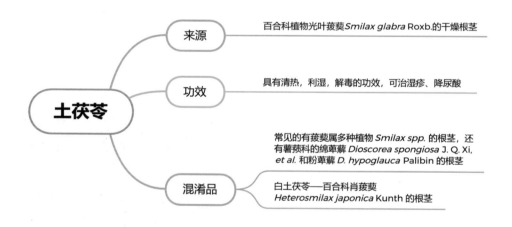

土茯苓

来源　百合科植物光叶菝葜 *Smilax glabra* Roxb.的干燥根茎

功效　具有清热，利湿，解毒的功效，可治湿疹、降尿酸

混淆品　常见的有菝葜属多种植物 *Smilax spp.* 的根茎，还有薯蓣科的绵萆薢 *Dioscorea spongiosa* J. Q. Xi, et al. 和粉萆薢 *D. hypoglauca* Palibin 的根茎

白土茯苓——百合科肖菝葜 *Heterosmilax japonica* Kunth 的根茎

金银花与连翘
—— 形影不离两兄弟

金银花与《苏沈良方》

在抗击新冠肺炎疫情的战役中，有不少中成药受到了大量关注，其中就有双黄连。药名里有黄连，其实配伍中并没有黄连。"双"指的是金银花，"黄"指的是黄芩，"连"指的是连翘。

金银花一名最早出现在北宋的方书《苏沈良方》当中。《苏沈良方》是两本古籍的合编本，苏是指苏轼所撰写的《苏学士方》，沈是指沈括所撰的《良方》。

苏轼的人生经历实在太丰富，故事传说屡屡为后世传唱，他又像是宋代文学艺术领域的"百科全书"。沈括则是同一时代科学技术领域的"百科全书"。

沈括所著的《梦溪笔谈》内容涉及政治、经济、文化、军事和科技等各个方面，包括许多当时处于世界领先地位的科学成就；在药物学方面，也翔实记载了一物多名或多物一名药材的考证。例如，杜若即为高良姜，赤箭就是天麻。在药物的采集和使用方面，沈括也纠正了不少前人的错误。

李时珍非常认可沈括的学术成就，在《本草纲目》中引用了《梦溪笔谈》中的 39 个条目。

金银花与山银花

金银花是忍冬科（Caprifoliaceae）植物忍冬 *Lonicera japonica* Thunb. 的干燥花蕾。

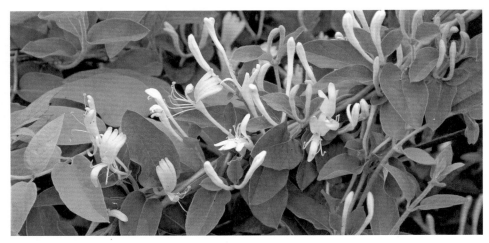

忍冬原植物

　　金银花分布较广，基本上遍布全国。金银花味甘，性寒，具有清热解毒，疏散风热的功效。它与近缘的山银花临床功效相似。

　　山银花现在也收录到《中国药典》中，目前共有 4 种同属的植物来源。它们分别来源于灰毡毛忍冬 *Lonicera macranthoides* Hand. –Mazz.、红腺忍冬 *L. hypoglauca* Miq.、华南忍冬 *L. confusa* DC. 或黄褐毛忍冬 *L. fulvotomentosa* Hsu

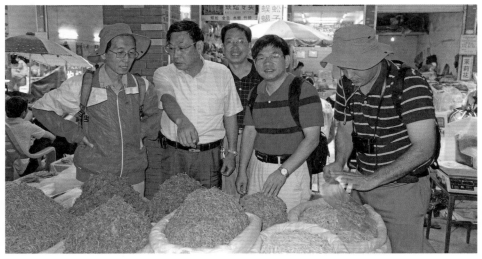

考察市售不同种类的山银花（左起：笔者，向导，陈虎彪，彭勇，Eric Brand）

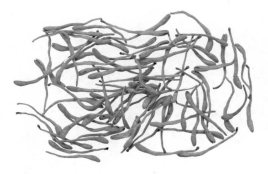

金银花药材

et S. C. Cheng 的干燥花蕾或带初开的花。山银花也具有清热解毒，疏散风热的功效，主要分布于南方的大部分地区。

尽管金银花和山银花同属，但它们所含成分有所不同，功效有异。所以，金银花和山银花不能相互替代。药物基原一定要分清楚，不能混淆。

一般在药材市场上，金银花与山银花也较容易鉴别。金银花的表面有很多细密的柔毛，抓起一把，用力握紧，如果感觉到扎手的就是金银花。老药工称这种效果为"顶手"。如果表面上柔毛少，没有明显顶手感觉的就是山银花。

金银花与忍冬藤

顾名思义，忍冬可以忍受冬天的严寒。陶弘景在《名医别录》中把它列为上品，"凌冬不凋，故名忍冬"。

一种植物出了两味药。

忍冬的茎枝是另一味常用药，具有清热解毒，疏风通络功效的忍冬藤。

李时珍在《本草纲目》里详细记载了金银花颜色的由来："三四月开花……花初开者，蕊瓣俱色；经二三日，则色变黄。新旧相参，黄白相映，故呼金银花。"金银花需在"四月采花"，刚刚长出花蕾的时候采收最适宜，开放了的花朵就不宜入药了。

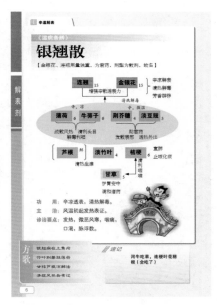

银翘散（摘自《百方图解》）

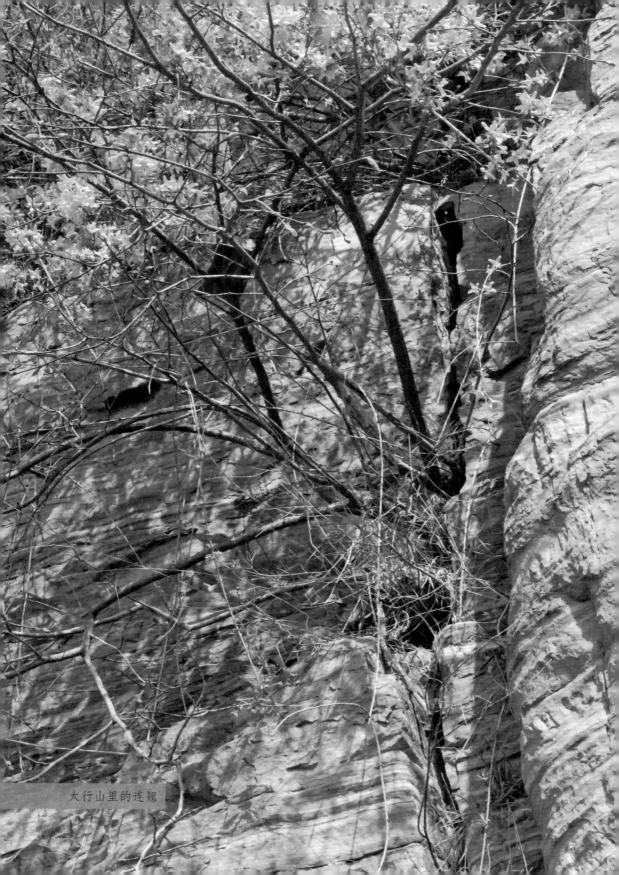

太行山里的连翘

忍冬藤的药用历史比金银花还要长，金银花后来居上，在"温病学派"的医家手中大放异彩。温病学派是形成于明末清初的中医学派，与伤寒学派并称中医两大学派。温病学派的著名代表人物有清代医家叶天士、吴鞠通等。吴鞠通的代表著作是成书于1798年的《温病条辨》。他所用的代表方有以金银花、连翘为君药的经典名方银翘散。

银翘散与连翘

在银翘散的组方中，金银花离不开连翘，连翘也离不开金银花，银和翘是形影不离的药对，一起使用可以增强芳香透表，清透热邪之功。药对是中医临床上相对固定的一种药物配伍，像一个战斗小组，发挥的功力远胜于单味药，一加一大于二。

中成药中银翘作为药对配伍很常见。例如，银翘解毒丸、清热解毒口服液、小儿金翘颗粒、金嗓开音丸等，数量超过了400种。

木犀科植物连翘 *Forsythia suspensa* (Thunb.) Vahl 是一种落叶灌木，药用部位是干燥的果实。连翘在早春的时候先开花，后长叶子。每年到了连翘

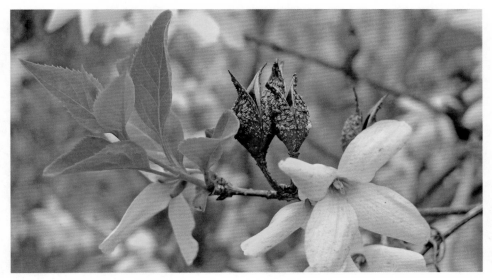

连翘原植物

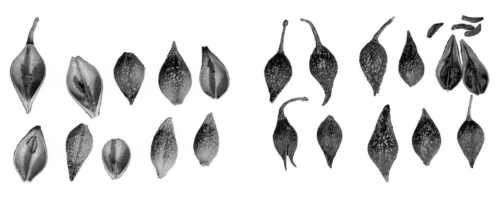

老翘药材　　　　　　　　　　　青翘药材

盛开的时节，有的零星分布点缀于青山绿水之间，也有的黄灿灿一大片开在公园里，耀眼夺目。

现在城市绿化带也会见到连翘，第一次见到连翘的人，很容易把它认成迎春花。同为木犀科植物的连翘和迎春外形极为相似，几乎同一时间绽放嫩黄色的花，但有一处特征可立即区分二者。

区分迎春花和连翘，较为直接的方法就是数花瓣。连翘的花是 4 裂的，有 4 个花瓣，而迎春花多是 5～6 裂的，通常有 5～6 个花瓣。

秋季，连翘果实成熟了，白露节气前采的果实，颜色是青绿的，称为青翘。到了寒露节气前，果实已经熟透了，果壳开裂，颜色呈黄色，称为黄翘、老翘。青翘清热解毒之力较强，药性也比较峻烈，多服容易伤及脾胃。老翘可以透体表之热，长于疏散风热。采收需要注意季节，过早"抢青"采摘或打扫落在地下的老翘，都是不合适的。

连翘有一个重要作用，可以散结，去除红肿热痛。中医所说的结，包括痈肿和毒素聚集导致气血不通畅等。足见连翘的用途广泛。

有的人生病吃药，恨不得一下就把病魔彻底消灭。但需要注意药量，药不是吃的越多越好。

银翘散原方是散剂，打成粗末煎煮，可治疗温病初起时的症状。全方的一天用量只有 6 钱，也就是 20 克左右。金银花和连翘治疗表证，一边清透表邪，一边给病邪通出路，治疗风热感冒似四两拨千斤。如果用量过大，反而太过寒凉，会伤及脾胃，引起药源性疾病。药源性疾病是现在社会的大问题，因服药不当所导致的病，有吃西药引起的，也有吃中药引起的。

　　少量的金银花可以泡茶饮用。不过，金银花属于辛凉解表药，体质平和或体质内热的人可以浅尝，不适合长期饮用。而经常腹痛、腹泻、腹部发凉，或者手脚发凉，脾胃虚寒的人则不适合喝金银花茶。

　　　银翘散在民间广为应用，家喻户晓，也是市售凉茶的基础方。其组方一共十味药，我编了一个顺口溜："河牛吃草，连梗叶花穗根，全吃了。"前面十个字是实词，一个字代表一味药。具体对应的中药是：薄荷、牛蒡子、淡豆豉、甘草、连翘、桔梗、淡竹叶、金银花、荆芥穗、芦根。

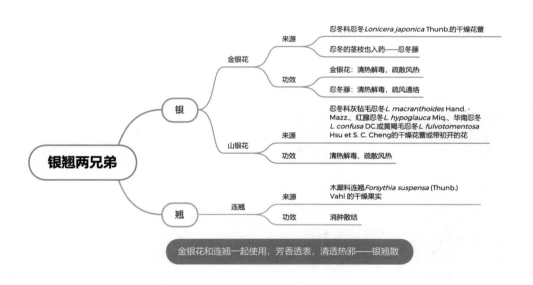

金银花和连翘一起使用，芳香透表，清透热邪——银翘散

木通
——寻求凭证赴英伦

斯隆与大英博物馆

在伦敦的市中心，有一个斯隆广场（Sloane Square），得名于一位名叫汉斯·斯隆（Hans Sloane）的爵士。汉斯·斯隆（1660—1753 年）出生于爱尔兰，博物学家、内科医生、收藏家。他曾担任英属殖民地牙买加总督的医生。斯隆热爱收藏。他有一项发明专利，至今人们都还喜欢，那就是巧克力牛奶。

有文字记载的第一个吃巧克力的中国人可能是清朝的康熙皇帝。康熙五十二年（1713），有人进贡给康熙一些巧克力，并被告知巧克力味甘苦而性温。康熙品尝后随手写下了四个字——毋庸寄来。言下之意这吃食不合口味，别再送了。纯的黑巧克力确实很苦，如果那时斯隆的巧克力牛奶配方传到中国，皇帝吃到的可能就是甜品了。

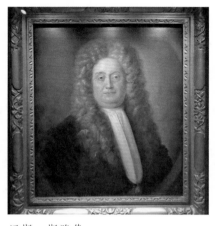

汉斯·斯隆像

巧克力牛奶专利和殖民地的经历让斯隆有了丰厚的收入，他去世的时候称得上家财万贯。他的藏品超过 7 万件，而这个数目还没有细算到植物标本、藏书及手稿。他生前留下一份遗嘱，要把

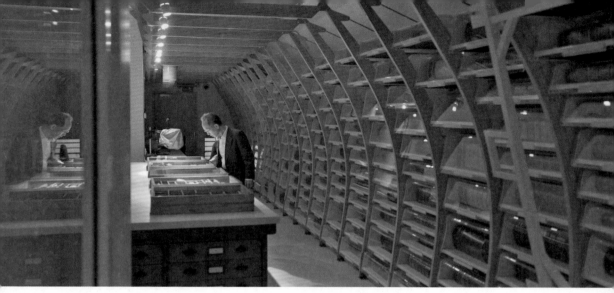

经英国自然历史博物馆批准，笔者进入非开放区，深度接触斯隆的收藏

毕生收藏全部捐给社会。但有一个条件，希望政府建一个正式的博物馆展览其藏品。这个博物馆的倡议得到了很多有识之士的响应。英国政府通过发售彩券筹集到资金，建立了博物馆。后来随着该博物馆规模的壮大，分成了大英博物馆、自然历史博物馆和大英图书馆。

在斯隆去世150年以后，达尔文在研究进化论的过程中，也参考了斯隆收藏的标本。可以说斯隆的收藏对于人类科学的进步具有重要的意义。

馆藏中药

斯隆300年前收集的这些藏品当中，有一部比较早期的《本草纲目》刻本——石渠阁刻本。收藏品中还有一批中药标本，现存放在自然历史博物馆的达尔文研究中心。

由于这批标本没有经过系统的鉴定，网上也检索不到，博物馆的工作人员即使想研究也感到起步艰难。几年前，博物馆托人找到了我，请我帮助他们鉴定这批珍藏的标本。我闻之大喜，竟然在遥远的英国还保存着珍贵的古代中

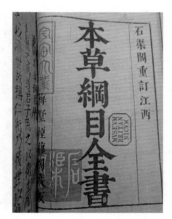

斯隆收藏中的《本草纲目》
（石渠阁刻本）

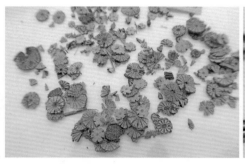
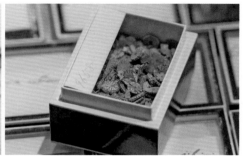

英国自然历史博物馆收藏的中药木通标本

药标本。待我实地到了英国自然历史博物馆的达尔文研究中心，藏品数量之多和种类之广超乎我的想象。

博物馆工作人员搬出来五个大箱子，箱子里满载大大小小装着标本的盒子，共有 93 种中药。除了几种被虫蛀无法辨别原型的中药之外，我们一共鉴别了 85 种。这 85 种中药大部分是常用中药饮片，如麻黄、厚朴丝、陈皮丝、槟榔片等，以及一些特色炮制品和南方的代表品种，如木鳖子、楮实子、紫草茸、檵藤等。根据药材的种类，我基本可以判定这是当年东印度公司从中国南方收集到的。虽然大部分药材的形态还能够分辨，但经过了三百年光阴，即使被妥善保存，很多药材的味道也早已消散殆尽。不过有一味药，打开盒子的时候当场呛了我一下，是辣椒。

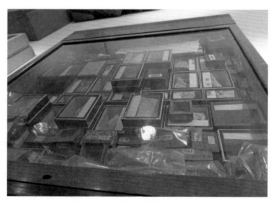

众多藏品中的中药材，收纳在大小不一的盒子中

不过，此行最珍贵的收获，是看到了三百年前的木通标本，幸有这批中药标本的佐证，帮助我们厘清了这些年一直争论不休的木通问题。历史上的木通没有毒，因植物品种误用造成的情况不该归罪于木通。

马兜铃风波

20 世纪 90 年代，比利时曾出现一起严重的中药中毒事件。有比利时市民因服用一种中药片减肥，造成肾功能衰竭的不良反应。调查发现，原因是其中用了毒剧药马兜铃科的"广防己"，其中所含马兜铃酸导致了肾损伤。

"广防己"并非中药"防己"，造成这类病症的原因是防己的用量太大，还是防己的品种不对，这其中有先后之别。纠清病因应先判断用药的真伪，再判断剂量的问题。

之后又有人将中药制剂龙胆泻肝丸当中的正品木通，用成了马兜铃科的关木通，再次引发了肾功能衰竭病例的出现。一时间，有关"马兜铃酸事件"的消息满天飞，人们谈"马"色变。甚至还出现了一个不负责任的名词"中草药肾病"。可真是眉毛胡子一把抓。叫木通的、叫防己的中药一度都不能用了。

实际上，不是所有的"木通"都有毒。引起不良反应事件的药物是用错了药材品种。

《中国药典》中所载的正品木通是木通科的木通，也是李时珍《本草纲目》第 18 卷通草项下所载之木通。但现在市场上，除了木通科的木通，有时还能看到马兜铃科的关木通。

真凭实据

三百年前的中药标本是最好的凭证，证明了那时用的木通就是一直在用的正品木通科的木通 *Akebia quinata* (Houtt.) Decne.，当时并无关木通的混淆。

使用正品的木通不会出现毒副反应，正品的防己也没有中毒的记录。木通科木通的成熟果实，果汁丰沛可以当水果吃。8 月果实成熟会裂开，别名八月札，入药称为预知子。

那次伦敦实地考察后，我和赵凯存博士、Eric Brand 博士共同发表了一篇学术论文，澄清了这一历史悬案。两年后，我又协同专业的浣一平导演和

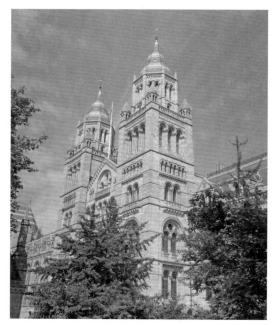

英国自然历史博物馆

2015年12月 第40卷第24期　中国中药杂志　Vol. 40. No. 24. December, 2015

·学术探讨·

伦敦自然历史博物馆珍藏古代中药考

赵中振[1,2]，赵凯存[3]，白效龙[3]

（1. 香港浸会大学 中医药学院，香港；2. 中国中医科学院 中药研究所，北京 100700；
3. 英国 Middlesex 大学 中英部，伦敦 NW44BT）

[摘要] 经实地考察、鉴定了这批珍藏于英国伦敦自然历史博物馆的一批古代中药标本，这些珍贵的文物，是斯隆藏品基础的一部分，记载种的中药标本。本课题经过了700年前中药品自然发展水平。这些专家的数据，对于研究中药标本的名与变迁、中药炮制与饮片的历史。探讨本草时代东西方的药物贸易以及都重具有参考价值。

[关键词] 中药标本；中药品种鉴定；英国自然历史博物馆；中药品品名及变化

Identification of ancient Chinese medicinal specimens preserved at Natural History Museum in London

ZHAO Zhong-zhen[1,2], ZHAO Kai-cun[3], Eric Brand[3]

（1. School of Chinese Medicine, Hong Kong Baptist University, Hong Kong, China；
2. Institute of Chinese Materia Medica, China Academy of Chinese Medicinal Sciences, Beijing 100700, China；
3. School of Health and Education, Middlesex University, London NW44BT, Britain）

[Abstract] On-site field investigation was conducted to authenticate a batch of ancient Chinese medicinal decoction pieces that have been preserved in a rare collection at the Natural History Museum in London. These treasured artifacts comprise a portion of the Sloane Collection, and the nearly one hundred Chinese medicinal specimens examined within provide an objective record of the real situation regarding the Chinese medicinal materials in commercial circulation three hundred years ago. The precious data from this collection provides an extremely valuable reference for the research into the history of medicinal exchange between China and the West during the Age of Exploration, shedding light on the evolution and historical change in the species used in Chinese medicine, as well as the history of medicinal processing and decoction pieces.

[Key words] Chinese medicinal specimens; origin identification of Chinese medicinals; Natural History Museum; historical exchange of Chinese medicinal materials

doi 10. 4268/cjcmm20152433

英国伦敦自然历史博物馆珍藏着一批古代中药饮片，作者通过实地考察，鉴定了这批种的中药标本。这些中药标本，本课题记过了300年前中药品的自然发展水平。此次鉴定结果将对研究中药品种的沿革与变迁、中药炮制与饮片的历史、探索古本草时代东西方的药物贸易史都有参考价值。

1 伦敦自然历史博物馆

1.1 斯隆爵士与大英博物馆　大英博物馆（British Muse-

[收稿日期] 2015-07-11

[通信作者] 赵中振，教授，主要从事中药鉴定、中药资源、中医药标准化研究，Tel：（00852）34112454，E-mail：zzhao@hkbu.edu.hk

um）文物大小均按博物馆，建于1753年，藏品来源遍及五大洲。时间跨度从远古到当代，只数量非常庞大的。大英博物馆的藏下机缘，则要从英国十谈起。汉斯·斯隆（Hans Sloane）（1660—1753年）出于于爱尔兰。是一位杰出的医生，他曾经任任于英国皇家医院之一，斯隆最主自然地方于科学研究。同时他还能感觉感兴趣。无论对动、植物都有极大的兴趣。斯隆制作的标本标本，是日积累的标本积累。

· 4923 ·

[CJCM1994-2920 CJNew Academic Journal Education Publishing House, All rights reserved. http://www.cnki.net]

笔者和研究团队对该批中药标本的考察报告发表于《中国中药杂志》

柴林摄影师，再次进入博物馆，用影像把真实的史料记录下来，制作成纪录片《本草无疆》中的一段内容。

标本珍贵

世界上已知现存最早的中药，就是1972年从长沙马王堆汉墓出土的9种中药标本。李时珍编撰《本草纲目》时不仅收集了大量的前代医药文献，而且绘制了大量实物图片相配。《本草纲目》是一部图文并茂的科学巨作，但受限于历史条件，没能留下一份药物标本。

中药标本是中药鉴定的凭据。古代的药物标本弥足珍贵，具有重要的文物价值和学术价值。

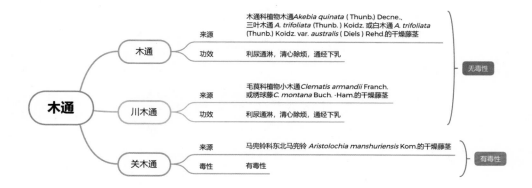

木通 — 木通 — 来源 — 木通科植物木通 *Akebia quinata* (Thunb.) Decne.、三叶木通 *A. trifoliata* (Thunb.) Koidz. 或白木通 *A. trifoliata* (Thunb.) Koidz. var. *australis* (Diels) Rehd.的干燥藤茎 — 无毒性

木通 — 功效 — 利尿通淋，清心除烦，通经下乳

川木通 — 来源 — 毛茛科植物小木通 *Clematis armandii* Franch. 或绣球藤 *C. montana* Buch. -Ham.的干燥藤茎 — 无毒性

川木通 — 功效 — 利尿通淋，清心除烦，通经下乳

关木通 — 来源 — 马兜铃科东北马兜铃 *Aristolochia manshuriensis* Kom.的干燥藤茎 — 有毒性

关木通 — 毒性 — 有毒性

菖蒲
——芳驱五毒避瘟神

端午菖蒲

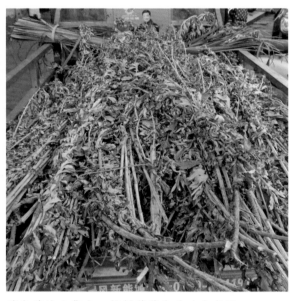

端午节的大集上，新鲜菖蒲和艾叶上市了

中医传承至今，留下了很多防疫、抗疫的方法。民间有端午节挂艾叶、悬菖蒲、洒雄黄酒、送香包等习俗，意图都是驱毒避瘟。以菖蒲为名入药的药材，一直混乱不清，加之各地用药习惯不同，便成了困扰医生的一个老问题。

李时珍说："菖蒲，乃蒲类之昌盛者，故曰菖蒲。"水菖蒲植株比较高，有1米多，叶片像一柄利剑，又被称为"水剑草"。这把"剑"可以驱妖除邪。端午节家宅门前悬挂的就是水菖蒲。

药物应用的其中一种载体是香包，用作芳香疗法。香包大多是一个小三角布包，里面放些芳香类药材，石菖蒲也常见于香包配方中。我开始认识中

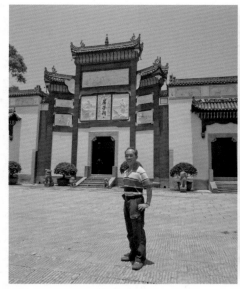
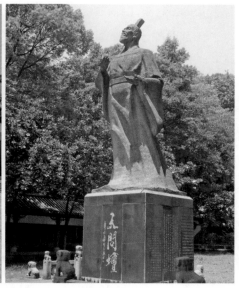

笔者在汨罗江畔屈子祠　　　　　　　屈子祠屈原像

药是从 1965 年上小学的时候，当时经常暴发流行性乙型脑炎。每天老师在学校门口检查学生戴没戴香包，如同现在疫情期间检查戴口罩一样。

长沙马王堆汉墓出土文物中也发现了香包和香炉等香熏器物，容器内仍存有芳香的药材。唐宋时期出现了香药匣、香药袋，也是装填芳香药材的物品。香包是中医"治未病"思想在现实生活中的一种体现。

1995 年，在东京召开的一次亚洲传统医药会上，日本药学史学会的会长川濑清教授邀请我做了一次《中药与民俗》的专题报告，我介绍的就是中药香包。那次会议还有来自印度、印度尼西亚等地的学者，他们对我讲的香包都十分感兴趣。因为在热带地区，用香包防疫更容易就地取材，也容易普及。

花有四雅

药中有"四维"，花中有"四雅"。明代名士、书画家文徵明的后人文震亨曾经称赞："花有四雅，兰花淡雅，菊花高雅，水仙素雅，菖蒲清雅。"四雅当中的菖蒲后被文人墨客称为"天下第一雅草"。很多文人都喜欢在书案上摆设一小盆菖蒲，视为文房雅趣。

石菖蒲除了气质清雅以外，还有一个优势就是好养。栽石菖蒲可以"添水不换水"。即使在同一个盆里泡上几年，水都是清亮的。石菖蒲本身对污水有种天然的净化能力。

石菖蒲生于石上，又可叫石上菖蒲。我经常上山，山涧溪水旁常见石菖蒲。苏轼曾称赞石菖蒲："忍寒苦，安澹泊，与清泉白石为伍，不待泥土而生者。"石菖蒲无须泥土也能生长。其实石菖蒲长得很慢，根茎小，茎节多，但香气十足。

人们习惯形容长江、黄河为汹涌澎湃，气势宏大；形容溪水时，潺潺流水清澈透明；水沟往往给人的印象不太清澈且气味扰人。如果水沟里长着菖蒲，那给人的感觉就完全不一样了，转而是一种美丽、清香、卫生的感觉。北京天安门东侧的南河沿有一条菖蒲河，河里长着很多菖蒲，又名外金水河，现在改造为菖蒲河公园。

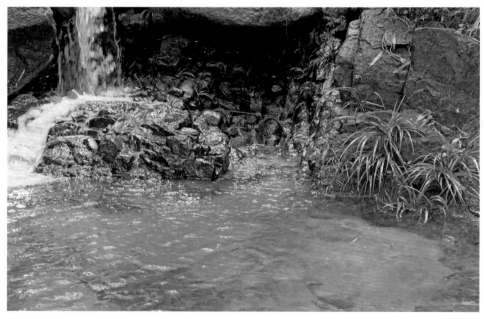

清泉石上流，石菖蒲生于溪石旁

石菖蒲和水菖蒲

到香港工作以后，我带的第一个博士张文军研究的课题就是石菖蒲。为了把石菖蒲栽活、栽好，小张在野外采集时，把附着有石菖蒲的大石头背回了学校，安置在了教学楼天台的小药园。那里，我们前后栽了十几种石菖蒲。我的大师兄邬家林教授还特意把从峨眉山收集的样品都支援了过来，用于鲜品取样做 DNA 分析。石菖蒲的系列研究进行得很顺利。

石菖蒲与水菖蒲近缘，同科同属，都来源于天南星科菖蒲属（*Acorus*）。无论是石菖蒲 *Acorus tatarinowii* Schott，还是水菖蒲 *A. calamus* L.，都有肉质的花序轴以及佛焰苞。

水菖蒲多生于水边，植株高大，叶直立，别名也叫泥菖蒲，因为从水中生出来拖泥带水。水中营养足，水菖蒲根茎比较粗，环节比较稀疏，质地松泡，断面呈海绵状。

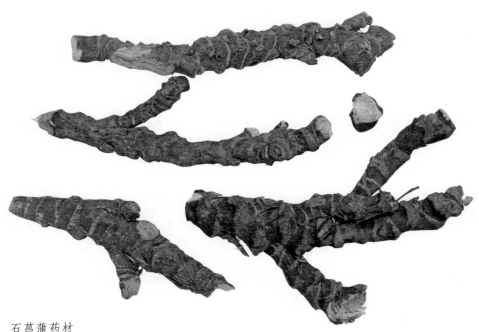

石菖蒲药材

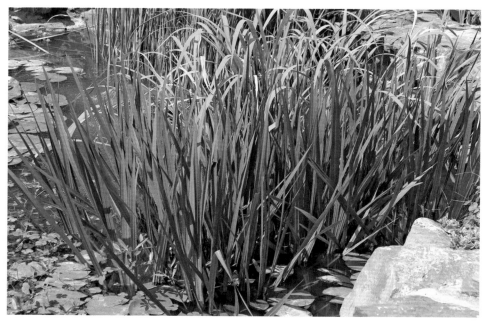

水菖蒲原植物

石菖蒲长在山涧溪流和石隙缝里，植株比较矮小。叶子弯曲下垂，形态有些像沿阶草。石菖蒲根茎直径一般小于 1 厘米，环节又多又密，因此又名九节菖蒲。九代表极数虚数，意为节多。一寸 12 节的是菖蒲中质量最好的。

但不能反过来说九节菖蒲就是石菖蒲。在陕西、山西等地药材市场销售的九节菖蒲，指的是毛茛科的阿尔泰银莲花 *Anemone altaica* Fisch. 的根茎，且有一定毒性，不能与石菖蒲混淆。

临床上石菖蒲主要有两大功效：开窍豁痰和化湿开胃。《神农本草经》中已记载其久服轻身、不忘、不迷惑、延年。用现代含义理解就是石菖蒲有类似预防阿尔茨海默病的作用。现代研究也表明，石菖蒲具有抗抑郁、抗痴呆、抗衰老等作用。随着老龄化社会的到来，它的应用前景会更广阔。

水菖蒲入药，《中国药典》记载其药名为藏菖蒲。它的香气和功效都比石菖蒲稍弱。水菖蒲民间的用途广泛，一些地方的《中草药手册》中有记载，水菖蒲可以治疗痢疾，煮水外用可治疗风疹瘙痒、疥疮。

"菖蒲节"遇鸢尾花

旅居日本期间，我曾经居住在东京葛饰区。每年6月中旬，端午时节，那里都会举办"菖蒲节"。届时，女孩子都会穿上夏季清爽漂亮的和服，街上还有歌舞表演，外国人也在此时云集，成为东京的一道风景。

1993年，正赶上"菖蒲节"，我和几位来自国内的学者同人一起去观赏。我的专业是中药，又是当地住户，责无旁贷当了一回导游。但我眼前看到的所谓菖蒲，与中药的石菖蒲、水菖蒲完全对不上号，总觉得不对劲。这时候，有一对西洋夫妇擦肩而过。他们不认识"菖蒲节"的文字，可大概认识到处装点的植物，只听到他们大声赞叹：Iris, so beautiful! 一句话提醒了我。Iris 是鸢尾的英文。原来我们眼前的"菖蒲"是一种鸢尾科鸢尾属植物，拉丁文学名是 *Iris japonica* Thunb.，中文名叫日本鸢尾。这种植物的叶子与水菖蒲有些相像，而花瓣排列形态类似老鹰尾巴上的羽毛。

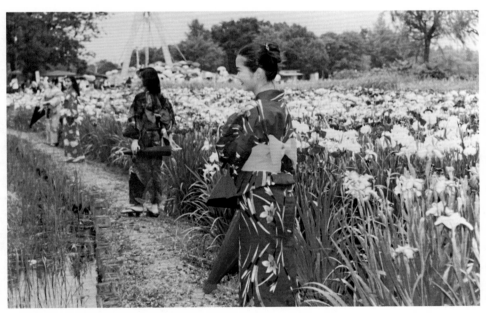

日本"菖蒲节"上，日本鸢尾在绽放

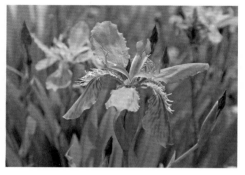
鸢尾原植物

曾有日本学者认为，鸢尾科的一些植物就是中国本草书上记载的一种菖蒲。这也就是日本人把菖蒲节的汉字用在了鸢尾节上的原因吧。

其实，我国也有称作"菖蒲"的鸢尾科植物。被誉为"世界四大切花"之一的唐菖蒲 *Gladiolus* × *gandavensis* Van Houtte，别名叫十三太保，在广东一带春节时被当作年花，开花时热烈成串，娇嫩欲滴，节节高升。其他三种"切花"是月季、香石竹（康乃馨）和非洲菊（扶郎花）。

端午节，三件宝，粽子、菖蒲艾叶和香包。作为中国香文化的一部分，佩戴香包的习俗由来已久。虽说各地各家制品中的中药组方不同，但一定会用到菖蒲。沧桑变幻，菖蒲的香气一直伴随着人们。

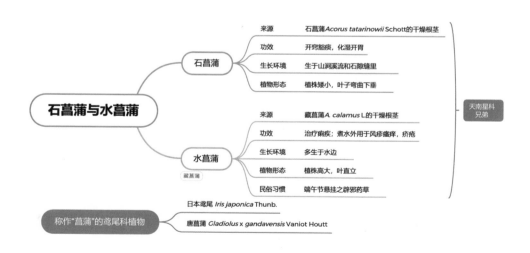

石菖蒲与水菖蒲

石菖蒲
- 来源　石菖蒲 *Acorus tatarinowii* Schott的干燥根茎
- 功效　开窍豁痰，化湿开胃
- 生长环境　生于山涧溪流和石隙缝里
- 植物形态　植株矮小，叶子弯曲下垂

水菖蒲（藏菖蒲）
- 来源　藏菖蒲 *A. calamus* L.的干燥根茎
- 功效　治疗痢疾；煮水外用于风疹瘙痒，疥疮
- 生长环境　多生于水边
- 植物形态　植株高大，叶直立
- 民俗习惯　端午节悬挂之辟邪药草

天南星科兄弟

称作"菖蒲"的鸢尾科植物
- 日本鸢尾 *Iris japonica* Thunb.
- 唐菖蒲 *Gladiolus* x *gandavensis* Vaniot Houtt

芦荟
——远渡重洋遍五洲

别名象胆

芦荟，在《本草纲目》里的别名很有意思，叫象胆。翠绿的芦荟，和大象的胆有什么联系呢？"象胆"这个名字后面，实际上有一段芦荟的舶来史。

中药芦荟是植物芦荟叶子中汁液的浓缩干燥物。芦荟是一种远道而来的进口药材，芦荟的叶在去除外皮后，显得晶莹剔透，黏液丰富，但是制成浓缩物经过氧化之后，则面目全非，变成不规则块状，表面呈暗红褐色或深褐色。芦荟的味道很苦，英文为 Aloe，这个单词可能起源于阿拉伯文的 Alloeh或者希伯来文的 Allal，二者的含义都是苦。

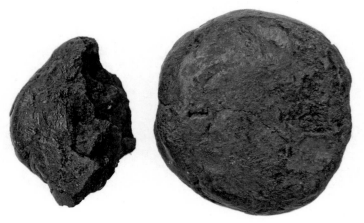

芦荟药材——古籍所载的"象胆"

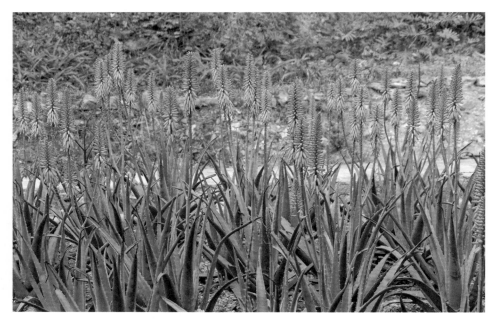

库拉索芦荟原植物

　　色黑味苦可能使人们想到了胆。蛇胆、鸡胆、猪胆包括牛胆都算常见，如芦荟这么大的一个"胆"，分量却不重。人们推测，能有这块"胆"的，只有大象了。于是，芦荟有了"象胆"这个别名。

　　在古代，肉质的鲜品药材实在不易保存，当时没有办法把原生态的芦荟带过来。芦荟初到中国时，已是加工好的药材，像血竭、藤黄一样是经过加工处理的，本草书籍在记载进口药物基原时，往往描述得不够准确。受历史条件所限，人们无法进行实地考察，发生一些错误也可以理解。

　　《中国药典》现收录了芦荟的两个基原植物，它们都是来源于百合科的植物：库拉索芦荟 *Aloe barbadensis* Miller 和好望角芦荟 *A. ferox* Miller。库拉索芦荟又称"老芦荟"，主要分布在美洲加勒比海沿岸。好望角芦荟又称"新芦荟"，主要分布在非洲。

　　芦荟主产地之一是非洲，为追根溯源，我去了南非，展开了寻找芦荟之旅。

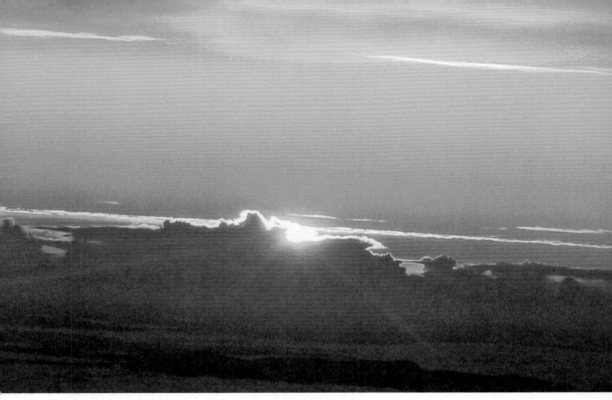

飞往南非的途中，曙光初现

～ 好望角芦荟 ～

2003 年，我和彭勇博士一起，赴南非参加第 7 届国际传统药学大会。从香港飞到南非，从北半球直飞到南半球用了差不多 15 个小时。当我们到达著名的开普敦大学时，看到了盛开的芦荟花，好像在欢迎远客，旅途的疲劳一下子抛到了脑后。

在南非的首都开普敦，我们登上了被称作"世界七大自然奇景"之一的桌山（Table Mountain）。远远望去，桌山就像一个长条大桌案，海拔超过 1086 米，长度超过 3000

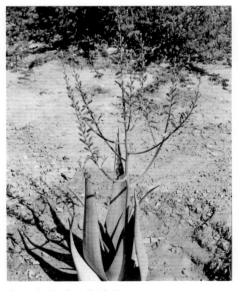

在南非见到了芦荟花

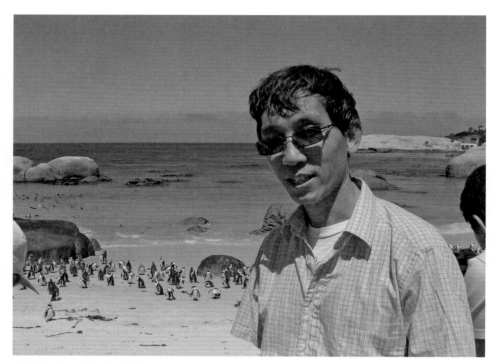

南非也有可爱的小企鹅

米，在上面铺设一个飞机跑道都绰绰有余。站在桌山上远望，向西可以望到大西洋，向南可以望到好望角，好像站立于世界航道的路口，大航海时代的故事又浮现在我的眼前。

著名航海家达·伽马在1497年航行经过南非好望角进入印度洋。据当地人介绍，正是由于达·伽马的航行才令葡萄牙国王将"风暴角"改名为"好望角"。

好望角附近有一个企鹅岛，也是到了那里我才知道，原来不仅南极有企鹅，非洲也有。我还看到了一些非洲特有的植物，有的至今没有中文名。

作为一般观赏花卉的芦荟，长到半米已经算相当高了。南非的好望角芦荟可长到5～6米高，说它是一棵树也不夸张。在南非的植物园中，我们还见到一种木本的多枝芦荟 *Aloe ramosissima* Pillans。见到如树样的芦荟，我

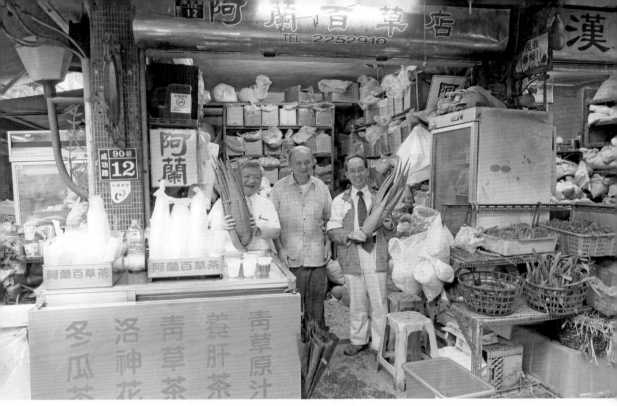

笔者与张永勋在台湾青草街寻见鲜芦荟

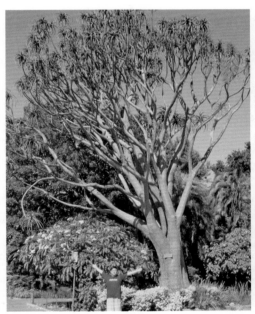

彭勇在南非芦荟大树下

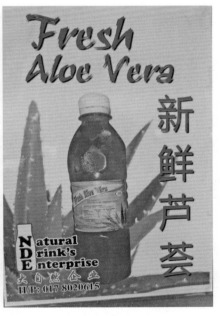

马来西亚产的新鲜芦荟汁

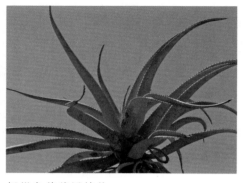
好望角芦荟原植物

也理解了李时珍为何要把芦荟放在木部。

芦荟的叶子肥厚多汁，一般一棵芦荟有 30～40 枚叶子，生机勃勃地簇生在一起。一片厚厚的肉质大叶片可有两米长，绿中透着红，植株中间长出一枝独秀的花葶，淡红色圆锥花序非常耀眼。

海药本草与芦荟

唐代对外贸易很发达，除了通过陆路的丝绸之路与中亚、西亚和地中海国家发生贸易关系之外，还通过海上丝绸之路和南洋、印度、阿拉伯等地进行贸易。外来药物在唐朝大幅增加，一部《海药本草》在五代时期应运而生了。

李时珍引用了《海药本草》中李珣的记载："芦荟生波斯国……"根据尚志钧先生的考证，李珣是 10 世纪左右生活在我国唐朝的波斯人。李珣的家族以经营香药为业，李家先祖来到中国随了国姓。李珣自己游历过岭南，对于岭南地区的药物和通过海路输入的外来药很熟悉，又擅长文学，所以才能写出《海药本草》。

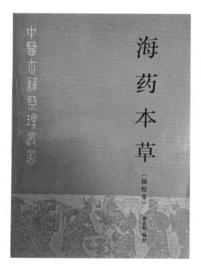
尚志钧辑复的《海药本草》

在古代航海技术有限的条件下，商人和传教士不远万里，一路上惊涛骇浪，冒着遇上海盗，或被巨浪掀翻、被吞入鱼腹的风险，冲破重重阻碍来到中国。促使他们来到中国的原因有很多，商品贸易是其中之一，芦荟就是有高利润的好药、俏货。

芦荟在世界天然植物药排名中，一直名列前茅，排在前五位。国外应用芦荟的历史要比我国早得多。公元前4000多年，古埃及庙宇的壁画上就有芦荟了，芦荟还被收录在古埃及医学著作里。公元6世纪，阿拉伯商人将芦荟带到了亚洲。公元16世纪，西班牙人又把芦荟传播到了世界各地。

芦荟多用途

芦荟的药用功能主要有泻下、清火、外用治疗烫伤以及美容。

古人最初发现芦荟有通便的作用，于是芦荟一直作为泻下药。现在经常有人把减肥挂在嘴边，有人选择吃芦荟来通便泻下，达到减肥或清肠排毒的目的。但有一点需要注意的是，芦荟泻下的主要成分是蒽醌类化合物，此类成分有一定的肝、肾毒性，长期、过量服用对身体有害。

外来药物传入中国，在中医的临床应用中，有重新认识、经验积累的过程。金元四大家之一的刘完素，在他的著作《黄帝素问宣明论方》中收录了一首方子——当归龙荟丸，组方用到芦荟和龙胆，其中芦荟能清泻肝胆实火。后世医家对于当归龙荟丸非常推崇，此方能泻肝胆实火，对肝胆实火引起的头痛目眩、躁狂便秘有上佳效果。

南非的原住民会把芦荟叶子中的黏液提取出，制成药膏，专门用于治疗外伤。芦荟外用对烧烫伤的治疗效果很好。割取一片新鲜的芦荟，把有黏液的一面敷在烫伤的创面上，既能缓解疼痛，又能加速伤口的修复。这是一个实用的小方，视伤情程度不同，实际使用时仍需医生指导。

除了烧伤、烫伤以外，鲜芦荟对于过度日晒造成的皮肤灼伤、泛红或脱皮也有明显的缓解作用。

芦荟是很受欢迎的美容护肤品，多种日化产品都添加了芦荟成分，如面膜、面霜等。芦荟不仅可给人美容，还可给中药美容，用在中药水蜜丸上。中药厂加工水蜜丸时最后一道抛光工序，便用到了芦荟。用它抛光过的丸剂又黑又亮，不仅美观，还有助于加速崩解，促进药效释放与吸收。

今天，许多食品饮品，如果冻、果汁、酸奶中都可加入芦荟，但食用芦荟的时候一定要去掉外皮。芦荟的种类很多，食用、药用需注意芦荟品种的选择。一般观赏的芦荟品种不可食用。

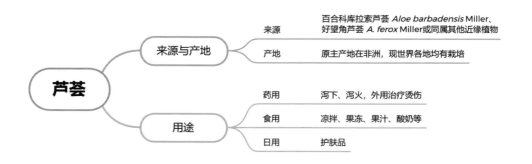

芦荟

来源与产地
　来源　　百合科库拉索芦荟 *Aloe barbadensis* Miller、好望角芦荟 *A. ferox* Miller或同属其他近缘植物
　产地　　原主产地在非洲，现世界各地均有栽培

用途
　药用　　泻下、泻火，外用治疗烫伤
　食用　　凉拌、果冻、果汁、酸奶等
　日用　　护肤品

仙人掌
——故乡源自墨西哥

仙人掌到中国

几年前，我自己养了一小盆仙人掌，养它不需要特殊照料。有时我出差几个月不管它，它还照样活得很好。

宋代苏颂的《本草图经》记载了一种"仙人掌草"，但结合配图和文字来看，此仙人掌草并不是现在人们认识的仙人掌科的植物。根据杨竞生先生的考证，仙人掌草应该是一种苏铁科植物。

大概在明末清初，仙人掌才真正传入中国。现在，仙人掌已经传遍了全世界。仙人掌是植物园里必不可少的一道风景，即使不在室外，也会栽培在温室里。

仙人掌科植物是多年生草本，全世界有 140 个属 2000 余种，以美洲为分布中心，亚热带的沙漠或者干旱地区也有分布。

墨西哥寻原

中南美洲是世界古代文明发祥地之一，在欧洲人到达美洲大陆之前，这里与其他大陆隔绝。殖民者离开后，现在仍保存着古代的玛雅文明、阿兹特克文明和印加文明的遗迹。

墨西哥的国土面积大约是中国的 20%，人口约是中国的 9%，相对而言算是地广人稀。从地理位置来看，南临危地马拉，北靠美国，东西两岸，一

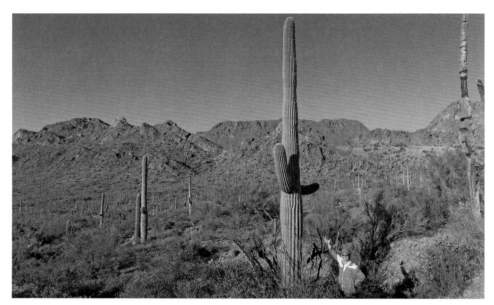

与巨人柱仙人掌邂逅

面是大西洋，一面是太平洋。墨西哥南部湿热，北部干旱。北部有很多仙人掌丛林，高矮错落有致，10～20米高的仙人掌随处可见。仙人掌的地下根系很发达，可吸收储备大量水分。当地人还利用巨人柱仙人掌的干燥骨架来盖房子。虽然源自草本植物，却也可做"顶梁柱"。

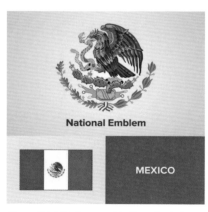

墨西哥国徽上一只雄鹰口衔毒蛇立在仙人掌上

墨西哥是仙人掌的故乡，更是仙人掌的国度。墨西哥的首都墨西哥城，坐落在海拔2200米的高原盆地上。关于这个城市的建立，当地有这样一个传说。原住民阿兹特克人在大迁徙的过程中得到神的旨谕：如果看到一只嘴里叼着蛇的神鹰伫立在一棵仙人掌上，那个地方就是他们的落脚之地。在传说中，他们真的看到了这样的景象，于是就在那片土地上安营扎寨，建立了城市，后来发展成为墨西哥城。至今在墨西哥，仙人掌的图案无处不在。仙人掌是他们的图腾，被定为国花。墨西哥国徽上就有一只站在仙人掌上叼着蛇的雄鹰。

墨西哥传统草药

2019年，我实地感受了墨西哥的风土民情。一下飞机，我便跟随旅居当地的墨西哥通王维波先生，马不停蹄地直奔草药市场。

墨西哥拥有丰富的草药资源，在当地6000多种草药中约有四分之一是墨西哥特有的。

墨西哥城的草药市场处于大农贸市场中，有固定的摊位，也有临时来摆摊的小贩，十分热闹，生意一派兴隆。人群熙熙攘攘，有些地方都挤不进去。草药摊与农贸市场交织在一起，水果种类十分丰富，有牛油果、百香果、番石榴、波罗蜜、火龙果、杧果、无花果等。所售草药以本地出产的新鲜草药为主，如柠檬、香茅、仙人掌、芦荟、迷迭香、薰衣草等，其中最显眼的还是仙人掌。

我在墨西哥城参观了一家私人博物馆，博物馆的主人Lic. Ignacio Merino 是一位80多岁的老先生。他的家族拥有自己的工厂和店铺。我和这位老先生十分投缘，他见我对仙人掌感兴趣，就滔滔不绝地向我介绍仙人掌的历史和功能，从古说到今。原来在墨西哥的土地上，仙人掌的食用和药用的历史，可以追溯到远古。

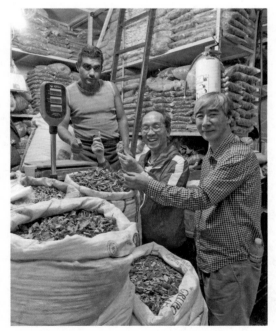

笔者与王维波在墨西哥草药市场考察，手中即是带树皮的"没药"

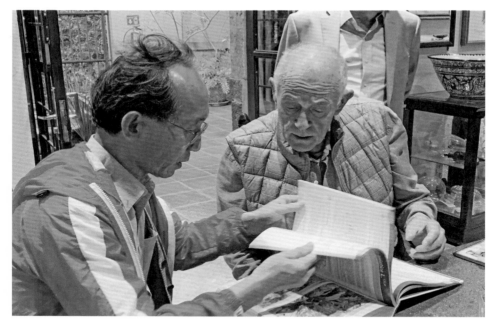

博物馆的主人 Lic. Ignacio Merino 赠送《墨西哥传统植物药图典》，笔者回赠《当代药用植物典》

　　离开墨西哥之前，老先生将家族珍藏的一部五百多年前的《墨西哥传统植物药图典》，装订制作了一个彩色影印本赠予我，书中有一幅代表性的仙人掌插图。

仙人掌的用途

　　关于仙人掌的功能用途，我总结为：叶可怕、花好看、果可食、茎可药。

　　叶可怕，仙人掌的叶子不寻常。仙人掌因多生长在干燥少雨、阳光充足的半沙漠地带，叶子慢慢退化成了刺，以减少水分的流失。

　　除了大刺以外，仙人掌身上还有许许多多小细刺。轻轻触摸观赏仙人掌也可能一不小心把小刺扎进肉里，用胶带才能把小刺粘出来。仙人掌的刺儿还是不碰为好。

　　花好看，仙人掌的花开得艳丽。

昙花也是仙人掌科植物，昙花和仙人掌的花形状非常相似。昙花一年中也开不了几次花，而且只在晚上开花，绽放的时间只能维持几个小时，这才有成语昙花一现。

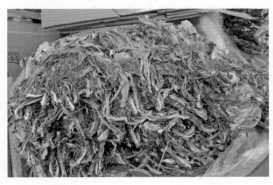
霸王花药材

仙人掌的花期相对要长得多，一般在茎的顶部开出鲜艳的花朵，红的、黄的或粉的，在野外荒漠中，显得格外娇艳。

果可食。火龙果是畅销的常见水果，它来自仙人掌科植物量天尺。仙人掌的果实比火龙果小得多，果实鲜美多汁，甜度适中。

在墨西哥，人们会把仙人掌的鲜果加工成罐头，或加上鲜奶、蜂蜜打成饮料，还可以做成冰激凌。

茎可药。中医中有一个病名"大头瘟"，也就是腮腺炎，俗名"痄腮""腮肿"等。腮腺炎发作时，症状轻的患者一侧面颊肿胀，严重的两侧一起肿胀，发作起来又痒又胀又痛，腮部的肿胀就像蛤蟆的嘴一样鼓起来，

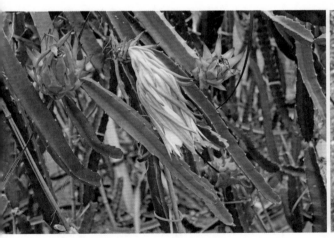
开着霸王花，结出火龙果的植物量天尺

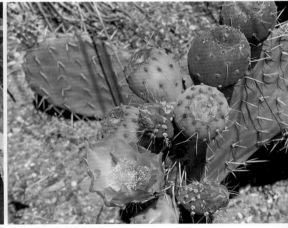
正在开花的仙人掌

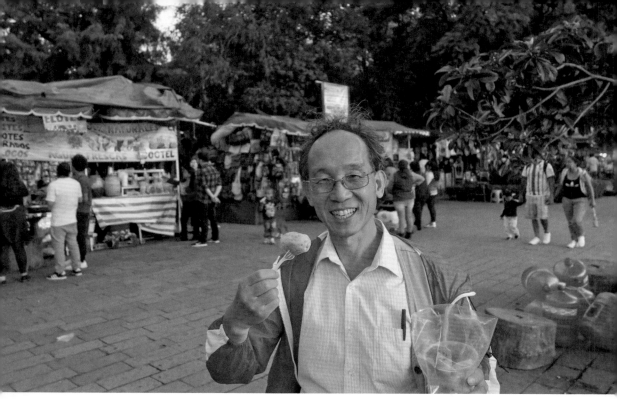

笔者在墨西哥品尝去皮的仙人掌果，注意不去皮的不可食用

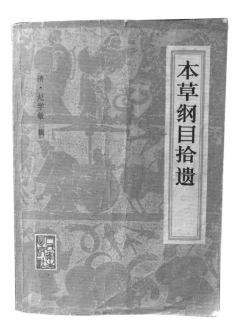

《本草纲目拾遗》赵学敏著

又叫蛤蟆瘟。

记得我上小学一年级的时候，得了腮腺炎，两侧的腮帮子肿得很高。班主任看到了，怕我传染别的同学，马上把我请出了教室，命令我回家好好休息。我眼泪汪汪地回到家里，我父亲从家里养的仙人掌上取下了一小节，去掉硬刺和外皮捣烂后帮我敷在两腮上，疼痛一下就减轻了。多年之后，我的儿子上小学时也患上了腮腺炎，我如法炮制，再次奏效。

仙人掌的茎也可食用，仙人掌的肉质茎肥厚多汁，在墨西哥人的眼里，仙人掌就是一种蔬菜，可以凉拌仙人掌、炒仙人掌，还可以烤仙人掌。

　　用一个小喷枪燎去仙人掌表面的刺，用小刀片飞快地刮去外皮，然后放入淡盐水中浸泡几分钟，去掉苦味，便可以做菜了。据当地朋友介绍，仙人掌内的汁液有保护口腔黏膜和胃黏膜的功效。墨西哥人很少得胃病，大概也得益于此吧。

　　自《本草纲目》成书以后，过了约 200 年（1765 年），赵学敏在《本草纲目拾遗》中新增了 716 种《本草纲目》没有收录的药物，附录中又有 205 种，共计 921 种。这部书的特点之一，是收集了许多来自少数民族用药的资料，如太子参、金果榄、鸦胆子和葛仙米；亦有外来药，如金鸡纳、胖大海、燕窝、狮子油等。《本草纲目拾遗》也是首部记录仙人掌的本草古籍，书中记载仙人掌科补脾健胃，与墨西哥人的用法相似。

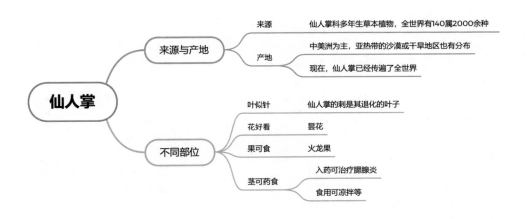

仙人掌

来源与产地
来源　仙人掌科多年生草本植物，全世界有140属2000余种
产地　中美洲为主，亚热带的沙漠或干旱地区也有分布
现在，仙人掌已经传遍了全世界

不同部位
叶似针　仙人掌的刺是其退化的叶子
花好看　昙花
果可食　火龙果
茎可药食　入药可治疗腮腺炎
　　　　　食用可凉拌等

石斛
——茎为佳药花为兰

石斛为何物

开着五颜六色美丽花朵的石斛包括许多品种，园艺品种固然鲜艳，却不能入药。药用石斛其实是来自兰科石斛属多种植物的新鲜或干燥茎。

石斛的神秘在于它居无定所，不仅可以生长在土壤里，也可出现在悬崖峭壁之上。它是种子植物，但很少有人见过它的种子。

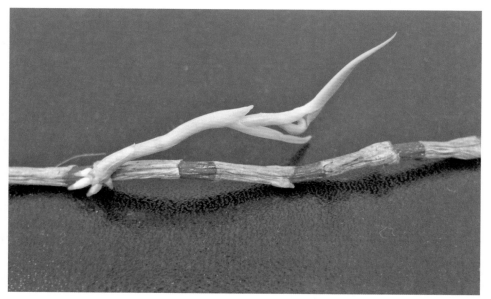

采下铁皮石斛茎，放在办公室里，一周过去，长出了嫩芽，可喜可喜

兰科的种子微若粉尘，很难被肉眼观察到，植物分类学上兰科处于微子目，特征就是种子特别微小。它们主要靠营养器官茎来繁殖。

石斛有"落地生根"的能力，且有时不落地也能生根。

关于石斛的栽培，《本草纲目》里有这样的记载："节上自生须根，人亦折下，以砂石栽之，或以物盛挂屋下，频浇以水，经年不死。"

有一位朋友曾送给我几株新鲜的铁皮石斛，我随手把它们放在了办公桌上。香港夏天湿度大，出差两个星期回来，我发现被忽视了的石斛的茎节上长出了嫩嫩的根与叶。后来我把它们栽到了花盆里，没过多久就绽放出了娇嫩的花朵。

药用来源

以植物物种的数目计算，兰科是种子植物里仅次于菊科的亚军，有17000种植物，广泛分布于亚洲热带和亚热带地区。兰科植物当中最出名的，要数新加坡的国花——胡姬花。胡姬花与中药石斛都是来自兰科的植物，花

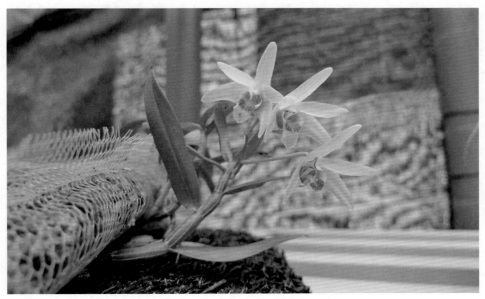

铁皮石斛原植物

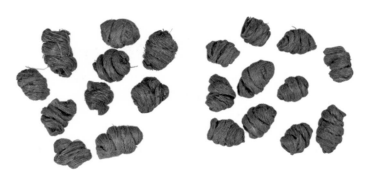

铁皮石斛药材，"铁皮枫斗"

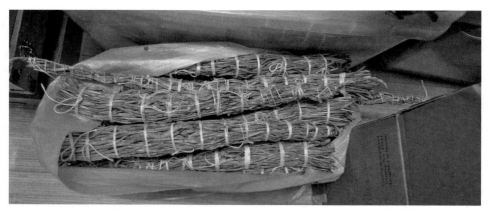

金钗石斛药材商品

型相似，但胡姬花的茎不入药。

　　庞大的兰科石斛属有 1000 多种植物。

　　中国分布有 70 多种石斛属植物。《中国药典》规定可以入药的石斛只有两类：铁皮石斛与石斛，二者均以人工栽培为主。

　　铁皮石斛 *Dendrobium officinale* Kimura et Migo，市售的商品呈卷曲起来的陀螺状，被称作"枫斗"，也是市面上所谓"霍山石斛"药材的主要来源。

　　石斛则包括多种兰科石斛属植物，金钗石斛、鼓槌石斛、流苏石斛和霍山石斛。金钗石斛药材和古代妇女的发钗类首饰外形和颜色都比较相似，故而得名。

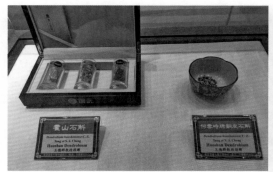

霍山石斛（香港浸会大学中药标本中心藏
王德群捐赠）

石斛不以个头论功效。市面上粗
壮的石斛里反而是造假的比较多。不法
商人常将几条伪劣的马鞭石斛缠绕在
一起，拗成螺旋状冒充铁皮石斛。把

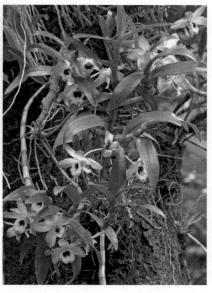

金钗石斛原植物

马鞭石斛放入水中展开，就能呈现出它本身似鞭子一样长的形态，与正品区
分开。

～～"霍山寻石斛"～～

清代中期，有位著名的医药学家赵学敏。他是《本草纲目拾遗》的作
者，这部书实际上起到了《本草纲目》续编的作用，为《本草纲目》拾遗补
阙，在清代本草著作中独树一帜。

赵学敏在《本草纲目拾遗》中首次提到了霍山石斛一名，并对霍山石斛
推崇备至。

但究竟有没有霍山石斛这种植物呢？起初人们以为它就是铁皮石斛，后
来才发现霍山石斛与铁皮石斛实为两种药材来源。莫说古代，就是现在每天
同植物打交道的人，也很难辨清来源。

直到1984年，安徽省的科技工作者开展了对霍山石斛的全面研究。霍
山石斛 *Dendrobium huoshanense* C. Z. Tang et S. J. Cheng 作为一个新种，终

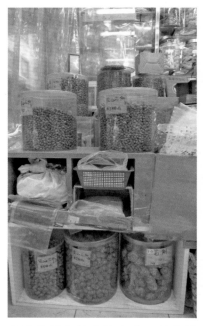

香港药材市场中的多种石斛药材商品

于在大别山的安徽省一侧被发现。从此在植物分类学上，霍山石斛也有了明确的学术地位和名称。记得谢宗万教授曾应邀参加过霍山石斛成果的鉴定会，还留下题字"霍山石斛，仙草之最"。

霍山在鄂豫皖交界的大别山区，一侧是安徽的金寨，另一侧是湖北的罗田。20世纪80年代初，我曾经到湖北罗田考察辛夷，与霍山石斛擦肩而过。

为了一睹霍山石斛的真容，2008年在安徽中医药大学方成武教授的带领下，我们从合肥出发，乘车在崎岖的山路上颠簸了7个多小时，终于到达了大别山。

我们不但有幸见到了霍山石斛，还

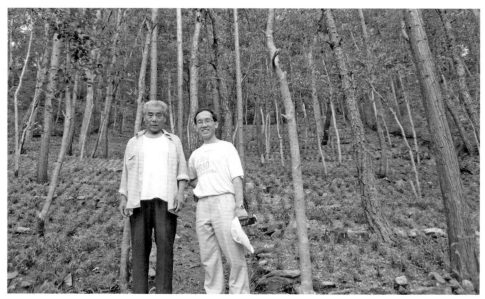

笔者与霍山石斛之父何云峙在石斛栽培基地

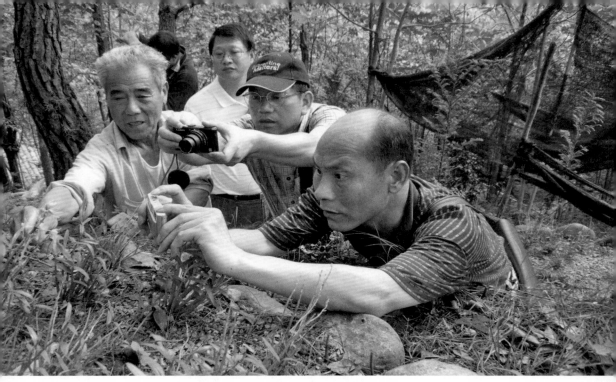

争先一睹霍山石斛真容（左一为何云峤，右一为安徽中医药大学方成武）

拜见了霍山石斛的发现者，有"石斛之父"称号的何云峤老人，他把霍山石斛从深山中带了出来。

何老先生告诉我，霍山石斛虽说名气很大，但长得极小，又被称为米斛。霍山石斛一般只有3～7厘米高，直径也不过2.5～3毫米，表面金黄色，节间很短，呈梭形，当地的药农比喻它是蚂蚱腿。

2020年版的《中国药典》收录了霍山石斛，终于明确了它的基原。此时距《本草纲目拾遗》问世已有250多年，这一成果来之不易。

石斛功效

在中医临床上，石斛有滋阴清热，生津止渴之功效，擅长养胃阴，清胃热。

目前商品中的铁皮石斛，有干品和鲜品两个规格，鲜品清热之力胜过滋阴，干品滋阴之力胜过清热。

平时用嗓过多的人可服用适量的石斛，或泡水或咀嚼，咽喉不适可得到缓解。

中成药石斛夜光丸，石斛是其主药，方中还有枸杞、熟地黄、菟丝子等，共同发挥滋阴补肾，清肝明目的作用。

京剧大师梅兰芳、马连良，粤剧女皇红线女都喜欢用石斛的故事，传为佳话。伴随这些名人效应，石斛更是名声大震。

有一个简单的方法可鉴别什么是好的石斛。以口试咀嚼之，如果嚼着有黏液，不粘牙，说明是好石斛。金钗石斛除外。

> 曾经，采集石斛需要经历艰险。现在，人们攻破了栽培技术上的一道道难关，对适合石斛生长的湿度、温度、光照、肥料、繁殖方式都已经了如指掌。栽培时可以把组织培养的石斛幼苗转移到田里，再移植到野外。栽培的石斛生长三年便可收获，一年四季可以采收。市场需求促进了生产，种植石斛也使农民逐步走上了富裕之路。

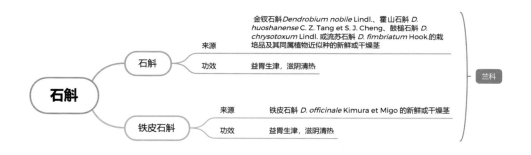

蕨类
——洁身自好长生草

蕨类植物

蕨类植物是四亿多年前恐龙时代已有的植物，也是食草类恐龙的主要食物。

蕨类与种子植物一样，都属于高等植物中的维管植物，但是不结种子，而是靠具有种子功能的孢子来繁殖后代。

全世界现存的蕨类植物约有13000种，与30万种子植物相比要算少了。唯一幸存的蕨类木本植物是桫椤，其他的都是草本。桫椤也被称为世界的“植物活化石”，现在东南亚和我国南方的一些山区里能发现它。桫椤的茎干可以药用，药材名为“飞天蠄蟧”（qín láo）。

蕨类植物有三大特征。

第一个特征：叶卷曲。蕨类植物通常生活在森林中，它的幼叶卷曲，成叶展开后为特有的羽状叶片。蕨类植物还有一个别号——羊齿植物，幼叶没有展开的时候，也如山羊的牙齿般整齐。

第二个特征：孢子囊群。蕨类植物的叶背分布着密密麻麻的棕点，乍一看像虫卵，其实是孢子囊群。

第三个特征：鳞片。蕨类植物的根状茎有棕色披针形毛状结构，就是鳞片。

李时珍在《本草纲目》中记录了很多蕨类植物，有蕨菜、卷柏、石韦和金毛狗脊等。

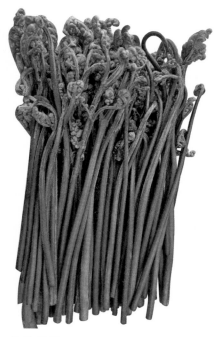

新鲜蕨菜

山菜之王

蕨菜被收录在《本草纲目》菜部第 27 卷。

1983 年，我到河南伏牛山采药时碰到两位日本学者。我问起他们到此的原因，他们说来这里是为了寻找大山里的矿泉水和蕨菜。这两样东西在他们眼里都是无价之宝。

蕨菜是蕨科植物蕨 *Pteridium aquilinum* (L.) Kuhn var. *latiusculum* (Desv.) Underw. ex Heller 的嫩苗，做成菜肴口感嫩滑，还有一股淡淡的清香味。用蕨菜的根提炼出来的淀粉，可以做成凉菜蕨根粉。我国食用蕨菜的历史已超过了两千年，早在《诗经》中就已有记载。《尔雅》中也有："蕨生如小儿拳，紫色而肥。"蕨菜因此得名"拳头菜"。

李时珍在《本草纲目》中记载，蕨菜有利尿，退热的功效。现代研究发现，蕨菜中含有大量的蛋白质、矿物质、赖氨酸、胡萝卜素、维生素、叶酸等，且含量都高于一般蔬菜，蕨菜这个"山菜之王"当之无愧。

虽然蕨类植物的营养价值已得到认可，但凡事都有利有弊，李时珍曾从中医的角度评价过："蕨性冷而滑，能利水道，泄阳气，降而不升，耗人真元也。"简单地说，蕨菜能治病，但好似一把"双刃剑"，吃多了会耗损人的阳气。

现代研究发现，蕨菜中的原蕨苷成分会诱发食管癌和胃癌，它的食用安全性引起了人们的担忧。

原蕨苷容易溶于水，在烹饪之前，先把蕨菜用热水焯一下，或者用盐水浸泡，原蕨苷的含量就会大为降低了。食用这种方法处理过的蕨菜是安全的，偶尔解解馋是可以的，但不能贪嘴。

九死还魂草

卷柏科蕨类植物卷柏有个极赋传奇色彩的名字——九死还魂草。我大学时的一位学长林瑞超教授做的就是卷柏专题，一直做到博士毕业，受其影响，从那时起我也开始关注卷柏。

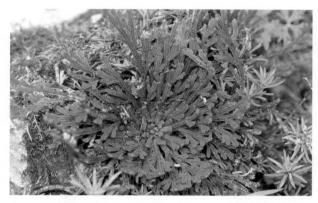

卷柏原植物

卷柏喜生于向阳的山坡，哪怕是在岩石的石缝中。卷柏须根会紧贴在石壁上，就像喜欢攀岩的勇士，手指紧扣在石壁上，维系着全身。

在空气潮湿的环境中，卷柏可以自由生长；若是遇到干旱季节，出于自我保护它会卷成一团，避免水分流失。

李时珍在《本草纲目》里说卷柏是"长生之草"。卷柏即便被晒干也不

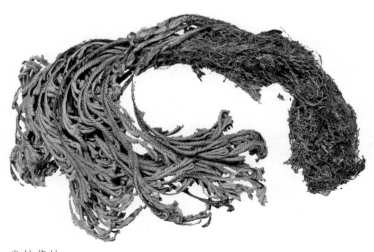

卷柏药材

会死，只要下一场雨，就能迅速吸水，重新焕发生机，"九死还魂草"名副其实。

成语"借尸还魂"用在卷柏身上，也非常合适，借"湿"还魂，卷柏可借助湿气恢复活力。

卷柏在临床上是化瘀止血的药材，常用于痛经、闭经、癥瘕痞块、跌打损伤。炮制成卷柏炭，可用于治疗吐血、崩漏和便血，外用内服均可。

石韦

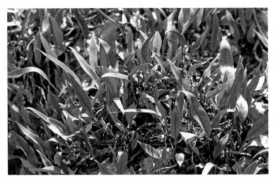

石韦原植物

来自水龙骨科植物的石韦生长在石头上，古人把鞣制过的皮革叫作韦。孔子读《周易》，刻苦治学反复翻看竹简书，用来穿竹简的皮绳都被磨断了好几次，后来有了成语韦编三绝。石韦的叶子是革质叶，如生于石上的皮革。

李时珍在《本草纲目》里写到石韦："多生阴崖险罅处。其叶长者近尺，阔寸余，柔韧如皮，背有黄毛。"

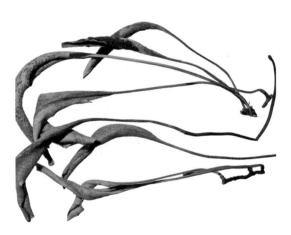

石韦药材

石韦在没有土壤、阳光的石壁或树干上依然能顽强地生长。我在野外采药时，常常在布满青苔的大树干上看见石韦。

在药用植物王国当中，石韦是元老，最早被收录在《神农本草经》中。过去两千年来，它久经沙场，从未败下阵来。石韦与车前子是一对"好搭档"，为利水通淋的常用药，主要用于治疗热淋、血淋、石淋。

　　药材石韦的原植物不止一种，有长柄的、有短柄的，现在《中国药典》收录了三种，分别是庐山石韦 *Pyrrosia sheareri* (Bak.) Ching、石韦 *P. lingua* (Thunb.) Farwell 和有柄石韦 *P. petiolosa* (Christ) Ching。

狗脊

　　狗脊也是蕨类植物，又名金毛狗脊或金毛狗，来自蕨类植物蚌壳蕨科金毛狗脊 *Cibotium barometz* (L.) J. Sm. 的干燥根茎。香港浸会大学中医药学院的标本中心存放着一个金毛狗脊标本，远远看过去还真有点像一只非常可爱的金毛犬。

　　狗脊有清热解毒，杀虫散瘀的功效，能补肝肾，强筋骨，除风湿。直到现在，它在中医临床上的使用频率依然很高。

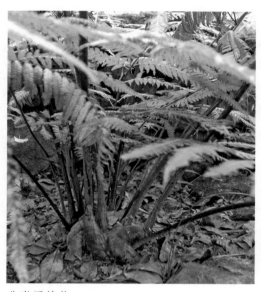

狗脊原植物

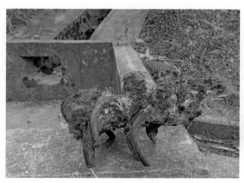

金毛狗脊根茎，像不像一只毛茸茸的小狗

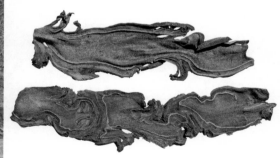

狗脊药材

蕨类植物从远古走来，在这个地球上比人类生活的历史久远得多。蕨类曾经覆盖陆地，与恐龙相伴。古老的蕨类植物化作煤炭深藏在地下，成为一大能源。

现在地球上残存的蕨类数量不多，如今也已被列入保护植物的名单。蕨类对外界环境具有高度的敏感性，它们洁身自好，绝不与被污染的环境共存，就像警觉敏感的哨兵一样，时刻在发出信号，提醒着人类要爱护自然、保护自然。

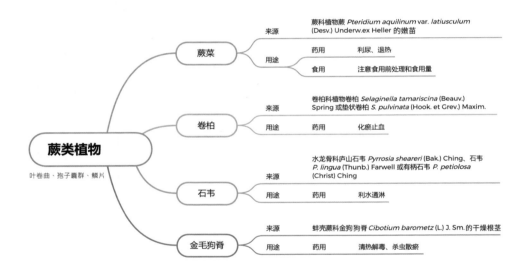

仙鹤草
——谁人识得石打穿

石见穿与石打穿

《本草纲目》的草部共分了 11 类，第 21 卷草部的最后单列一类【有名未用】共 153 种，有石见穿、九里香草、百两金、透骨草、墓头回等。

李时珍尽量将有名之物都记录了下来，未能解释的，留待后人补充。

1982 年我在读硕士研究生时，看到《本草纲目》中有一种"石见穿"，就想起了中药里还有个石打穿。于是，我便去请教谢宗万教授二者的区别。谢老师为此专门给我们讲了一堂课。

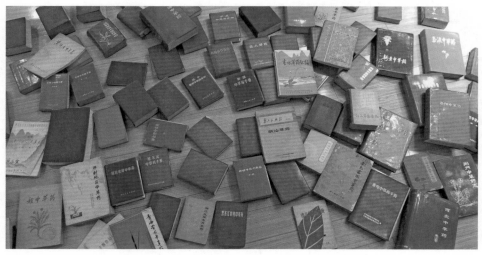

笔者收藏的地方中草药手册，这里展示的只是冰山一角

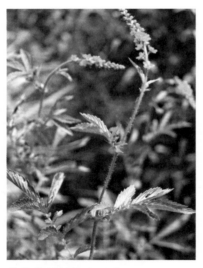

石打穿最早见于《本草纲目拾遗》

鹤草芽原植物龙牙草

石打穿、石见穿，只有一字之差。二者都属于民间草药，名字常互用，临床使用有共同点，也有不同之处。

《本草纲目》没有收录石打穿，只有石见穿，关于内容，李时珍只写了"主骨痛，大风，痈肿"七个字，并没有详细记载其产地和形态。

而石打穿，最早见于清代的《本草纲目拾遗》。谢老师是一位文史兼通的本草学家，在进行中药品种考证时，提倡要全方位地看问题，文献研究只是本草研究的一部分，不要仅局限于文字考证，除了参考历代本草文献，还需结合植物分类学的实地考察和市场的药材调查。

谢老师在考证石打穿时，参考了清代蒋仪的《药镜拾遗赋》的记载，其中有描述石打穿的一首歌诀。

谁人识得石打穿，绿叶深纹锯齿边。
秋发黄花细瓣五，结实扁小针刺攒。
大叶中间夹小叶，层层对比相新鲜。

诗中将石打穿的生长环境、植物形态、功效描绘得惟妙惟肖。谢老师讲课时的音容笑貌还时常浮现在我的脑海，他操着浓浓的扬州口音朗诵歌诀，细细讲解，学生们都聚精会神地听着。

谢老师根据大叶夹小叶的典型特征，以及秋开黄花、结实有针刺的描述，判定此处所称的石打穿就是蔷薇科植物龙牙草。龙牙草以全草入药，称为仙鹤草，主要用于收敛止血。

谢老师还将课上讲稿详细整理出一篇论文《石打穿与石见穿的品种考证》，发表在 2000 年的《中国中药杂志》上。文章中也说明了《本草纲目》中的石见穿为菊科植物鬼针草。

在谢老师的指导下，我厘清了石见穿与石打穿的区别，也让我对本草品种考证摸到了一些门路。

仙鹤草与鹤草芽

20 世纪 70 年代，全国开展了一次中草药运动。那时农村医疗卫生力量非常薄弱，针对基层严重缺医少药的情况，1965 年 6 月 26 日，毛泽东主席提出了"把医疗卫生工作的重点放到农村去"的号召。随后几年，高等医药学校的师生、城市医院的医护人员遵照上述指示精神，纷纷上山下乡，组织医疗队到农村去。

限于中国当时的经济水平，上级提倡医疗队采用"一根针，一把草"的原则去开展工作，此后还举办了各种展览会，介绍、交流和推广各地治疗疾病的经验。"一根针"，就是用针灸治病；"一把草"，就是就地取材，用当地草药治病。

在辽宁省举办的一次展览会上，抚顺市第四人民医院介绍了采用鹤草芽（蔷薇科植物龙牙草 *Agrimonia pilosa* Ledeb. 的冬芽）治疗绦虫病的经验，引起了众人的关注。

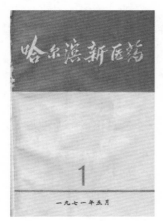

我查到了当时的两篇原始文献：抚顺市第四人民医院革委会，《哈尔滨新医药》，第 1 期，30～

《哈尔滨新医药》，
1971 年 5 月

抚顺市第四人民医院革委会，《哈尔滨新医药》，第 1 期，30～31 页，1971 年。

· 346 ·　　　　　　　　　　　　　　中华医学杂志1974年第6期

仙鹤草根芽中驱绦虫成分——鹤草酚
的结构研究（简报）

沈　阳　药　学　院　中草药研究室
辽　宁　省　药　物　研　究　所
中国医学科学院药物研究所 合　成　室

仙鹤草（*Agrimonia pilosa* Ledeb.）又名龙
芽草，系蔷薇科龙芽草属植物。野生于我国各
地。全草用于止血、消炎，根茎治痢。在史无
前例的无产阶级文化大革命运动中，从民间发
掘出其根芽具有显著的驱绦虫作用，经临床试
验肯定了根芽石油醚提取物的疗效，进而从中
分离出主要驱绦虫成分——鹤草酚。通过药理
与临床试验表明，鹤草酚的驱绦虫效果较驱绦

虫药灭绦灵、硫双二氯酚等为优，并且副作用
较小。

鹤草酚是浅黄绿色斜方棱晶，熔点138.5～
139.5℃，易溶于氯仿和苯，微溶于甲醇、乙醇
和石油醚，几乎不溶于水。其醇溶液与三氯化
铁反应生成棕褐色，遇浓硫酸变成橙红色，加
热后形成深紫红色。鹤草酚的醇溶液加入少量
浓硫酸后加热，逸出浓厚的醋样香味。

沈阳药学院等，《中华医学杂志》，第 6 期，346 页，1974 年。

31 页，1971 年。沈阳药学院等，《中华医学杂志》，第 6 期，346 页，1974 年。

上述论文只署名研究机构，并没有留下任何作者的名字。在那个特殊的年代，学术著作都没有作者名，署名的都是编写组或所在单位的名称。

《全国中草药汇编》是谢宗万老师组织的全国九省二市的大协作项目，书内也没有记录作者是谁，署名就是《全国中草药汇编》编写组。这套书，在 1978 年全国科技大会上受到了奖励。其实，这套书倾注了谢老师多年的心血，上、下两册一共收录了 4200 多种草药，他是这套书的真正主编，是一位无名英雄。

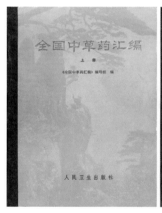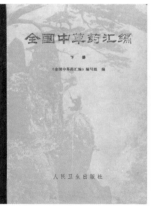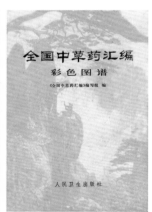

《全国中草药汇编》及彩色图谱

鹤草芽的研究

关于鹤草芽的研究，我欲找当事人了解具体情况，很幸运地寻访到了当时在沈阳药学院工作的姚新生院士。姚老师是我们赴日本留学生中的老前

辈。一聊起天来，才得知原来姚老师就是这个项目最初的参与者。作为一线研究者与历史的见证人，姚老师向我讲述了当时的情况。

当年，东北地区农村十分贫困，卫生条件极差，农民的厕所往往就建在猪圈上面或者旁边，有时农民的大便也成为猪的饲料。猪吃了绦虫病患者的大便，又会在体内产生寄生囊虫。这样的病猪肉被叫作"米猪肉"，猪肉切开后，会掉落下来许多米粒样的虫卵。人在吃了"米猪肉"后又会得囊虫病，这种寄生虫进入体内可引起癫痫、失明等种种疾患，形成一个恶性循环。

抚顺的朝鲜族农民洪大爷献出了他的祖传秘方，可将患者绦虫打下。具体的方法是让患者吞服 50 克仙鹤草的根芽（也就是鹤草芽）的干粉。

虽然鹤草芽可将绦虫打下，但用量非常大，需要 50 克干粉，极难吞服，而且不良反应很大，常引起患者反胃、恶心、呕吐。

当时辽宁省卫生厅下指示要求沈阳药学院着手解决这个问题。学校把这个任务交给了时任科研处处长姚新生。姚老师带着助手一起到抚顺市城乡进行调查，找到了洪大爷，并征询了鹤草芽应用最广的医院抚顺市第四人民医

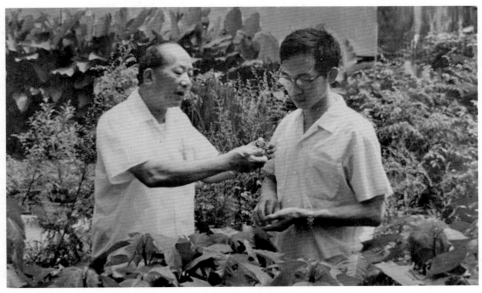

恩师谢宗万在指导当时还是学生的笔者辨认草药

院许多医生的意见。

研究首先确认了疗效的可靠性，服用干粉 50 克确实可以将绦虫打下来。驱虫的有效成分鹤草酚不溶于水，煎煮后无效，所以只能服用干粉。

但如果能找到有效成分或有效部位，就能选择更好的服用方法与手段。接下来，姚老师与研究人员反复试验，终于找到鹤草芽中抗绦虫活性的有效成分。做药理实验是需要动物模型的，紧急情况下，没有找到适当的动物模型，又鉴于原药材已在临床使用多时，于是决定直接上临床，也就是在绦虫患者身上进行试验。

为了保证患者的安全，姚老师他们决定把自己作为试验对象，自己先吃药，在自己身上做安全性试验。

今天的人们可能觉得科学家带头试药不可思议，但在那个年代，知识分子都是带着阶级感情做科学研究的，所谓"吃感情药，打感情针"。当年屠呦呦老师研究青蒿素时也是这样做的。

通过以身试药，姚老师发现鹤草芽的石油醚提取物有效。这样一来，原先难以服用的一大包 50 克鹤草芽干粉，变成鹤草芽提取物后，可装入三个

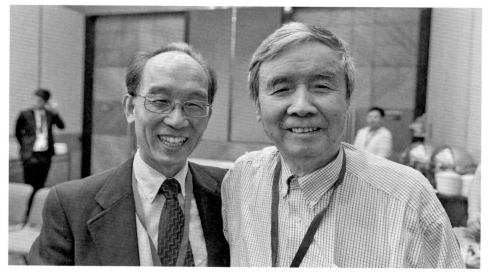

笔者与姚新生老师

小小的硬胶囊中了。

可当时农村条件太差了，没有足够的石油醚做提取用，只能采用土方法，用汽油代替石油醚来提取鹤草芽。尽管胶囊外壳还都残留着汽油味儿，但比原来的服用方法方便多了，也不会造成反胃、恶心、呕吐。

姚老师参加了这项研究的初期阶段工作，后因工作需要，被调离了科研组，鹤草芽的后续研究工作由其他老师接手了。

姚老师回忆，他虽离开了科研课题组，但心还在那里。每当有患者被成功打下绦虫后，学生都会第一时间给他打电话报喜。每当从电话另一头传来患者兴奋的欢呼声时，姚老师的眼泪都会情不自禁地落下来。

经过多方科研的大协作，在1978年，鹤草芽的研究由中国医学科学院北京药物研究所牵头，与沈阳药科大学一起申报，并共同获得了全国科学大会奖。

"一根针，一把草"的那段历史背后还有许许多多为群众默默奉献而不留名的医药工作者。

李时珍认为，古今药物的使用有浮有沉，有兴有废。有些古代常用的药物，到了后世就不常用了。有些古代不常用的，到了现代会成为老百姓熟悉的药。药物随着时代更替而变迁是很正常的现象。

李时珍编纂《本草纲目》的品种取录原则是"不厌详悉"。切不可因一时的不了解、不理解，而去讥讽古人的广采博收。本草书中提到的某些不被现代人认识或使用的药物，不妨先放一放，也许在未来会发挥作用。

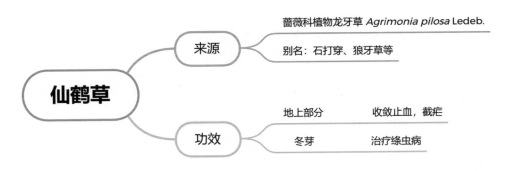

芝麻与亚麻
—— 身源西域入中原

～ 芝麻 ～

芝麻与亚麻，既可榨油又可入药，不仅收录在《本草纲目》中，也收录在现在的《中国药典》中。芝麻曾名为胡麻，"胡"体现它是由外国进口的，"胡"地来的麻。《神农本草经》里记载了胡麻，又名巨胜、方茎、油麻、脂麻。李时珍在《本草纲目》里解释了这些名称的由来。

李时珍引用了宋代沈括《梦溪笔谈》的记载，很久以前中原地区只有火麻仁，做麻布的麻，汉朝通西域后胡麻才从西域传来。胡麻的茎是方的，古人叫它方茎。《本草图经》的作者苏颂说胡麻在八谷之中，最为大胜。因而叫巨胜，且出油多，又叫油麻、脂麻，这就进一步贴近芝麻的名称了。

宋代《事物纪原》记载，京师皆食胡饼。南北朝十六国时期后赵的开国君主赵明帝石勒，是少数民族羯人。他避讳胡字，这时胡饼被改名为麻饼，也改胡麻为芝麻。也有学者认为，胡本身为黑的意思，以黑色种子者入药，称之为胡麻。

现在《中国药典》规定，脂麻科植物脂麻 *Sesamum indicum* L. 的干燥成熟种子入药，药名黑芝麻。

芝麻是一个广泛分布的物种，现在我国除了青藏高原外，各地区均有栽培。

芝麻开花节节高。芝麻在开花之后，就进入了成熟期。每开花一次，就

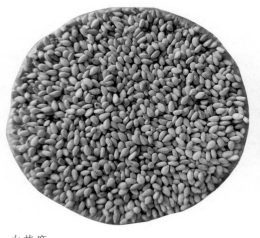

白芝麻

黑芝麻

拔高一节，接着再开花，再继续拔高，每一节上都可结果。它的果实是蒴果，蒴果通常像个豆荚一样，剥开外皮，里面是两排整整齐齐的种子。一颗芝麻果实里可有 60 ～ 80 粒种子。

李时珍把芝麻分成了黑芝麻和白芝麻。李时珍认为，食用或榨油用白芝麻较好，因为白芝麻更香。入药则用黑芝麻更好。黑芝麻味甘，性平，具有补益肝肾，养血益精，润肠通便的功效。

应用

关于芝麻，《本草纲目》中还叙述了一段神话故事。刘郎与阮郎两个年轻的小伙子，来到天台山中采山货，迷了路遇到仙女，仙女分给他们一些餐食，其中包括芝麻饭。李时珍同时详细记录了芝麻的具体食养方法。他引用了孙思邈的方子，用黑芝麻，挑除黄褐色者，蒸三十遍，微炒香为末，加入白蜜，再捣药三百下，制成梧桐子大小的丸子。此丸药可每天早上吃五十丸。人过四十，久服明目，肠柔。

美食家、文学家苏轼也有与芝麻食养的故事。苏轼认为，胡麻和茯苓都有延年益寿的功效。他留下了一个养生方子，凡患有痔疾，宜断酒肉、盐和奶酪、酱菜、浓味，唯宜食淡面一味。以九蒸九制的胡麻，同茯苓、白蜜一同制丸药。服用后，日久气力不衰而百病自去，痔疾也能慢慢好了。

现在患痔疮的人越来越多。凡是常年在办公室电脑前工作的人士都容易患上痔疮。除了适当增加运动以外，可以试试苏轼的食养办法，同时要养成良好的作息习惯。

《本草纲目》记载的含有芝麻的方子一共有三十多个，其中有内服的，也有外用的。现代研究表明，芝麻具有补钙作用。古人记录了中药的临床疗效，很多原理和作用机制，已被现代研究逐渐阐明。

芝麻油还有一个重要的用途，就是作为辅料制作传统的狗皮膏药。狗皮膏药，名字有些不文雅，却是个非常好的药。传统膏药外边的载体是狗皮，膏药里的药，必须用芝麻油来熬，质量才好。腰腿痛时贴上起效快，附着力很强，而且不容易导致皮肤过敏。但由于多种原因，狗皮膏药现在已经不怎么生产了。

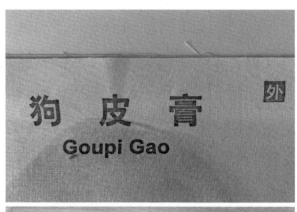
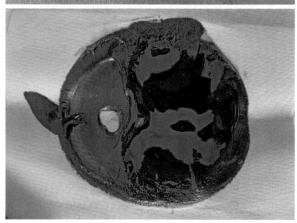

狗皮膏中学问多

芝麻里的脂肪含量高达50%以上。因芝麻在加工过程中是被炒过的，所以芝麻制出的油可以直接用于凉拌菜。芝麻油的香是一种特殊的喷鼻的香气，芝麻油便有了香油的简称。

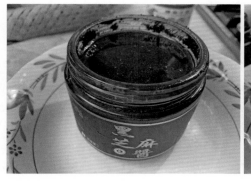
黑芝麻酱

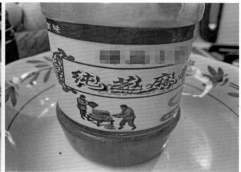
芝麻酱

芝麻可以榨油，剩下的残渣还可以做芝麻酱。离李时珍故乡不远的湖北武汉，有名扬天下的热干面，面条上也离不开那两勺芝麻酱。

我儿时有段深刻记忆，我家所在的花市大街上有一家新华书店和一家香油厂。每次我和小伙伴一起去街上玩，新华书店的油墨香气和榨油厂飘出的芝麻清香是我最喜欢闻的气味，一个是精神食粮，一个是物质食粮。我喜欢捧着新书，闻着油墨的香气，走在香油厂前，做几次深呼吸，在物质不太丰富的年代也是美好的享受。

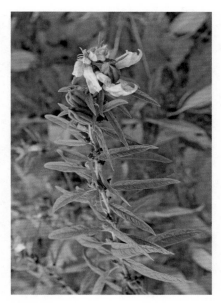
芝麻原植物

亚麻

亚麻也是外来的植物，它的别名也叫"胡麻"，重名曾造成混淆。

水墨画是中国的国画，体现着民族的风格与传统文化。西方油画所用的工具与国画完全不同，亚麻油是画油画必备的材料。欧洲绘画中油画的创造者凡·艾克兄弟，在15世纪用亚麻油和核桃油作为调和剂，改良了颜料，使其易于调和，色彩亮度高。这种新的材料和新技法很快在欧洲流行开来，亚麻油成为基础材料，在油画艺术的发展历史中，起到了非常关键的作用。

　　亚麻是亚麻科植物，人类使用亚麻的历史，可以追溯到尼罗河流域的古埃及文明，人们发现木乃伊身上的裹尸布都是亚麻制的。亚麻做的衣服一直穿到今天，面料轻便，尤其夏天穿着凉爽。欧洲人最喜欢亚麻的服装，在比利时、荷兰、法国等地生产世界首屈一指的亚麻纤维。中国的生产企业也正在迎头赶上。

　　人类栽培亚麻的过程也是定向发展的，有的侧重用油、有的侧重用纤维。到清朝末年，亚麻在我国引种的范围已经比较广泛了。最初我国亚麻的使用主要是做食用油。由于豆油、花生油、菜籽油及玉米油的大发展，亚麻油已经渐渐退出了市场。如今中国重彩画也用亚麻画布，国画用上了水制亚

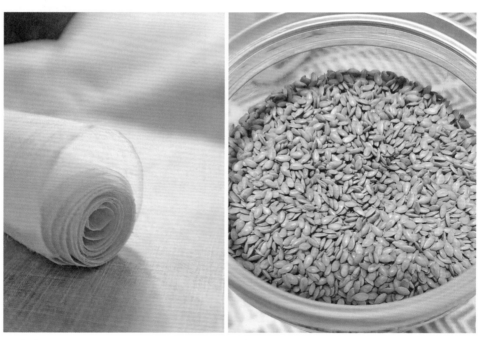

亚麻布　　　　　　　　　　　亚麻籽

麻布，油画用油制亚麻布。

　　亚麻子的药用历史也颇长，早在古希腊时期，希波克拉底就推荐用亚麻子治疗黏膜炎症。中国宋代的《本草图经》已经记录了亚麻子，《本草纲目》也有收录。中医理论认为，亚麻子味甘，性微温，平和无毒，具有养血祛风，润肠通便的功效。亚麻的多元用途开发仍在继续。

> 　　芝麻与亚麻均为外来品种，它们是丝绸之路的使者之一，受到东西方人们的欢迎，既可榨油，又是常用中药，是重要的经济作物。

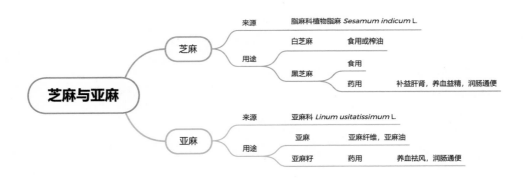

麦子兄弟
——麦分大小与青稞

小麦

五谷有两种比较通行的说法。一种是稻、黍、稷、麦、菽；另一种是麻、黍、稷、麦、菽。无论哪种说法，"麦"都在其中。

小麦分冬小麦和春小麦，我国以冬小麦为主。在长城以南种植冬小麦，长城以北种植春小麦。1976年我高中毕业后，插队到北京市良种繁殖场，在那里种了两年冬小麦，对于种麦子、收麦子的劳作深有体会。

农谚说："白露早，寒露迟，秋分种麦正当时。"在华北地区，9月23日前后就可以开始种小麦了。冬天，人们盼着来一场雪，就好像一层厚厚的白棉被，既可以挡风寒，又可以为第二年储存水分。在北京，小麦一般6月上旬成熟。

麦子成熟了，凌晨3点钟就要下地抢收麦子，天色一片漆黑，在月光下干活，却有夏天难得的凉爽。一直忙到中午，天也热了起来，累了就躺在麦垛上，抓一把新鲜的麦子放在手里一搓，圆圆的麦粒

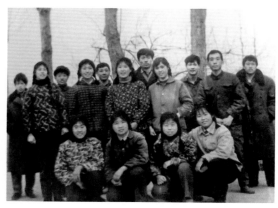

1976年笔者（后排右二）与高中同学一同到北京市良种繁殖场当知青，干了两年农活

就蹦出来了，放在嘴里嚼着，越嚼越甜，这是最享受的。小麦的甜来自其主要成分淀粉，咀嚼淀粉时，唾液中的淀粉酶会把淀粉水解，变成甜味的麦芽糖。

麦收时最怕下大雨。要"龙口夺粮"，跟龙王爷抢时机收麦子。麦穗成熟时如果遇到一场大雨、一阵狂风，麦子一倒，在水里一泡，两三天麦子就变麦芽了，大半年的辛苦就全白费了。

李时珍在《本草纲目》曾引用宋代苏颂的记录："大、小麦秋种冬长，春秀夏实，具四时中和之气，故为五谷之贵。"中医认为甘能补脾，味甘的小麦也有补脾的功效。

据《名医别录》记载，小麦可以养心气。储存时间比较长的为陈小麦，煎汤服用可以止虚汗。李时珍记载新麦性热，陈麦平和。李时珍对面粉评价极高，他认为面能补虚，久食，实人肤体，厚肠胃，强气力。但他生活的时代尚不能保障人们每天都有足够的营养摄入，客观地看，小麦是真正的药食两用佳品。

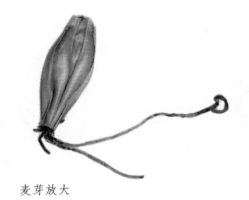

麦芽放大

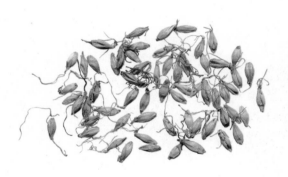

麦芽药材

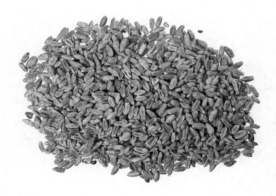

浮小麦药材

麦子兄弟——麦分大小与青稞　267

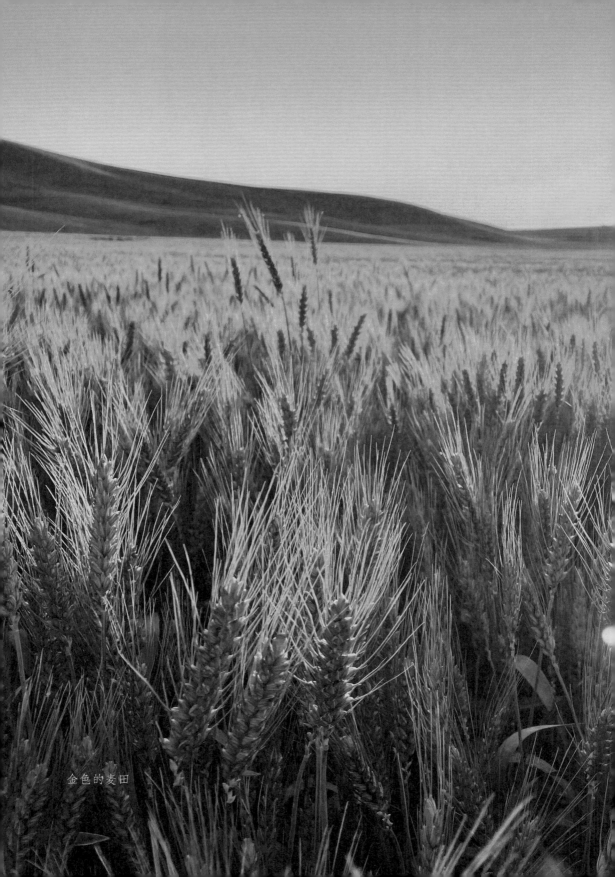

金色的麦田

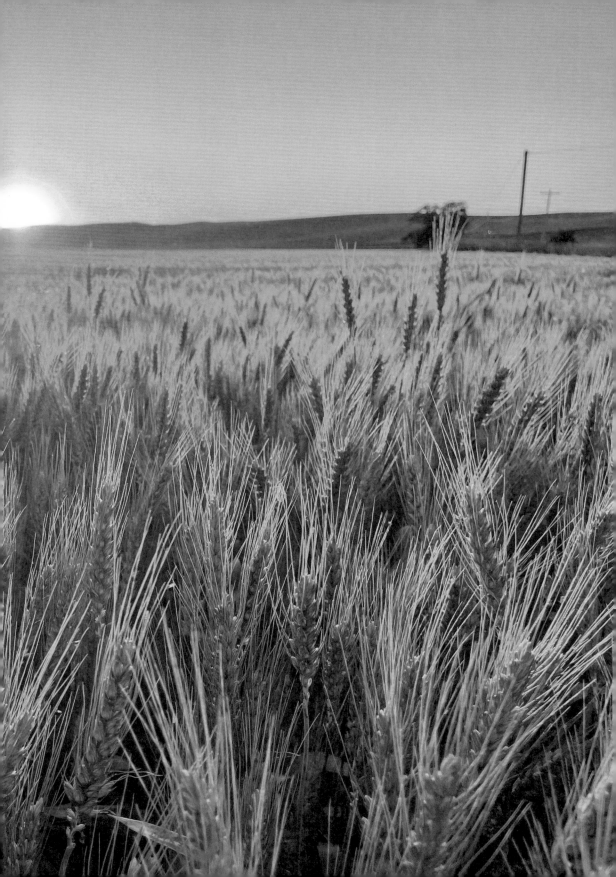

汉代张仲景在《伤寒论》和《金匮要略》当中分别收录了两首经典的方剂——小建中汤和大建中汤，两首方里有一味共同的药——饴糖。药用的饴糖指的是米、大麦、小麦等粮食经发酵糖化而制成的糖类食品，即麦芽糖。两首方中的麦芽糖可以起到健中养胃的功效。麦芽糖是中国较传统的小吃之一，北方的小吃关东糖就是麦芽糖。蔗糖来自甘蔗，甘蔗是外来的植物，张仲景的时代还没有甘蔗，自然也就没有蔗糖了。

《本草纲目》中小麦的项目下还有麦麸，即麦皮，为小麦加工成面粉时的副产品。李时珍指出，麦麸跟浮小麦性味相同，但是止汗的功效不如浮小麦。麦麸本身富含纤维素和维生素，是瘦身保健的好食材。用醋拌麦麸蒸热，装在袋子里热敷，可以散血止痛，把它贴在手足风湿痹痛处，有一定的治疗效果。

李时珍记载面筋"古人罕知，今为素食要物，煮食甚良"。面筋在古代用得并不多，但在明代已经成为重要的素食。面筋可以做成素肉，口感和真的肉十分相似。现在的素食主义者对面筋依然喜爱有加。面筋是自家就能制作的食材，把面揉成面团，用豆包布包起来，在水中不断搓洗，洗剩下的就是面筋。

浮小麦

小麦是成熟的籽粒饱满的麦子。不成熟的小麦轻浮干瘪，做餐饭可能不够美味，不过可以入药，为中药浮小麦。由于浮小麦尚不成熟，如果放在水里，可能会漂浮在水面上。《本草纲目》记载，浮小麦性味甘、咸、寒，无毒；能益气除热，可以用于治疗自汗盗汗、骨蒸虚热、妇人劳热。

大麦

大麦别名春大麦、皮大麦，也是制造啤酒的主要原料。大麦与小麦来自禾本科的不同属。

大麦比小麦长得粗壮，而且小麦和大麦的外形也有区别。首先，大麦的麦芒较之小麦长了许多，具有扎手的细刺，小麦则可直接用手把麦粒搓出来。其次，大麦的麦粒偏长，小麦的麦粒偏圆。抽穗的时候，大麦麦穗轴上生三个小穗，小麦只生一个小穗。

常用中药麦芽是大麦芽。麦芽性味甘，性平，无毒；可以行气消食，健脾开胃，退乳消胀。常用中药焦三仙是三味药：焦麦芽、焦山楂和焦神曲，炒焦更有利于消化。

此外，大麦还能做成大麦茶，在中国、日本、韩国等地都非常流行。大麦茶的加工也需要把大麦炒到焦黄，饮用时用热水冲泡能散发出浓浓的麦香、焦香，醒神悦脾。

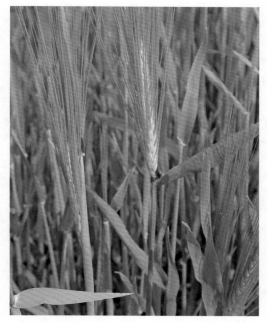
大麦原植物

青稞

由于青稞的麦粒裸露在外，又叫裸大麦，在青藏地区叫青稞，与大麦一样属于禾本科大麦属。

脱颖而出的"颖"，指禾穗的末端，禾本科的果实为颖果，成熟时常黏着颖壳，脱颖而出非常困难。但青稞刚好相反，颖果容易脱出。

藏族人民待客有献青稞酒、

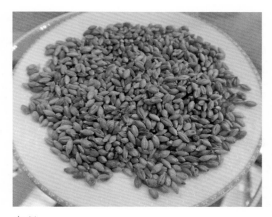
青稞

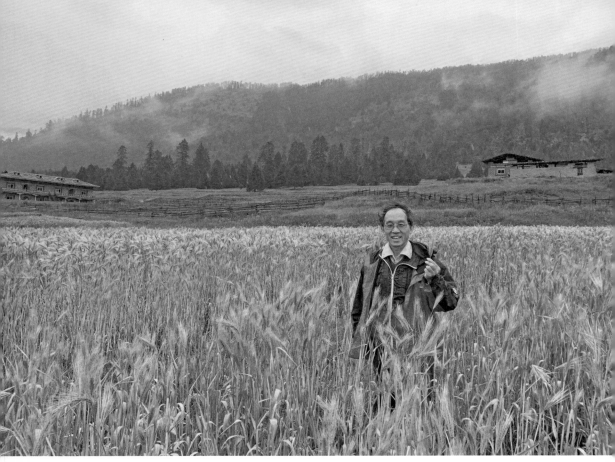

再赴西藏寻青稞

献酥油茶、献哈达的习俗。2000年我第一次到西藏时还能见到多种青稞做的餐食，不过2019年再赴藏考察时则没见到几道青稞做的食物。我走进一家餐馆里点了一盘饺子，以为能吃到青稞了，但是饺子端上来才发现饺子皮不是青稞面做的。我就向老板询问，包饺子的面粉是什么原料。老板说："这是小麦粉和青稞粉混在一起做的。这里小麦栽培也容易，产量也高，而青稞产量低，现在想吃点青稞不容易了。"我又问他青稞做什么去了，回答是："做酒了。"原来现在青藏高原的青稞多数用于酿酒。于是我品尝了一种青稞酒，酒精含量3%，味道类似南方的醪糟。

有人说中国南方是米文化，北方是面文化。的确，北方人的食谱中，麦子做的面食频频出现，为重要的主食。面食的做法五花八门，饼、馒头、饺子、面条在《本草纲目》中都占据一席之地。

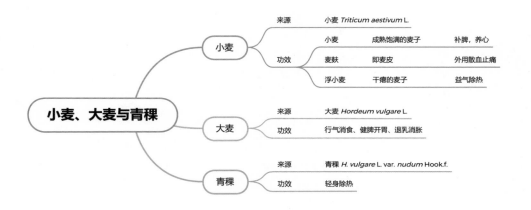

麦类亲朋
——昔日杂粮今兴盛

荞麦三兄弟

五谷中没有荞麦，它属于配角杂粮，却在人类提倡回归自然的今天红得发紫。虽然名中有个麦字，但是与禾本科的大麦小麦不同，荞麦是蓼科的植物。

荞麦 *Fagopyrum esculentum* Moench.，瘦果三棱形，呈褐色，原产于中国，营养非常丰富，栽培历史悠久，约在公元前 6000 年已有记载。荞麦最

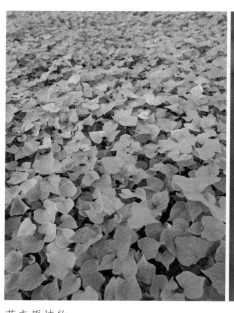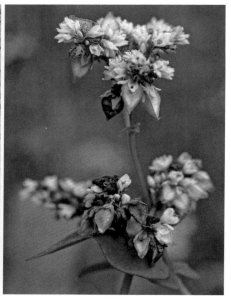

荞麦原植物

早出现在黄土高原地区，对环境的适应能力很强，后来向西传入中亚和西亚，最后传入了欧洲。

荞麦的种子味甘、微酸，性寒，无毒；有开胃宽肠，下气消积的功效。根据《本草纲目》的记载，它可以实肠胃，益气力，续精神，能炼五脏滓秽，甚至在肠胃里积攒了一年的积食也能够消化掉。

但有句俗话说："二十里的荞麦饿断腰。"荞麦消化得快，走不了多远的路就感到肚子饿了。

在不同的地方，荞麦的吃法、做法也是不一样的。

我国东北还有朝鲜半岛都有荞麦面条，著名的延吉冷面就是荞麦面。在我国西北地区有荞麦做的饸饹和猫耳朵等特色面食。

荞麦面在日本也大受欢迎，为日本的三大面食之一。另外两个一个是拉面，一个是乌冬面。日本荞麦面多是凉拌的，吃的时候蘸上荞麦面酱油汁、芥末、芝麻，和吃饺子一样要原汤化原食，吃完荞麦面再喝一碗荞麦面汤。

荞麦面的日文发音叫 soba，和日语的"邻居"发音相同，所以日本人在庆祝乔迁之喜的时候，会向邻居送上一把荞麦面，表示邻里和睦。

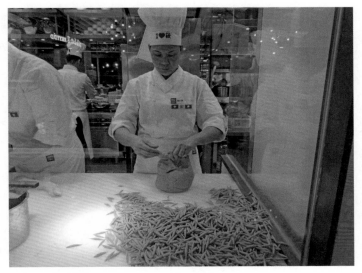

荞麦面做的拨鱼儿

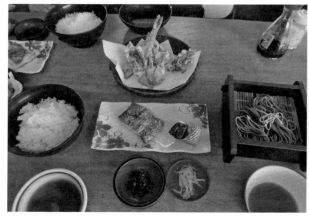

在日本吃荞麦面

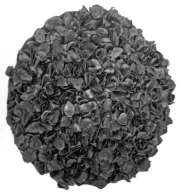

荞麦皮，多作为枕芯

荞麦还有一个常用的副产品——荞麦皮。过去在中国北方，几乎人人都枕荞麦皮枕头，一辈子大约有三分之一的时间都是与荞麦皮相伴的。荞麦皮枕头通风透气，也可自由造型，适合高血压、颈椎病的患者。现在很多枕头质地过软，这对颈椎很不利。不过荞麦皮比较容易受潮、变质，使用时要定期更换枕芯，还要时常在阳光下晾晒。

苦荞麦

李时珍是第一个将苦荞与荞麦分列为两味药材的医家，苦荞麦正式入药也是从《本草纲目》开始的。苦荞麦和荞麦关系很近，苦荞麦味苦，荞麦味甘，别名甜荞，可以区别于苦荞。

苦荞麦受欢迎的主要原因是低热量、口感好、营养成分比较丰富。现代临床研究也表明，苦荞麦有降血糖、降血脂、增强免疫力的作用，苦荞面条等食物很受糖尿病患者欢迎。

金荞麦

与荞麦名字相近的还有一味金荞麦。金荞麦又叫五毒草，全体微被白色柔毛，地上部分茎纤细直立且多分枝。虽然同是荞麦属植物，但金荞麦的药

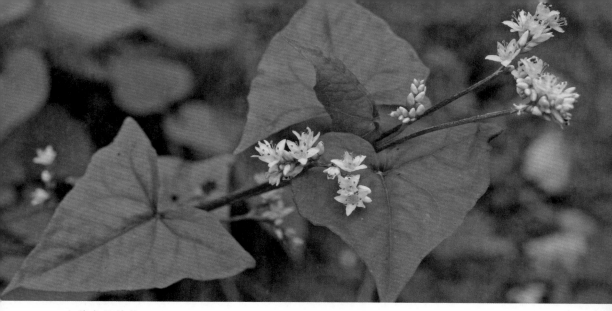

金荞麦原植物

用部位是地下的根茎，根茎粗大，红褐色，呈结节状。

《本草纲目拾遗》记载金荞麦可治喉风、喉毒、痰核瘰疬等证。喉风、喉毒类似现在的急性喉炎，特点是咽喉部突然肿痛、声音嘶哑，甚至可以导致呼吸困难。遇到这种情况时，用金荞麦泡醋漱口、漱喉咙，咽喉不适的症状很快就消除了。痰核瘰疬又称老鼠疮，发病在颈部，别名又叫鼠疮脖子。

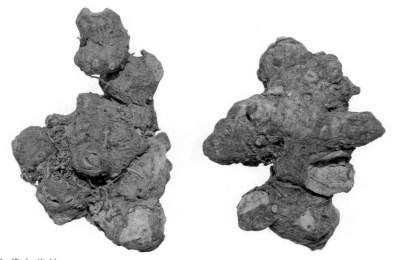

金荞麦药材

可用新鲜的金荞麦根茎捣汁兑酒服下。《本草纲目拾遗》中提到一种饼饵的做法，将金荞麦茎叶用水煮烂，和米粉做成小饼吃。

雀麦

据《本草纲目》记载，雀麦生长在野地中，又常有麻雀吃，所以叫作雀麦，来自禾本科植物雀麦 *Bromus japonicus* Thunb. ex Murr.。雀麦主要生长在山坡、荒野，外形像是比较细弱的小麦。在饥荒年代可以食雀麦充饥，通常先舂去外皮，再磨面蒸食。

莜麦

离北京不远的河北张家口坝上地区盛产莜麦，莜麦和大小麦同属禾本科、不同属，莜麦是燕麦属，大麦是大麦属。

莜麦 *Avena chinensis* (Fisch. ex Roem. et Schult.) Metzg.，在成熟的时候，谷壳会自动脱去。它和雀麦很像，李时珍在《本草纲目》中把它列在了雀麦的条目之下。

莜麦是华北地区的叫法，西北地区称之为玉麦，东北地区称之为铃铛麦。原产于我国，在西北地区比较常见，除了张家口坝上地区以外，山西、陕西、内蒙古都有栽培。这种植物不怕贫瘠，相当耐寒、抗旱，对土壤的适应性很强。

和荞麦容易消化的特点刚好相反，莜麦特别不容易消化，很能扛饿。

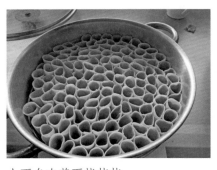

山西名吃莜面栲栳栳

"三十里的莜面，四十里的糕，二十里的荞面饿断腰。"对比之下，莜面、油糕最扛饿。"四十里的糕"指的是北方常见的黄米糕。

山西美食中有一种莜麦做成的特色面食——莜面栲栳栳，配以各种卤料食用。莜麦面比较适合有脂肪肝、糖尿病的患者，以及体虚自汗、盗汗者食用。

莜面的加工很费工夫，烹饪它需要"三生三熟"。先将生莜麦炒熟，是一熟；再磨成粉，因莜麦黏度不够，得用开水烫面，是二熟；再和面，加工成莜面窝窝、饸饹、面条，才能上锅蒸，总共经历了炒熟、烫熟、蒸熟，是为三熟。

燕麦

燕麦和莜麦是燕麦属的"兄弟"，燕麦 *Avena sativa* L. 在成熟的时候，谷壳还会紧紧包裹在种子上，又叫皮燕麦。燕麦产在我国东北、华北、西北地区，许多省区都有栽培，国外栽培的多是皮燕麦。

燕麦在西餐中出现的概率比中餐要高，常做成各种麦片、燕麦饼干、燕麦面包等，很受欢迎。燕麦的特点是热量低，膳食纤维丰富，有助于维持正常的肠道功能。

> 自然界有红花，也有绿叶，在餐桌上，有主食，也有副食。杂粮各有特色，充实了人类的营养，丰富了人们的生活。我们在选择食物的时候，更应注意粗细搭配、饮食均衡。

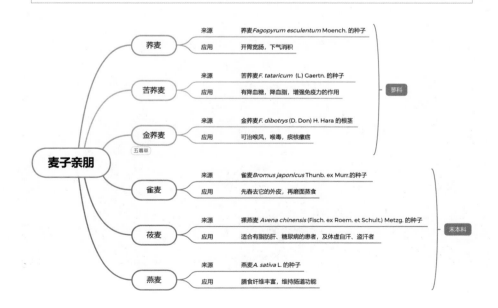

稻米类
——五谷为养孰为先

五谷最养人

《黄帝内经》提出"五谷为养",主张饮食养生。长江中下游地区是鱼米之乡,很久以前,稻米在我国南方就是主要的粮食作物了。

20世纪70年代的考古发掘中,在浙江的河姆渡遗址,发现了炭化的稻

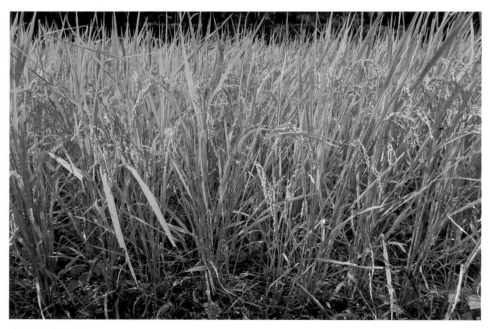

金灿灿的稻谷

米，是迄今为止全世界发现的最早栽培的稻米，也推动了人们对河姆渡文化更进一步的研究。后来，一次次新的考古发现，一次次刷新了我国稻米作业的历史。

目前，植物考古界和农史学界较为公认的是，中国水稻栽种的历史至少有1万年。水稻的栽培发展至今，世界一半以上人口的主食是大米。

稻米分类

李时珍在《本草纲目》的稻米项下列出了稻、粳、籼三个条目，对应大米的类别分别是糯米、粳米和籼米。植物分类学上，它们都属于同一个物种稻 *Oryza sativa* L.。

摇元宵和包粽子用的是糯米。中国北方大米饭和日本饭团用的是粳米。而我国南方常食用的米和泰国大米则是籼米的代表。

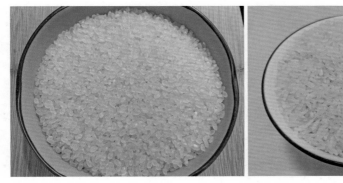

粳米   籼米

我国稻米主产于南方，过去大运河就是中国经济的大动脉，将南方的大米一路北上运到北京。我原来工作过的中国中医研究院的地点就在北京的海运仓，那里过去就是粮仓。

糯米又名江米，是人们在千百年前培育野生稻的过程中，逐渐筛选出来的一种谷粒偏圆、黏度极强的米。糯米除了可以食用外还有一大功能——将

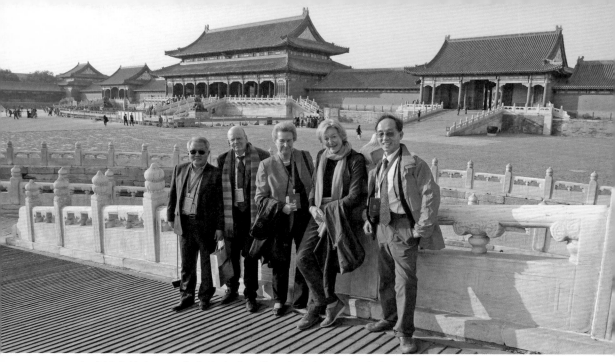

走过历史的长河，故宫的巍峨红墙之中也有糯米的功劳。德国汉学家文树德（左二）与文淑德（左四）夫妇爱中国、爱北京，往返中德之间六十余次，参观故宫时也陶醉在悠悠的历史氛围中。

熬熟的米浆与生石灰制成糯米灰浆，可修筑古代建筑物的墙壁。糯米灰浆一旦涂抹在城砖之间，古城墙的砖头块垒就紧紧地融为一体了。要想再把城砖分开，必须用铁钳子钳、大锤子凿，坚固程度丝毫不亚于现在的水泥。北京的一些皇家宫殿园林，还有曾经达官显贵的府邸，都采用这种灌注米浆的建筑方式。

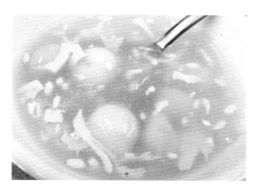

广东风味的汤圆

由于糯米性黏、滞，难消化，多用来做小吃，如元宵、粽子、糯米鸡等。由于糯米的这种特点，李时珍和众多医家都不建议小童、患者、脾胃虚弱的人食用。

一般来说，粳米煮出来的饭柔软可口，口感比籼米要好，但是它的出饭率比籼米低。粳米的谷粒较短，因生长期比较长，特别是在大米灌浆成熟期的时候昼夜温差大，所以才形成了黏性比较高的北方大米的特性，而且产出了不少"名牌"。

我上高中的时候，曾到北京郊区潮白河畔参加学农劳动，还有过一段插秧种稻米的经历。

传统的种稻子方法是先将种子育苗，等到种子发了芽长出几片叶子时，再将种苗移种到水田中。

农民辛苦，粮食来之不易，我觉得最辛苦的农活就是插秧，一天不知要弯多少次腰。水田中有蚂蟥，又给水田工作增加了一层危险。蚂蟥也是中药水蛭。蚂蟥叮到人腿上，刚开始不会有任何感觉，哪怕鲜血直流。曾有农民告诉我，被蚂蟥咬上后，用手揪是揪不出来的，一定要用鞋底子使劲拍，要蚂蟥主动松口才行，这招学会了还真灵。现代种水稻，机械插秧机已普及，省了很多人工，避免了蚂蟥的叮咬。

籼米谷粒长，黏性较小，产量很高，一年可产两季，部分地区可产三季。籼米适宜煮饭，煮粥则不如粳米粥那样黏稠。

米之药用

中医理论认为，糯米有益气健胃的功效，主治腹泻、胃口不好、小便浑浊。《本草纲目》中记载糯米味苦，性温，无毒。并且记载到糯米性黏，可以酿酒、蒸糕、炒食。

其实临床应用的主要是粳米，很少用糯米或籼米。粳米有温中和胃，益气止泻的功效。《本草纲目》中记载粳米能益气，止烦，止渴，止泻。《本草纲目》还收录了历代医家对粳米的评价，由此可见，粳米入药早已普遍应用于临床。

经典的复方里都有米的参与。《伤寒论》收录的白虎汤和竹叶石膏汤中都有米，张仲景在使用石膏清热的同时，会用粳米来保护脾胃。

粳米更可以作为药膳的食材，和山药、莲子、扁豆等一起做成八珍糕，能健脾祛湿。

现代患者一般做完腹腔手术后，不能吃固体食物，往往是待排气后首先服用米汤，待肠胃功能慢慢恢复后，再进食其他食物。

古代复方以散末剂型出现时多以"饮"送服，这种饮就是米粥汤汁。古代社会常遇到粮食不足的情况，很多疾病是由于营养不良造成的，人们考虑的也多是温饱问题。现在很多疾病是由于营养过剩造成的，人们考虑更多的是如何帮助消化。

锅巴是焖饭时紧贴着锅底烧焦了的饭粒，取来用热水一泡，散发着米的焦香，能帮助消化。这个功能类似焦稻芽。

稻芽是稻谷用水浸泡、发芽后的干燥品，麦芽和谷芽与其功效类似。焦稻芽是稻芽的炮制品，可化积滞，治疗消化不良。

关于籼米的药用，《本草纲目》中记载不多，主要功效是温中益气，养胃和脾，除湿止泻。现在的籼米更多作为炮制辅料使用。

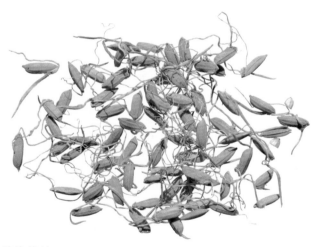

稻芽药材

ᱼ᱾ 米为辅料 ᱾ᱼ

米、米泔水、米酒、米醋都是中药炮制的重要辅料。

炮制工序米炒就是把净制的药材与米一起炒的炮制方法。米炒的功能主要有两个，一是可以增强健脾止泻的作用，如米炒白术；二是可以降低药物的毒性，包括矫正不良的气味，特别是针对昆虫类的药物，如米炒斑蝥。

米泔水就是淘米水，也算一种废物利用。米泔水是在淘米时过滤出的灰白色混浊的液体，含少量淀粉和维生素等。米泔水对油脂有吸附作用，用米泔水洗碗能洗得很干净，而且是纯天然无污染的。

用米泔水炮制药材，可增加药材补脾和中的作用，可用来炮制苍术、白术等。同时，米泔水还能降低药物的毒性、偏性，可炮制大戟、半夏、白附子等。

在传统中药药剂当中，大米淀粉和糊精可作为片剂、丸剂等的辅料。

人们平时总把精、气、神挂在嘴边，精、气（氣）两个字都离不开米。人体后天摄入的水谷精微是维持生命活动的基础，稻米养育了中华民族，也丰富了中医药文化。

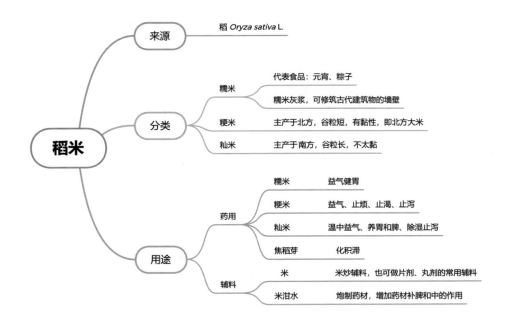

高粱与玉米
——出蜀地一为番

蜀黍与玉蜀黍

中国人的饮食结构中，米和面占很大比例。其实玉米也是世界三大主食之一，煮玉米、玉米油、爆米花、玉米糁、玉米馍馍……玉米已经深入人们日常生活当中。玉米其实是进口作物，在中国的历史远没有水稻和麦子长。

玉米来自中南美洲。中国人给外来的植物起名字时，会先从已有的类似植物身上借鉴，再命名新来的物种，就有了番茄、番木瓜、番红花、番石榴等名称。玉米一粒粒晶莹如玉，原植物长得最像高粱。高粱的正名是蜀黍，所以玉米就被称为玉蜀黍。

高粱在粮食作物当中个头最高。李时珍在《本草纲目》中记载高粱在北方比较常见，最初从四川蜀地开始种植，所以名字中有蜀。玉米像高粱一样挺拔，而稍矮一些。高粱的果实结在植株的顶端，玉米的果实则长在植株中间部分。

高粱的叶子似芦苇，穗比较大，秆是实心的，果粒大如花椒，呈红黑色，去掉外壳的高粱米是橙黄色的，质地很坚实。过去北方用兵打仗的时候，高粱可用作军粮，备战备荒，富余下来的可以做牲畜的饲料。

高粱米分黏的和不黏的两种，黏的适合酿酒，不黏的适合做成糕饼、煮粥，不过口感都不太好。现在高粱慢慢淡出了大众食谱，年轻人吃过高粱米的好像也不多了。高粱穗和高粱秆都能综合利用，可以做笤帚、炊具、盖

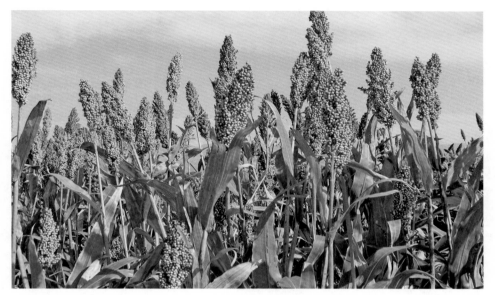

高粱原植物

帘、炕席等，小到蝈蝈笼子，大到篱笆。

李时珍在《本草纲目》中记载下高粱之后，下一项就是玉米。中医理论认为，高粱米味甘、涩，性温，无毒，有温中，涩肠胃，止霍乱之功效。

用高粱酿酒是我国白酒的一大特色。二锅头、老白干等都以高粱为主原料。我国宝岛台湾的名片之一就是金门高粱酒，很多游客都喜欢买回一瓶当作手信。不过高粱酒普遍属于高度烈性酒，饮酒需要适量。

玉米与玛雅文明

玉米起初是墨西哥原住民的主食，当地玉米种植的历史至少可以追溯到3500年前，古老的玛雅文明的农业以玉米为主。玛雅人的主食是玉米，经过玛雅人的培育、改良，玉米变成了高产、高营养价值的粮食品种，也可以说玉米是玛雅文明的基石。

2019年，我到墨西哥考察时，在墨西哥植物园见到了被保存下来的野生玉米。那些"小玉米"只有手掌大小，一个植株上只能结十几粒玉米粒。看

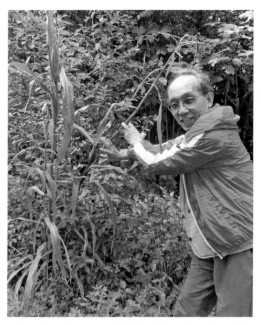
寻根问祖，终于在玉米原产地墨西哥见到野生种

着那干干瘪瘪的野生玉米，很难和现在充盈丰满的大玉米棒子联系到一起。

玉米的元素体现在墨西哥多种文化形式当中，舞蹈、诗歌中都可以轻松找到玉米。过去这些年，我虽然经常在海外跑，但是还是不习惯顿顿吃西餐。那次拉美之行，对于我来说最大的胃肠享受，就是每天吃上几个墨西哥玉米饼。那里的玉米面烙出来的小薄饼，韧性十足，越嚼越香甜。

玉米在明代时传入中国。李时珍首次将玉米收录于本草著作中。比《本草纲目》早半个多世纪的明代官修本草《本草品汇精要》薏苡的条目下有一张彩绘图，画的竟然是玉米。虽然书面记载张冠李戴，也说明在明代中期，中国已经引进玉米了，不过宫廷画师大概不认识新物种，他们把玉米当作薏苡了。

我种玉米

玉米颇受现代社会欢迎，它在农产品中后来居上，这与玉米强大的适应能力有关。玉米不只在平原肥沃的土地上可以生长，即使在贫瘠的山地里也能生长，而且与小麦、大米相比，玉米的投入产出比更高。

玉米可入药的部分很多，分别有玉米根、玉米叶、玉米须、玉米苞片和玉米花穗。

玉米别名叫苞米，因玉米外面有几层鞘状大苞片，里面才是玉米粒，一粒玉米就是一个颖果，一粒粒颖果紧紧贴在一起，整齐地排列在玉米芯上。

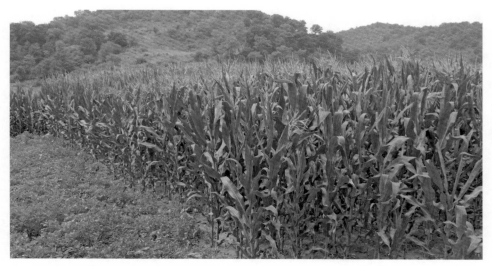

玉米种植地，在山地上玉米也能生长

我曾种过一种"大马牙"玉米，玉米粒像马的牙齿一样。

玉米长长的胡须又叫龙须。玉米须鲜嫩，清香，呈丝状，非常光滑柔软，可长至30厘米或更长。从植物学角度讲，玉米须其实是花柱与柱头。每一根玉米须都在柱头底部连接着一个胚珠，也就是未来的玉米粒。

在玉米花开的季节，这些玉米须就会从苞片中探出头来，向花粉"招手"。玉米的雄花序生在茎的顶部，风一吹，花粉就传播到玉米须上，通过空心的玉米须的传导，接受花粉的

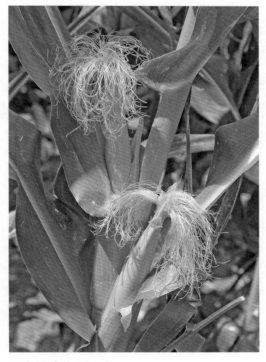

玉米原植物玉蜀黍

胚珠，就能够发育成饱满的玉米粒。剥开玉米苞片时，有时也会看到一些干瘪的玉米粒，那就是没有授粉成功的。

我在农场种玉米的时候，赶上过授粉期，如果这时没有风帮忙的话，我们需要做人工授粉。我们用一个纸袋子收集花粉，再撒在玉米须上，过程中千万不能用手接触到花粉，因为人体的温度太高，会导致花粉丧失活性。

玉米功效

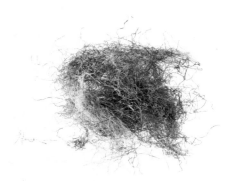

玉米须药材

中医理论认为，玉米性味甘平，无毒，可以调中开胃，可用于食欲不振、小便不利、水肿、尿路结石。此外，玉米根可以祛瘀止血，玉米的苞片可以和胃。

玉米须在中医临床应用中，有利尿消肿，清肝利胆的作用，可以治疗水肿、小便不利、高血压等证。现代药理和临床试验证明，玉米须有显著的降血糖、降血脂、降血压功能，还可以用于食养，作为药用资源开发大有前途。

玉米在北方一些地区习称棒子。成熟的、鲜嫩的玉米可以直接蒸煮来吃。《本草纲目》有相关玉米食用方法的记载："可炸炒食之。炒拆白花，如炒拆糯谷之状。"由此可见，玉米在明代就已经可以做类似爆米花的食品了。现在但凡有电影院的地方就有卖爆米花的摊位，爆米花早已成为观影必备零食。

玉米除了是很好的食物以外，还是常用的家畜饲料、造酒原料。玉米也是维生素 C 的生产原料。玉米发酵后还能生产医用酒精。玉米淀粉更是《中国药典》收录使用的重要医药辅料，是制药工业不可或缺的一员。玉米浆、玉米胚芽、玉米蛋白都可广泛用于食品、纺织、造纸、化工、医药、建材等行业。玉米油在食用油行列中也是重要的一员。

粗粮不粗，粗中有细。玉米被哥伦布发现，他把玉米带回欧洲，后来逐渐传遍了全球，影响了世界近代文明的发展。

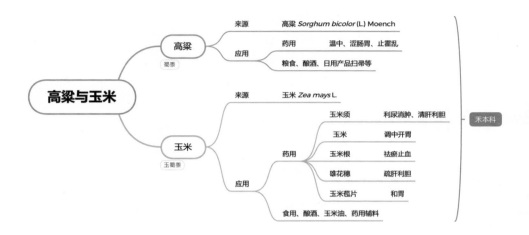

薏苡仁
——似米非米忆马援

⟿ 薏苡仁 ⟾

薏米有很多名称：薏苡、薏苡仁、薏仁、苡米，《救荒本草》里称之为回回米，俗名草珠儿。薏米不仅是草，也应该作为粮食与五谷并列。

薏苡仁营养非常丰富。我国南方地区多潮湿，南方人就喜欢食用薏苡仁来祛湿，薏苡仁不仅可以煮粥、煲汤，还可以放到凉茶、甜品里。

薏苡仁是来源于禾本科植物薏米 *Coix lacryma-jobi* L. var. *ma-yuen* (Roman.) Stapf 的成熟种仁。薏米也是颖果，形状像豆子，质地特别坚硬，内侧有一条深色的纵沟。

每年 10～11 月，将成熟果实收下来，晒干后除去外壳，去掉黄褐色的种皮及杂质，就得到可入药的薏苡仁了。

《本草纲目》记载薏苡有两种，一种"粘牙者，尖而壳薄，即薏苡也"，是药用的薏米，可作粥饭及磨面食，同时还可以酿酒。

另一种圆而壳厚坚硬者，有人把它叫作"菩提子"，因为可串起来做念珠、门帘、饰品等。

⟿ 薏苡明珠 ⟾

薏苡在我国栽培的历史很长，在浙江河姆渡遗址不仅出土过大量稻米，同时还有薏苡的种子，说明薏苡在中国至少有 6000 年的栽培历史。

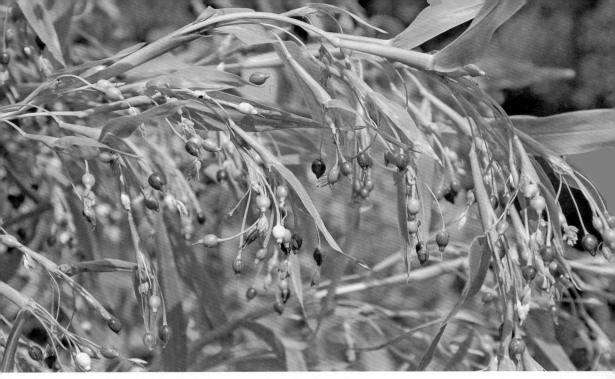

薏苡原植物

　　薏苡植株能长到一人多高，在禾本科植物中属于比较高大的植物，外形类似高粱，但比较瘦弱。

　　成语薏苡明珠就与薏苡白如米且形如珍珠的外观有关。据《后汉书·马援传》记载，东汉的伏波将军马援南征交趾，当地人常服食薏苡仁以除山岚瘴气。马援和他的部队到了那里也效仿此法。马援也曾带回一车薏苡，孰料马革裹尸还。朝廷里有小人造谣马援搜刮了一车珍珠据为己有，恰好马援驻扎的地方出产珍珠。汉光武帝刘秀误信谗言，龙颜大怒，下旨不许马援的尸首进城。驰骋疆场、叱咤风云的伏波将军马援，身后事只在城外找了个地方，由他的妻子草草埋葬。马援

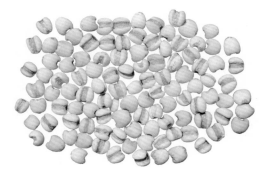

薏苡仁药材

的侄子和马援妻儿上书诉冤六次才让马援尸身得以安葬。

后人由薏苡想到马援的冤屈，就有了"薏苡明珠""薏苡之谤"，比喻忠良被冤屈、被诽谤。北宋文学家苏轼一生为官几经波折，由己及人感叹马援用薏米度饥荒救将士、去山岚瘴气，却挽救不了自己被谗言中伤、被诽谤的命运，写诗《小圃五咏·薏苡》："伏波饭薏苡，御瘴传神良。能除五溪毒，不救谗言伤。"

～ 临床应用 ～

早在2000年前，我国古代医家已经将薏苡用于临床。《本草纲目》记载："薏苡仁属土，阳明药也，故能健脾益胃。"现代研究也表明，薏苡仁有抗肿瘤、调节免疫功能、降血压、降血糖等作用。

薏苡仁的营养价值很高，容易被人体消化吸收，作用又比较缓和，所以常用于食养滋补，被誉为"世界禾本科植物之王"。在日本，它被列入了防癌食品名单。

根据炮制加工方法的不同，薏苡仁可分为生薏仁和炒制后的熟薏仁。生薏仁偏寒凉，有健脾渗湿，清热排脓的功效。熟薏仁和生薏仁功效相似，只是炒后药性平和，更擅长健脾止泻。

《本草纲目》中还记载了一些薏苡的食养方，有薏苡仁饭、薏苡仁粥等。薏苡仁还可以用作甜品糖水，薏米绿豆汤是适合炎炎夏日食用的甜品。

～ 西米 ～

西米露是一款十分常见的饮品。西米圆润、小巧、剔透，但其基原植物不太常见。西米又称西谷米、沙谷粉，英文为Sago。西米不是自然长成的，和大米、小米等主要粮食完全不同。西米是托米之名、塑米之形，却是来自棕榈科植物的淀粉制品。

西米淀粉的植物来源主要是原产自印度尼西亚群岛的西谷椰子*Metroxylon sagu* Rottb. 或桄榔 *Arenga pinnata* (Wurmb.) Merr. 等，从这些植物的树干中可提取出淀粉。也有的西米制作时需要加入木薯粉。

印度尼西亚地跨赤道，70%的国土被森林覆盖，是典型的热带雨林国家，其植物资源十分丰富。印尼有2.4亿人，民族100多个。禾本科是一个"大粮仓"，但人类仅靠吃禾本科的谷物还远远不够。热带有更丰富的水果、蔬菜和谷类资源，生活在那里的人们饮食也与其他气候带有所不同。印尼除了有代表性的香料胡椒、丁香、肉豆蔻以外，热带水果，如榴梿、山竹、凤梨、香蕉、莲雾、蛇皮果、人心果等也是数不胜数，也有各种棕榈科植物。

棕榈科的桄榔不常见，但其桄榔科"兄弟"槟榔在南方比较常见。桄榔木形似槟榔而光利，所以叫桄榔，别名面木、铁木。李时珍将桄榔从《开宝本草》木部移入《本草纲目》果部第31卷。李时珍记载桄榔面"甘平，无毒。作饼炙食腴美，令人不饥。补益虚羸损乏，腰脚无力。久服轻身辟谷"。于餐饭，它美味，可饱腹。于药力，它可补益。

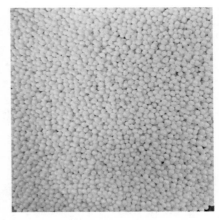

塑形后圆圆的西米

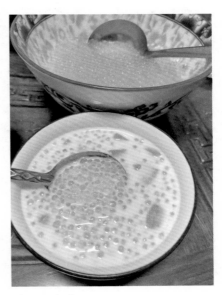

甜品西米露

李时珍记载，面言其粉也，铁言其坚也。桄榔外皮坚硬如铁，但是芯里却像面粉。"桄榔其木肌坚，斫入数寸"，桄榔木质地坚实，需要用锋利的工具砍开。

桄榔加工工艺并不复杂。在产地将桄榔树截成段后，剥去外皮，类似榨

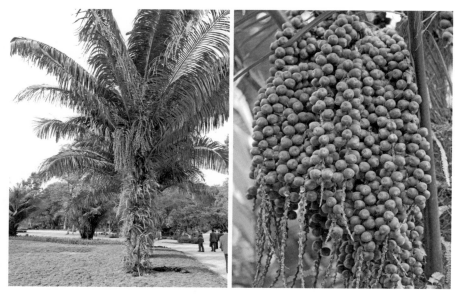

桄榔原植物，西米不是来自桄榔的果实，而是来自树干中的淀粉

甘蔗汁一样，粉碎研磨成浆，过滤后就可得到桄榔淀粉。把淀粉晒至半干，摇成细粒，再晒干，就是西米。如此可知，西米不能像淘米一样清洗，西米放在水里，水会越来越浑，西米就不成型了。

> 薏米似米非米亦为米。李时珍编写《本草纲目》时，将前人习惯列在草部的薏苡移到了谷部。薏米淀粉含量高，营养丰富，可为五谷之补充，兼有祛暑湿之功效，为药食两用之佳品。

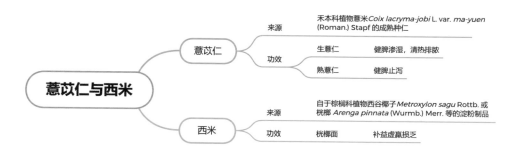

薏苡仁与西米

薏苡仁
来源 禾本科植物薏米 *Coix lacryma-jobi* L. var. *ma-yuen* (Roman.) Stapf 的成熟种仁
功效
生薏仁 健脾渗湿，清热排脓
熟薏仁 健脾止泻

西米
来源 自于棕榈科植物西谷椰子 *Metroxylon sagu* Rottb. 或桄榔 *Arenga pinnata* (Wurmb.) Merr. 等的淀粉制品
功效
桄榔面 补益虚羸损乏

罂粟
——天生丽质剑刃双

虞美人与罂粟

一提到罂粟，人们可能会想到鸦片，进而想到 1840 年的鸦片战争，想到《南京条约》等不平等条约和香港被割让的屈辱历史。人们可能很少有机会见到罂粟的原植物，不过很可能在公园里见过罂粟花的近缘姐妹——虞美人。虞美人和罂粟花一样艳丽。

相传"虞美人"的来历源于西楚霸王的姬妾虞姬。虞姬与霸王项羽诀别时拔剑自刎身亡，她的颈中鲜血染红了地上的一种花草，后来人们就把这种

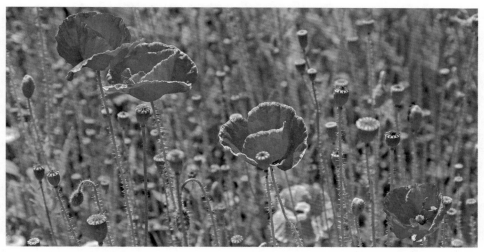

虞美人原植物

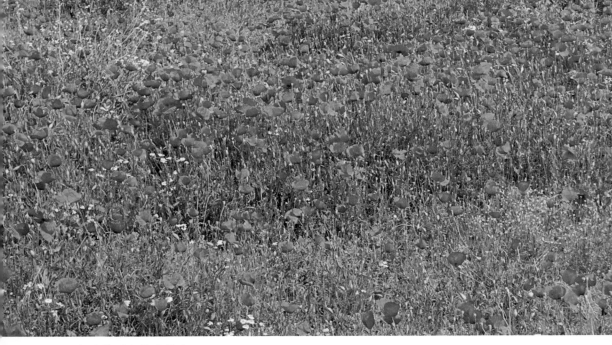

土耳其野生的虞美人

花叫作"虞美人"。我在土耳其的古城堡下见到过一大片如晚霞一般的虞美人，远远看去像一幅油画。

罂粟和虞美人原产于地中海东部山区的埃及、伊朗、土耳其等地。罂粟 *Papaver somniferum* L. 长得和虞美人很像，不过罂粟更高大，亭亭玉立，一根长长的花葶，可有 1 米多高，有 4 片花瓣，花冠有红色、白色、粉色、紫色等，花型比较大，盛开时婆娑起舞，娇艳无比。花朵凋谢以后，结出的果实是蒴果，就像个小米罐子。

罂粟壳

罂粟名字的由来与其外形相关，罂是古代一种储存粮食的容器，下面的缶字是古代盛酒的器皿。粟就是小米。李时珍形容罂粟果大如马兜铃，果实上部有盖，下部有蒂，打开里面可见小小的籽像粟米一样。李时珍记载罂粟籽可治泻痢，润燥。现在美国和欧洲的大多数国家规定食用罂粟籽是合法的，可作为调味品放在沙拉中，也有的撒在面包上等。在中国、新加坡、沙特阿拉伯等国，罂粟籽是禁用的。

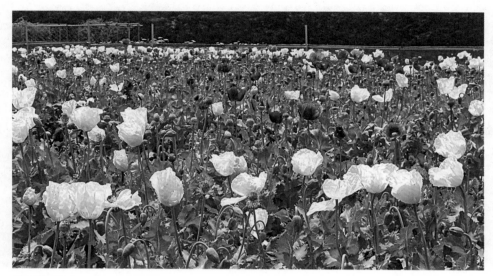

艳丽的罂粟

　　割取浆汁后的成熟罂粟果壳，就是药材罂粟壳。今天能见到的罂粟壳外皮会有纵向或横向的割痕，就是取过阿片的痕迹。

　　罂粟最早记录于宋代的《开宝本草》，唐代时引进中国，原名罂子粟。唐代也曾有一种从西方引入的所谓灵丹妙药底野迦（Theriaca），这是一种含有鸦片的多组分的丸剂。在明代《本草品汇精要》中有一幅洋人跪地献礼图，托盘中盛放的就是底野迦的丸剂。

　　《本草纲目》第 23 卷中有两味药与罂粟相关，并分作两个条目，一个是罂子粟，即罂粟壳；另一个是李时珍首次收入的阿芙蓉。阿芙蓉指的就是鸦片，也称阿片，来自外语的音

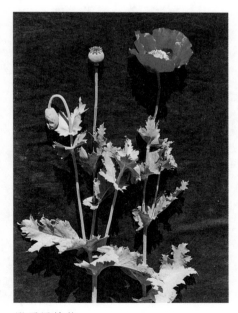

罂粟原植物

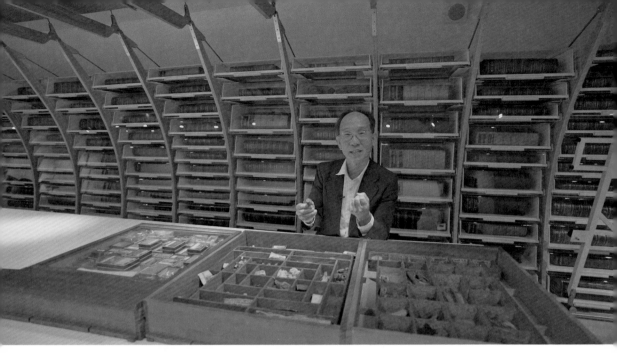

英国自然历史博物馆收藏的一批古代中药标本

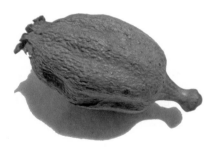

英国自然历史博物馆收藏的中药罂粟壳标本

译，由罂粟果实割取的浆汁干燥加工而成。

我在英国自然历史博物馆，鉴定了一批三百多年前收藏的中药标本。那里保存的罂粟壳是光滑完整的，说明当时并没有取用鸦片的操作。

～ 双刃剑 ～

李时珍记载："阿芙蓉前代罕闻，近方有用者，云是罂粟花之津液也。"李时珍时已经知道阿芙蓉是从罂粟果实中采集的。现在人们知道将黑褐色的鸦片再加工就是吗啡，进一步加工下去可得到海洛因。

在一般明代的中医方药书中，关于阿芙蓉（鸦片）的记载并不多。有关鸦片，李时珍在《本草纲目》其主治项下记载："主治泻痢、脱肛不止，能涩丈夫精气。"李时珍又补充了一条："俗人房中术用之。京师售一粒金丹，云通治百病，皆方伎家之术耳。"和阿芙蓉相比，罂粟壳更为中医所熟知。

李时珍明确记载，初病不可用罂粟，久病、严重时才可用，不到万不得已不能用。正如金元名医朱丹溪所说，罂粟壳治病之功虽急，杀人如剑。使用罂粟壳需要炮制，先用水洗润，去掉果蒂和筋膜，然后取外面薄皮，阴干细切，以醋炒或蜜炙方入药。醋炒可增强其止痛理气的功效；蜜炙则可增强其敛肺功效。经过炮制的罂粟壳，至今仍可以入药，但使用剂量限定在一个很小的范围内。

罂粟壳可以治疗久泻、久痢、久咳、脱肛、遗精，主要针对慢性泄泻、慢性阻塞性肺病、血管痉挛及各种痛症。含有罂粟壳的经典方剂不少，比如，主治久咳的九仙散和主治久泻久痢的真人养脏汤等。

现代研究发现，鸦片的主要活性成分为生物碱类，主要是异喹啉类生物碱，这也是罂粟属植物的特征性成分。吗啡、可待因等都是异喹啉类生物碱，具有解痉及舒张血管的作用，对心绞痛有很好的疗效，还能治疗胃肠痉挛，镇咳，镇痛，止呕。目前临床上用得最多的是它的镇痛作用，可用于缓解手术后的疼痛、癌症患者的剧烈疼痛。但是因为鸦片类药物有成瘾性，所以必须控制剂量，在医生指导下使用。

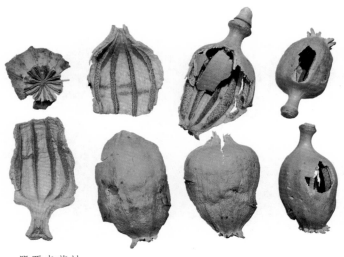

罂粟壳药材

在中国，罂粟只能在政府限定的区域内栽培供药用或研究用。

罂粟发现与药用的历史令人深省。毒品是洪水猛兽，危害社会，历史上鸦片给中国人民带来的那段国破家亡的惨痛历史，要永世铭记。

药物是一把双刃剑，在罂粟的身上表现得尤为明显。在中医理论的指导下，合理用药，趋利避害，这是一条铁定的原则。

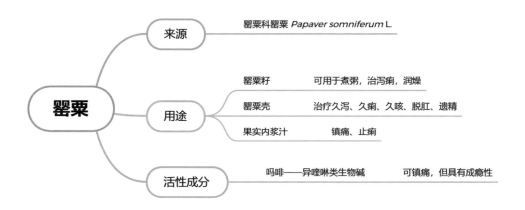

粥
——百样粥食最养人

陆游食粥

李时珍在《本草纲目》里把粥单独列为一项，可见粥食疗滋养作用的重要性。

粥又名糜，李时珍在《本草纲目》中引述了几位名家对粥在养生、治病方面的叙述。北宋的文学家张耒曾写过一篇《粥记》："每晨起，食粥一大碗。空腹胃虚，谷气便作。所补不细，又极柔腻，与肠胃相得，最为饮食之良。"大多数时候，米粥最适合在空腹胃虚时吃，谷气柔腻，与肠胃相得，吃起来最顺口、舒服。

南宋的大诗人陆游也写过一首关于粥的诗——《食粥》。"世人个个学长年，不悟长年在目前。我得宛丘平易法，只将食粥致神仙。""宛丘"指的就是张耒。在陆游看来，吃粥就是一个延年益寿的好方法，是简易可行的神仙之法。

《本草纲目》中还引用了一位僧人妙齐的话："山中僧，每将旦一粥，甚系利害。如不食，则终日觉脏腑燥涸，盖粥能畅胃气，生津液也。"如果不喝早上这碗粥，一天烦躁，而喝了以后，畅胃气，生津液。

儒、释、道对中医的发展产生了深远的影响。北京郊外有一座潭柘寺，历史悠久，有"先有潭柘，后有幽州"的说法。寺内有一口特大号熬粥的锅，直径有三米五。从潭柘寺处，我有两点感悟，养生可向佛家的智慧借鉴，大

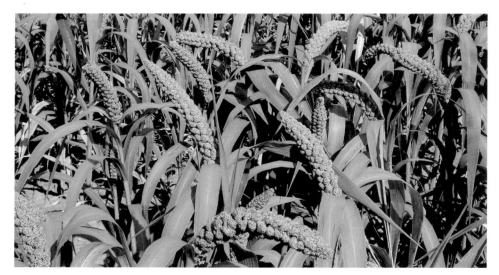

粟原植物，脱壳之后就是小米

道至简。一个是打坐，可修心、健身。养生先养心，打坐是动静结合的养生好方法。再一个是喝粥，最简单的食养，既保障了人的最基本需求，还不会对身体造成额外的负担。与熬汤不同，熬汤要弃去残渣，而喝粥不会浪费一粒米。一粥，一饭，当思来之不易。

小米粥

小米是中国北方主要的农作物之一，是我国传统的主食。小米是现在的俗称，去壳之前叫谷子，脱壳之后叫小米。

在本草古籍中，小米被称为粟，沿用到现代，它的植物名也叫作粟。《史记》里写到伯夷、叔齐不食周粟，隐于首阳山。这里指的是他二人不接受周朝的功名利禄，以表忠诚坚定的品格。

小米粥在我国北方非常流行。我是北方人，也很喜欢吃小米，虽然离开北方很多年了，但我还一直保持着天天早上喝小米粥的习惯。对我来说，用小米来熬粥，做法简单，又能养胃。

小米的道地产区之一是陕西的米脂县，那里出产的小米，熬煮几分钟后

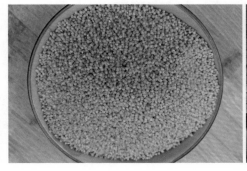
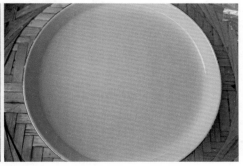

小米   小米粥

米油就全熬出来了，米脂由此而得名。民间有传说米脂是杨贵妃、貂蝉的故乡，都是想表达那里的小米养人。

民以食为天，但"食五谷杂粮哪有不得病的"。反之，得病后又哪有不食五谷杂粮保养的呢？

记得我在读研究生时，中国中医研究院有个大食堂，那时的大米饭是煮到八分熟，再捞起来蒸的，出锅时米粒分散，便于分配售卖。每当捞完米饭后，大师傅会把剩下的几大桶米汤留给大家免费饮用。当时我们几个研究生饭后都会去喝米汤，我们还会笑话只吃米饭的人，笑说我们喝的是精华，而只吃米饭的人吃的都是药渣子。大米粥与小米粥一样，都是容易被肠胃吸收、适合日常保养脾胃的佳品。

小米粥、大米粥就好像火锅的汤底一样，可以包罗万象，远不止这两种米粥。

❦ 百样粥 ❧

《本草纲目》中记载的粥的种类特别丰富。我大致把它们分成四组，第一组加杂粮的、第二组加菜的、第三组加药的、第四组加肉的。

第一组加杂粮的：解热毒有绿豆粥；利肠胃有薏米粥；止泻痢有莲子粥；明耳目有芡实粥；固肠胃有山药粥；益腰腿有栗子粥；还有冬令迎新的腊八粥。

腊八粥，也叫八宝粥。按照我国的传统，每年的农历腊月初八，很多地方都有喝腊八粥的习惯。关于腊八粥的由来，有各种传说，有的说来自佛祖

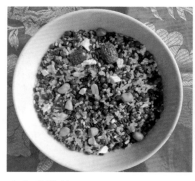
八宝粥原料

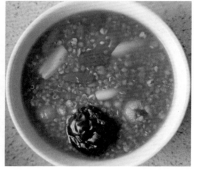
杂粮粥

释迦牟尼，也有的说来自明太祖朱元璋。一般腊八粥除了有各种各样的米和豆子外，还可以放花生、大枣、杏仁、核桃、栗子、莲子、百合、桂圆肉、葡萄干，不局限于八种。

八宝粥具有健脾养胃，益气安神的功效。熬粥需要一定时间。开始用武火把粥烧开，然后用文火慢慢熬，不好熟的豆子可先下。粥的稀稠因人而异，吃时可再加糖，并拌以预先煮熟的大枣等。大枣与米最好分开煮，一起煮米浆会变稀。

第二组加菜的：有润肺调中的百合粥、消食顺气的萝卜粥、温中暖肾的韭菜粥、去伏热的芹菜粥，还有发汗解肌离不开的葱豉粥。

第三组加药的：生姜粥能够温中散寒；茯苓粥能够清上实下；松子粥能够润心肺，调大肠；枣仁粥能够治烦热，益胆气；枸杞粥能够补精血，益肾气；麻子仁粥能够润肠通便；竹叶汤粥能够止渴清心。

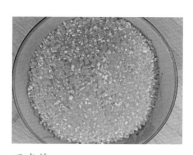
玉米糁

古方中把药物和米放到一起熬粥来治病的例子有很多。把一些有保健作用的中药做成药粥，使得粥本身就成了一个剂型，既保持了原有的药性，又让口感大为改善。

第四组加肉的：将血肉有情之品与米一起熬煮。如羊肝、鸡肝可补肝明目，羊汁、鸡汁兼治劳损，猪肾、羊肾、鹿肾粥能补肾虚，鸭汁粥、鲤鱼粥可以消水肿。

我第一次喝肉粥是1984年到广州出差时，当时住在广州中医药大学里。在大学食堂，我品尝到了肉粥。刚开始对那个口味真的很不习惯，原本以为喝粥是北方人的专利，谁知道，南方人喝的粥品种更多，有皮蛋瘦肉粥、艇仔粥、鱼片粥、牛肉粥……

在茶餐厅点菜总会看到一款粥食——及第粥，名字里带着好彩头。及第是指科举时代考试中选，特指考取进士，明清两代只用于殿试前三名。传说古时候广州西关有一个穷书生，名叫伦文叙，家境贫寒，以卖菜为生。有一天他饥困交加倒在了粥店旁。粥店主人很可怜他，就把剩下的一碗猪杂粥给了他，使他缓了过来。后来，伦文叙中了状元，他回到粥店答谢了店主，并给那款猪杂粥题名为"状元及第粥"。

2003年，卞兆祥教授和我共同编写了小书《百病食疗》，其中就介绍到很多种药粥。粥养是否奏效还是因人而异的，有的人群并不适合食粥，如有高血糖、胃溃疡等症状的人群。个人体质不同，保养身体仍旧需要咨询专业医生。

中医食养是药物与食物完美的结合。中医理论强调"不治已病治未病"。在享受美味佳肴的同时，又能够达到防病、治病的目的，何乐而不为呢？"不苦口的良药"才是人们真正期盼的。

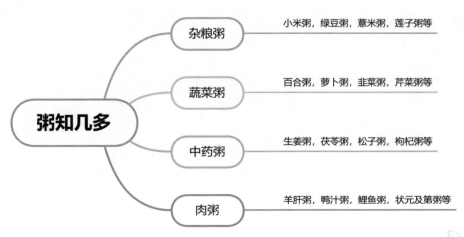

杂粮粥 —— 小米粥，绿豆粥，薏米粥，莲子粥等

蔬菜粥 —— 百合粥，萝卜粥，韭菜粥，芹菜粥等

粥知几多

中药粥 —— 生姜粥，茯苓粥，松子粥，枸杞粥等

肉粥 —— 羊肝粥，鸭汁粥，鲤鱼粥，状元及第粥等

豆类
——青赤黄白五豆粮

大豆

大豆种类繁多，有绿豆、红豆、黄豆、白豆、黑豆、扁豆、毛豆、蚕豆、刀豆、四棱豆……青、赤、黄、白、黑，五色俱全，形态各异。这些豆各有各的味道，各有各的功效。

五谷"稻黍稷麦菽"中的菽就是大豆。《诗经》里多次提到菽，"中原有菽，庶民采之"。《本草纲目》里有1892种药物，大豆排在第918位。

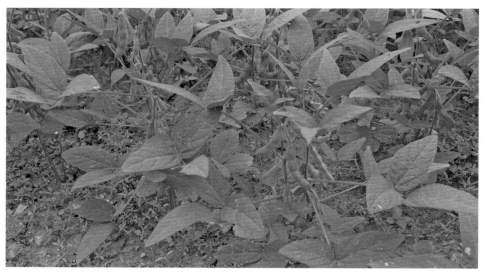

大豆原植物

大豆本名只有一个"豆"字，它是豆科之王。栽培的大豆颜色有很多，因其多数是嫩黄色，北方人喜欢称之为黄豆。其中以东北的大豆最为出名，品质也是最好的。

黄大豆其实是指大豆种皮是黄色的一类，味甘，性温，无毒。可以宽中下气，利大肠。没干燥的时候，豆子是椭圆形的，干燥了以后，由于张力的作用，豆子就变圆了。

大豆营养价值很高，含有丰富的植物蛋白，素有"豆中之王"的美誉，有"植物肉"之称。大豆是价格非常低廉且易得的蛋白质来源，在缺少动物蛋白摄入的年代，人们主要靠小麦里的麦麸和各种豆类摄入蛋白质。

《本草纲目》中记载豆角叫豆荚、豆叶叫藿、茎叫豆萁。

曹植的《七步诗》云：

煮豆燃豆萁，豆在釜中泣。

本是同根生，相煎何太急？

诗中的豆萁就是大豆的茎部。豆叶可以治疗蛇咬伤。李时珍引用了《抱朴子》中一段黄鼠狼救子的故事，描写得非常生动。

话说，张文蔚是五代十国后梁的一位宰相，在他家庄园内有一个黄鼠狼的洞穴，黄鼠狼有四只幼崽，某一天被入侵的一条蛇全部吞食下肚。黄鼠狼父母在洞口外埋伏，等蛇从洞穴中探出头的时候，黄鼠狼窜上去把蛇咬死了，接着剖开蛇的肚子，救出了四只幼崽。见到小黄鼠狼还尚存一息，这对黄鼠狼父母就叼来了一些豆叶，嚼碎了敷在它们身上，四只小黄鼠狼都活了。李时珍推测古人用豆叶治蛇咬伤，大概原因在此。

黑豆

黑豆也是一种常见豆类，因其外皮累积了大量花青素而变成了紫黑色。黑豆又叫料豆，与黄豆、绿豆、红豆相比似乎不是那么受宠，常作为牲畜的

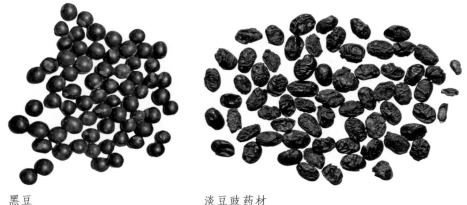

黑豆　　　　　　　　淡豆豉药材

饲料。驴吃了黑豆，可以增强脚力，驴拉磨之前一般会喂一些黑豆。

黑豆生长出的豆芽，被称为大豆黄卷，是可以入药的。大豆黄卷味甘，性平，无毒。《本草纲目》记载，它能除胃中积热，消水病胀满，还能益气止痛。

黄豆与黑豆都可以做淡豆豉，淡豆豉与大豆黄卷的功效与豆子本身的药性有关，同时和炮制时加入的辅料有关。用麻黄煎水泡豆子，做出来的淡豆豉就是偏温的。用桑叶水泡豆子，做出来的淡豆豉就是偏寒凉的。

《本草纲目》记载有古方称大豆解百药毒。"每试之，大不然；又加甘草，其验乃奇。如此之事，不可不知。"用黑豆解毒时需要配合甘草才有效。

绿豆

绿豆味甘，性寒。具有清热解毒，清暑利水的功效。绿豆入药的频率也比较高。

《本草纲目》记载绿豆性平，豆皮性寒，能解金石、砒霜、草木一切诸毒。而且，绿豆还可以解巴豆毒。但是在现代，医疗条件比古代先进得多，遇到上述情况，特别是金石、砒霜中毒，首先要送医急诊。

在炎热的夏天，喝上一碗绿豆粥或绿豆汤，消暑又解毒。清凉爽口的绿豆凉粉的做法很简单，平常在家里就可以完成。将绿豆淀粉跟清水混合成均匀的淀粉水，将淀粉水倒入锅中，用中小火加热，并不断搅拌。等到锅中的淀粉变成了半透明的冻状后关火，倒入容器中放凉，或者放到冰箱冷藏2小时左右，凉粉就成形了。切成块状，放上自己喜欢的调料，如醋、蒜、酱油等，就是一道夏天解暑的美食。

绿豆也可以发豆芽，北京炸酱面一般用绿豆芽做菜码。北京还有句话："豆汁儿豆汁儿，旗人的命根。"说的是老北京旗

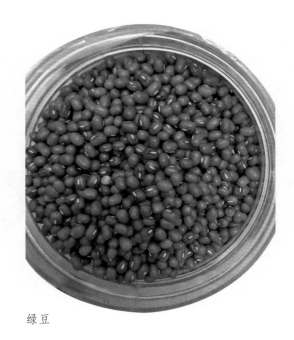

绿豆

人对于豆汁儿的偏爱。豆汁儿的原料也是绿豆，绿豆淀粉制作成粉条等食品后，剩余的残渣再发酵就可制成豆汁儿。豆汁儿气味特殊，第一次真要捏着鼻子才能喝下去。但喝习惯了，也真的很享受。豆汁儿具有养胃，解毒，清火的功效。

绿豆虽好，也不应过分地渲染，如果不分体质都来吃绿豆也是不合适的。

红豆

自然界红颜色的豆子太多了，它们的俗名都叫红豆。

《中国药典》中的赤小豆，就涉及两个植物来源。

赤小豆与赤豆，又叫红小豆与红豆，这是一对亲兄弟。李时珍没有分开它们，但现在植物分类学上，它们是两个种，赤小豆 *Vigna umbeuata* Ohwi et Ohashi 与赤豆 *Vigna angutaris* Ohwi et Ohashi。赤豆个头小一点，偏圆，比较容易煮软蒸烂，多用在食品中。豆包、红豆饼等食物，里边的豆沙馅都是赤豆做的。

民间有句俗话"别拿豆包不当干粮"。粗粮也可以当饭吃。这句俏皮话现在主要形容不要小看别人。过去妈妈嘱咐出门的孩子，饿了的时候尽量吃豆包，那东西从里到外都是粮食。

赤小豆比赤豆要长一点，呈长椭圆形。它们平均长度比例恰好是 3：2，一个偏长，一个偏圆。

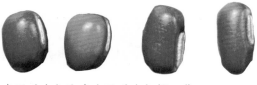

赤豆（左）比赤小豆（右）短一截

赤小豆主要入药用，可利小便。赤小豆叶，可以止小便。二者的功效完全不同，李时珍在《本草纲目》该条发明项下特别指了出来。它类似麻黄与麻黄根的关系，虽出自同一种植物，药用部位不同，作用则完全相反。

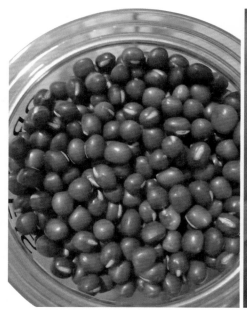

赤豆

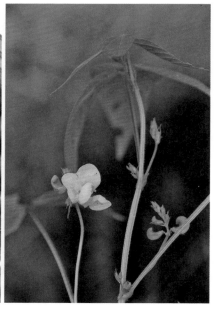

赤小豆原植物

唐代诗人王维有首诗，名《相思》：

红豆生南国，春来发几枝。

愿君多采撷，此物最相思。

诗里的红豆，指的是豆科植物相思子 *Abrus precatorius* L.。相思子始载于《本草纲目》第 35 卷，李时珍也记载其别名是红豆。他引用了《古今诗话》中的记载，相思子圆而红，故名。还记录了一个非常动人的故事，情节与孟姜女哭万喜良相似。丈夫在外戍边，死在了千里之外，妻子十分思念他，在相思子树下痛哭而亡。

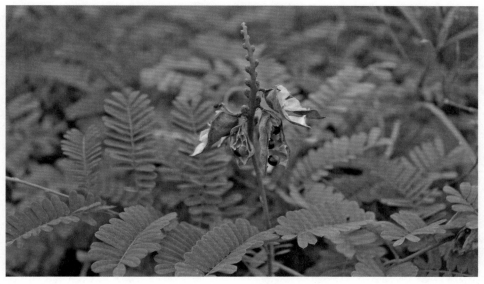

相思子原植物

李时珍形容，相思子大如小豆，半截红色、半截黑色，彼人嵌为首饰。现在一些旅游景区，也有商贩把相思子做成一串串的首饰。相思子呈椭圆形，表面亮红色，种脐周围呈乌黑色。相思子虽可祛痰，杀虫，但有一定的毒性，所以主要作观赏、装饰用。

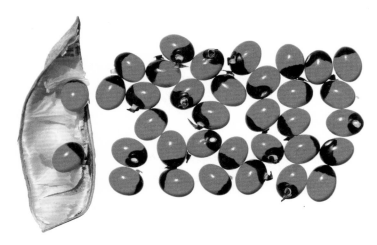

相思子药材

白扁豆

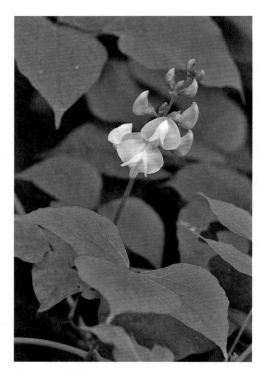

白扁豆原植物

白扁豆的鲜豆荚可以做菜，干燥的豆子可以熬粥。

白扁豆的种子可入药，味甘，性微温。白扁豆可以补脾和中，化湿消暑。主要用于暑湿引起的吐泻、胸闷腹胀、脾胃虚弱、食欲不振、大便溏泻等。

健脾祛湿止泻的名方参苓白术散，方中就用到了白扁豆。方中用药时，为了增加白扁豆的温燥之性，要用炒制的炙品。炒白扁豆的健脾祛湿功能更强。

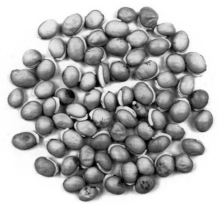

白扁豆药材

中国是大豆的故乡。大豆先传到东南亚，18世纪传到欧洲，19世纪又传到美国。世界各国栽培的大豆都是直接或间接由中国传播过去的。

豆子可做粮食，可榨油，可做菜，可入药，可以磨成豆浆，可以点成豆腐，还可以衍生出各种豆制品，用途十分广泛。

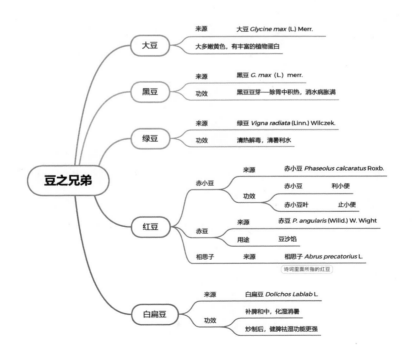

豆制品
——名扬天下自中华

中国古代科技史上有四大发明：指南针、造纸术、印刷术、火药。有一种说法是豆腐堪称"第五大发明"。如果要说哪种植物给人类提供了最丰富、最多彩的食物，估计非大豆莫属。

大豆制品种类颇多，聪明的中国人发明出了各式各样的豆制品。比如：豆腐、豆浆、臭豆腐、酱豆腐、麻豆腐、腐竹、豆腐丝、素鸡……当然，最经典的还是豆腐。

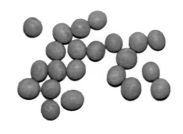

大豆

卤水点豆腐

李时珍在《本草纲目》当中记载好多种豆子都可以用来制作豆腐。在中国北方做豆腐主要用大豆。做豆腐要先将大豆磨成豆浆，再把豆浆加热，并加入凝固剂。

俗话说得好："卤水点豆腐，一物降一物。"

卤水或者石膏就是凝固剂，可以使大豆蛋白质从溶胶状态变成凝胶状态，转变的过程如同变魔术，"点石成金"。

现在市场上买到稍硬一点的北豆腐是用卤水点的，质地较软的南豆腐是

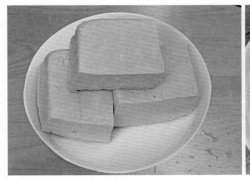
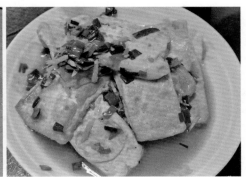

豆腐和豆腐做的菜肴

用石膏点的。内酯豆腐是用葡萄糖酸内酯做凝固剂，口感更嫩滑。而后来的日本豆腐其实是用鸡蛋和水做成的，原料没有大豆。

按照李时珍的考证，豆腐的发明源自西汉淮南王刘安。《本草纲目》中也明确记载了李时珍时代制作豆腐的方法，跟现在的差不多。同样是泡豆子，磨碎，去渣，用水煮，然后加入盐卤汁或山矾叶或酸浆，用醋来沉淀定型。

在河南嵩山脚下，有一座东汉打虎亭汉墓。这座汉墓在发掘时已被盗窃一空，但是里面几百平方米的石画像，保存完好，特别珍贵，被定为全国重点文物保护单位。在这些石画像中，展示了豆腐制作的全部工艺流程，应该

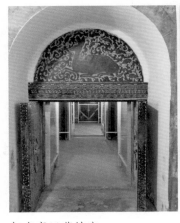

打虎亭汉墓地宫

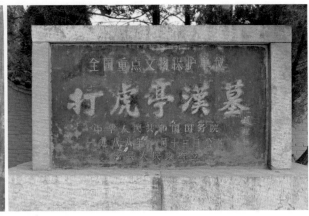

打虎亭汉墓

是现存最早的豆腐制作的记载。20世纪80年代，我到嵩山考察时，那里园区还没开放。我的一位好朋友陈学毅先生，走南闯北搜寻大量史料，专门和我分享了珍贵的豆腐制作史料照片，记录的就是豆腐制作的全过程。

豆腐味甘、咸，性寒，无毒。可以益气宽中，调和脾胃，生津润燥，清热散血。非常适合身体虚弱、营养不良、气血亏损、肥胖、高血脂、高胆固醇、血管硬化的人。

豆腐性偏寒，一些本草书中提到它有"小毒"。特别是用石膏点的豆腐，更偏寒凉。"心急吃不了热豆腐"，虽是一句俏皮话，但也说明了豆腐应当热着吃，以去除它的寒气。

民间还有一句歇后语，"小葱拌豆腐——一清二白"。小葱拌豆腐可能是《大众菜谱》中最简单的一道菜了，就是小葱加上凉豆腐。利用小葱的辛温之气，来抵消豆腐的寒性，达到调和。

豆腐传东瀛

豆腐在亚洲许多国家都是流行食品。日本人非常信服鉴真大和尚。他们深信是唐代鉴真大和尚东渡到日本的时候，把豆腐的制作方法一起带到东瀛的。

鉴真确实把许多中药带到了日本，有些珍藏起来留存至今。不过，关于豆腐的制作方法，是不是鉴真大师本人带过去的，目前还缺少文物和史料方面的确凿证据。

现在豆腐的英文单词，Tofu这个词源于日语的发音，看来日本在弘扬豆腐方面没少出力。豆腐传入其他国家要晚一些，在宋朝时传入了朝鲜半岛，直到19世纪初才传入欧洲、非洲和北美。

豆制品

李时珍在《本草纲目》当中增加了腐皮、腐竹的做法。豆浆在慢慢凝结的过程中，表面会凝结一层皮，小心地用筷子慢慢挑起来，揭开晾干就能得

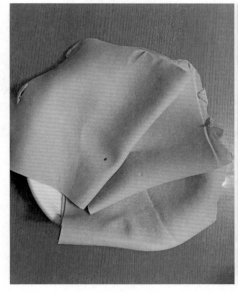
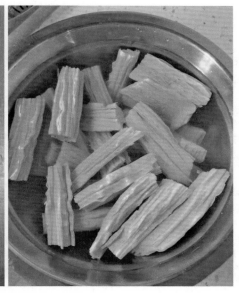

千张腐皮   腐竹

到腐皮了。

豆腐皮味甘，性平，具有清热润肺，养胃，解毒，止汗的功效。

豆腐皮主要分成两种，一种腐竹类的，非常薄，油汪汪的十分透亮，通常都是涮火锅、做腐皮卷，或煎炸烹饪。另一种是千张、百叶结类的豆皮，稍微厚一点儿，做法类似于豆腐干，可炖煮、炒菜、做成素肉等。

神奇的腐乳

腐乳是发酵食品中的一个代表，是我国独创的调味品。严格地说，属于酱与豆腐的结合体，北方人多称其为酱豆腐。腐乳有红腐乳、青腐乳、白腐乳、酱腐乳、花色腐乳等种类。

制作腐乳时，先把豆腐发酵处理，然后豆腐表面会结一层浆膜，这其实是豆腐发酵时外表长出来的一层菌丝，即便在炎热的夏天，都可保持原样不变质。明代宋应星在《天工开物》里写它可称为神奇之物。如果在制作过程中加上红曲，就会形成一层亮红色的膜，成为红腐乳。红曲中提取出来的他汀类的成分，现已被开发成降血脂药物。

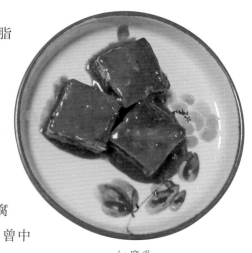

臭豆腐也是独特的发酵食品，北方有北京老字号王致和的臭豆腐，南方有炸臭豆腐干等。虽然都叫臭豆腐，但大江南北的臭豆腐，无论是制法还是味道都有一定差异。

北京人可能都听说过发明臭豆腐的这段故事。王致和原来是安徽人，曾中过举，在清朝康熙年间赴京赶考，却名落孙

红腐乳

山，又由于盘缠不够，回不了故乡，只能在北京城谋生。于是王致和就在北京租了两间房子，做起了豆腐买卖。因为王致和的父亲在家乡就是开豆腐坊的，王致和从小就在作坊里打下手，所以对豆腐的制作十分在行。他先买了几斤豆子，小本经营，很快就小有名气，他做的豆腐得到了街坊邻居的认可。

有一次，他的豆腐做得太多又没卖完，时值盛夏，若不及时处理就会

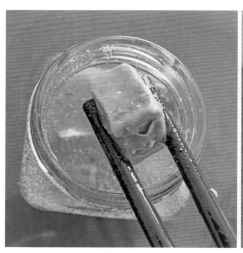

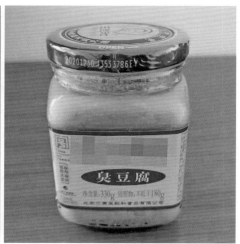

臭豆腐

变馊。他便用家乡腌豆腐的方法，把豆腐切成小块儿，层层码放在一个坛子内，用盐腌上，把坛子封好放在了一边，天长日久，他居然忘了这坛豆腐。有一天他收拾东西，偶然间看到这坛子，刚一打开，一股异常的臭味扑鼻而来，豆腐变成了青灰色。臭虽臭，但吃进嘴里却鲜美无比。他把臭豆腐送给街坊邻居，大家尝过后都竖起大拇指，赞不绝口。

王致和发明臭豆腐的奇遇，有些像弗莱明发现青霉素的过程，都是奇妙的巧合。

后来王致和又去赶考，但还是没考中。他就一门心思做起了豆腐生意。他在前门外的延寿寺街创办了"王致和南酱园"，前店后厂，生产臭豆腐，生意十分红火，逐渐成了京城的一大品牌。

三百多年过去了，王致和臭豆腐已经成了国家级非物质文化遗产。我小时候常吃臭豆腐，那时候2分钱一块，物美价廉，就着大窝头一块儿吃，成了一代人的记忆。

当年我留学日本的时候，东京药科大学的一位教授对臭豆腐产生了兴趣。他专门从北京买回了一罐臭豆腐来研究，进行气相色谱化学分析，发现了几个特别的色谱峰，还发表了论文。可见，地方小吃小小的配菜也有不容忽视的地方。

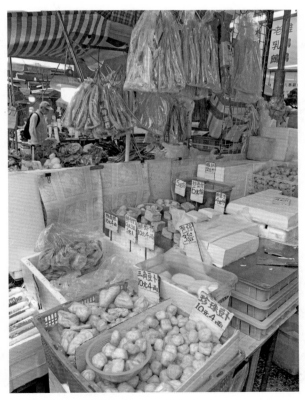

香港早市上的多种豆制品

大豆虽营养丰富，但不好消化，不过可磨成豆浆以利食用，在此基础上加入盐卤做成豆腐，便发展出更多元的食养方法。豆腐发明之后的千百年来，又衍生出了无数的豆制品。豆腐不仅是美食，还可养生，防病，治病。

　　如今豆腐已经名扬天下，世界各地的中餐馆几乎都有豆腐。豆腐作为专有名词，早已进入了英文词典，豆腐是中国人对世界的一大贡献。

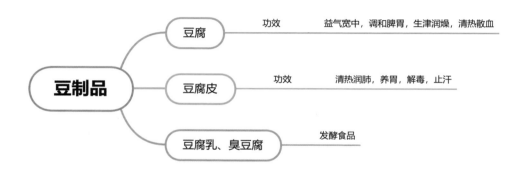

蒸饼与馒头
——方寸白案花样多

  《本草纲目》22卷到25卷的谷部中，李时珍除了记载大米、小麦等五谷杂粮以外，还有酒、醋、酱等发酵制品，也有常见的粮食类成品与半成品，如米糕、粽子、馓子，还有蒸饼。既彰显民族特色，又和日常生活密不可分。

❧ 从蒸饼说起 ❧

  中国的面食数不胜数，有馒头、包子、饺子、馄饨、烧饼、锅贴、春卷、油饼、麻花，等等。它们不仅是饱腹的食品，更是食养的佳肴。

  李时珍在《本草纲目》中新收录了374个品种，蒸饼正是其中之一。蒸饼指的就是馒头类食品。《本草纲目》里写道："小麦面修治食品甚多，惟蒸

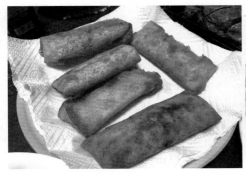

春卷

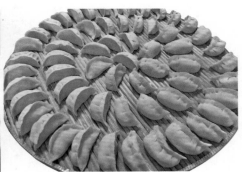

饺子包好了，准备下锅

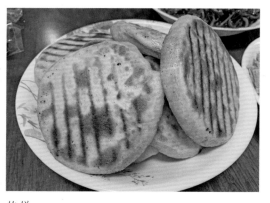

馅饼

饼其来最古，是酵糟发成单面所造，丸药所须，且能治疾，而本草不载，亦一缺也。"修治即为炮制。李时珍认为以往本草中没有收录这类加工过的品种，实乃一大缺憾，且蒸饼最为古老，所以李时珍把它写入了《本草纲目》。

"惟腊月及寒食日蒸之，至皮裂，去皮悬之风干。临时以水浸胀，擂烂滤过，和脾胃及三焦药。甚易消化……其以果菜、油腻诸物为馅者，不堪入药。"这里指出一些以面为主的粮食制品是可以有食养功效的，而饺子、包子和包子皮则不能入药。

中国北方有个习惯，民谣说"二十八，把面发，打糕蒸馍贴花花"。根据民间风俗，到了农历腊月二十八，无论是发面还是做馍，各家各户都要开始准备过年的主食了。

《本草纲目》里的蒸饼的使用，和北方的馒头吃法有点不同。为起到和脾胃的效果，要先晾干，把外边干裂的皮撕掉，放在水里泡发，压碎，把较硬的饼、馍泡软、捣碎，以便消化。在山东的一些农村里，逢年过节时还留着蒸馒头供奉祖先的习俗。在供桌上摆几天后，馒头皮干裂了，人们会把它拿下来再蒸一次，然后撕掉干裂的外皮，吃里面的馒头芯。

馒头与面包

中国人的饮食习惯和西方人有很大区别。

餐具方面，西方人离不开餐刀与叉子，中国人习惯用筷子与调羹。

西方人以肉食为主，主食以焙制食品为主，烙、烤、炸制食品居多。西方人喜欢吃焙烤的面包，体内多火气，且习惯喝凉水、冰水。

中国人蒸制、煮制的食品比较多，蔬菜搭配也比较多。北方人喜欢蒸馒头、蒸包子、煮饺子，也习惯喝开水、热水。

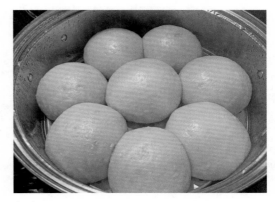
馒头

传说馒头是三国时期诸葛亮发明的。《三国演义》中提到诸葛亮七擒孟获，平定南蛮后凯旋，途中祭奠河神祈求保佑生灵。诸葛亮不忍用人祭祀，发明了馒头作为祭品的替代品，投于水中。馒头的"馒"与南蛮的"蛮"发音相同。传说"馒头"一词也是由此而来的。

与焙烤出来的干面包相比，中国人吃的馒头用水蒸气蒸熟，吃了以后不会上火。记得1981年我上大学时，食堂开始提供面包，头几天大家都图新鲜抢着买，价钱与馒头的差不多，那时候也觉得划算。没过两周，买面包的人越来越少，最后大学食堂干脆就让面包机歇业了。起码在那个年代里，还是馒头更适合中国人的口味与肠胃。

我蒸馒头

我曾见到有的商家打出武大郎招牌的烧饼铺。其实武大郎卖的炊饼并不是烧饼。那个炊饼就是馒头，是使用笼屉蒸制而成的食物。

馒头演变成炊饼的过程，和中国古代社会的名字避讳有关。馒头起初是现代人认识的包子，没有馅料的是蒸饼。到了北宋年间，宋仁宗名叫赵祯，"祯"与蒸馒头的"蒸"音相近，为了避讳，便把蒸饼改称为炊饼。这才有了叫卖"炊饼、炊饼"的吆喝。

我曾在一个外国网站上看到，外国人对中国人用蒸气蒸馒头的做法赞叹不已，认为这种方式把水蒸气利用到了极致，而且还有利健康。中国的蒸制之法与民生密切相关。

馒头是面粉经发酵后制成的食品，更容易消化吸收。而且馒头制作简单，携带方便，便于保存。把馒头烤焦后，能治疗腹泻和胃酸过多。我小时候，肚子里很少有油水，过大年偶尔有一次丰盛的大餐，小孩子自控能力差，会因肥肉吃多了消化不良。有两种助消化的药：酵母片和馒头烤焦后的炭烤馒头片，碾成粉，吃一点也利于消化。

不同地区的馒头风味不同。北方一般做硬面馒头、戗面馒头，这是晋、冀、鲁、豫、陕等地百姓喜爱吃的馒头。也有形状上的不同，刀切的、手揉的馒头等。纯白面馒头在北方当作主食很常见。南方人多以大米为日常主食，而以馒头为辅食。南方做馒头有时候会加糖、加奶，呈现出不同的风味。

我偏爱吃馒头，来到香港生活以后觉得南方馒头不对口味，因此我每次回北京都得背 20 个大馒头回香港。有从北京来的朋友，知道我好这口儿，也会帮我带几个馒头。但每次没几天就吃完了，还得自己动手丰衣足食。

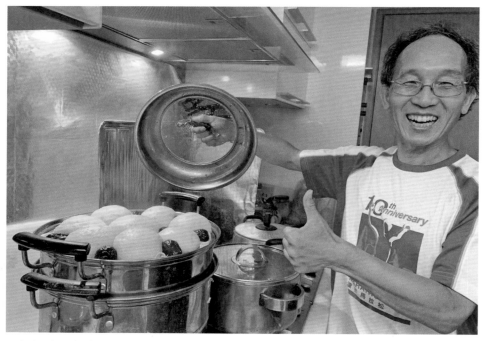

一揭锅盖，成功了！

经过反复修炼，现在我蒸馒头的技术获得了突破，得到家人的认可。凭个人经验而谈，做馒头主要注意几个关键技术点，最重要的是李时珍指出的发酵步骤。

酵母用 37 摄氏度左右的温水化开，温度不能太高，不然酵母菌会被杀死。把面和温水按适当比例和匀，常温放置 2 小时左右让它自然发酵。

接下来揉面揉到面团均匀光滑没有疙瘩，揉好后要再饧一会儿，约半小时，上锅蒸。冷水上锅，盖好锅盖，中火烧开，蒸上几分钟，最后用大火把馒头蒸熟。

中药炮制就是从厨房里出来的学问，炮制常用的辅料，酒、醋、盐、姜、蜜、油，厨房里都找得到。炮制所用的很多方法，蒸、炒、炙、煅，也都可以在厨房中找到答案。

馓子与寒食节

《本草纲目》中记载了一种因寒食节而发明的食品——寒具。

寒食是清明节的前一天，为纪念春秋时介子推而定立的节日。春秋五霸之一的晋文公重耳落难之时，介子推跟随他不离左右。晋文公继位后，介子推远遁山林，不肯出来做官。重耳为了逼迫介子推下山，竟然下令放火烧山欲逼他出山。介子推宁可被烧死也不出山，就那样丧命山火之中。在介子推殉难的这一天，老百姓们一天不生火，只吃冷食，以作纪念。现在山西有个地方叫介休，传说

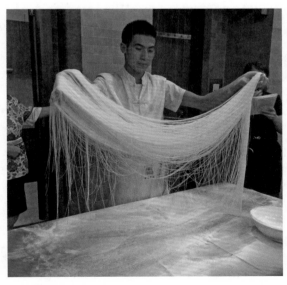

山西抻面

是因介子推死于此而得名。

李时珍是这样描述寒具的："寒具即食馓也，以糯粉和面，入少盐，牵索纽捻成环钏形……"由此可见寒具与今天的馓子颇有渊源。

《本草纲目》中记载了很多厨房里的学问。以五谷杂粮为原料，制作出的粽子、米糕、寒具、蒸饼，花样繁多，让人吃得舒坦，吃得健康。小小白案如同一个大舞台，尽展中华餐饮文化的智慧与技艺。

酱
——五谷加工酱味香

酱的种类

　　孔子曾说过："不得其酱不食。"李时珍也赞同。从药到日常的饮食，酱能将食物变得很美味，日常佐餐是离不开酱的。

　　1987 年，我在日本留学的时候，有位日本教授问了我一个问题，中国的酱有多少种？记得当时我凭印象磕磕巴巴地说了几种，说完自己也不满意。"油盐酱醋"总挂在嘴边，各种酱也吃过不少，但我一直没有细数过。

　　酱在我国有着悠久的历史。《周礼·天官》篇中早有记载："食医，掌和王之六食、六饮、六膳、百羞、百酱、八珍之齐。"自《名医别录》开始，酱的功效被正式记载在中医药古籍中。

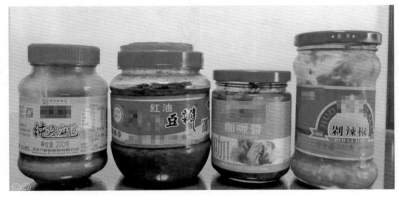

烹饪美食有各式酱料可选

各家记载中传统的酱是由粮食制作的，以豆类、面粉为主要原料。不难看出，中国人日常吃的调味酱主要分为两大类，一类是以豆类为主要原料的豆瓣酱，另一类是以面粉为主要原料的面酱。这两种酱，以及酒和醋，都包含了一个关键工艺，那就是发酵。

　　李时珍在《本草纲目》中详细记述了酱的种类和制作方法。提到酱的原料主要来源于禾本科植物。禾本科是出粮食最多的植物科，也是淀粉、制糖、酿酒、饲料原料的重要来源。

　　《本草纲目》首先提到的是面酱，其中有大麦酱、小麦酱、麸酱等。其次是豆酱，包括大豆酱、小豆酱、豌豆酱等。面酱要用小麦粉和面，切片蒸熟，盖上盖发酵，再晒一段时间。然后，按每十斤酱需要三斤盐、二十斤水的比例添加盐和水，晒成之后就等着收酱了。大豆酱的制法，需要先炒大豆，磨成粉，放起来盖上锅盖发酵，同样要晒一段时间。每十斤酱加五斤盐，在大酱缸中加水没过豆面。现在酱的制法仍是源自这些传统制法。

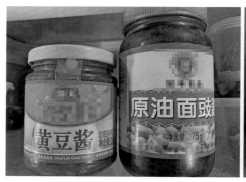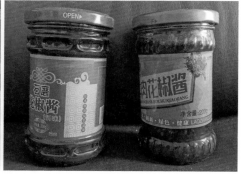

家中常备调味酱

酱的功效

　　酱不仅是做饭时用的调味料，还有一定的药效。《本草纲目》中提到，酱有"杀百药毒、鱼毒、肉毒"的作用，似有以酱攻毒的意思。李时珍的见解很有独到之处。酱本身是发酵制品，发酵的过程离不开酶和微生物的作用。正是经过发酵，利用了微生物的作用，酱也就利于人体消化与吸收了。

酱的相关制品，特别是豆豉、纳豆等为人熟知。中药淡豆豉的炮制也需将大豆发酵。李时珍在《本草纲目》中详细记载了淡豆豉的制作方法，也记录了咸豆豉的制法，中途需要大量加盐，这些制法大部分步骤都沿用至今。

淡豆豉是一味解表药，具有解表，退热，除烦，解郁，解毒的作用。豆豉可以调和五味，可甘可咸。

日本纳豆很出名，其实纳豆就是中国人在制作豆豉过程中的半成品，传到了日本，现在变成了商业产品。纳豆黏黏的，气味有点臭，能拉长长的丝，那些丝就是发酵后的产物。一般情况下纳豆是不上席的，宴席上见不到，早餐中则比较多见。不喜欢它的人避之不及，但喜欢它的人爱不释手。现代研究也表明，大豆做成纳豆后，不可溶的大豆蛋白质变成了可溶性的，同时还产生多种氨基酸、酵素，能帮助肠胃消化吸收。

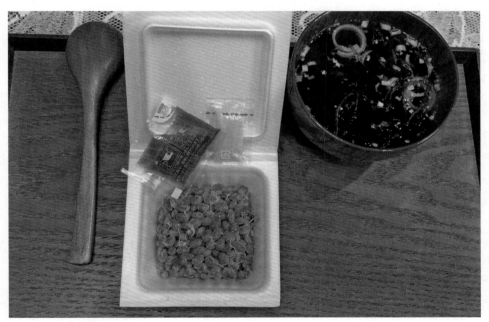

纳豆和日本大酱汤

食不离酱

红烧的菜肴需要炒糖色，炖煮时需要加桂皮等香料，要材料、要功夫。如果食材不齐全，有个补偿之策，就是加点黄酱，两勺黄酱下去，照样可以做出类似的效果。

北京人爱吃炸酱面，重点在酱。准备好原料酱以后，还要进行加工。因地制宜、因陋就简也得讲究起来。老北京的炸酱讲究用一半的干黄酱，也就是大豆酱，再加一半的甜面酱，而且要下油锅文火炸炒，再放入葱花、肉丁、姜等，小心不能炸糊底，表面一层油光，俗称"小碗干炸"。炸酱配甜面酱，甜面酱的作用是提鲜，如果没有甜面酱可以适当加糖。

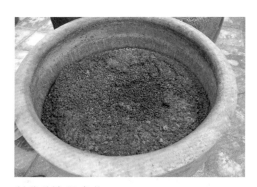

制酱的中间产物

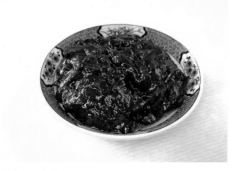

北京风味炸酱

吃面条时，配上黄瓜丝、红萝卜丝、嫩豆芽、芹菜等菜码，色彩鲜艳，调和口感，营养也全面。平时在我家，炸酱是冰箱里的常备物资。下班回来，煮一碗面条，加点炸酱，配点菜码，加点老陈醋，这样美味的炸酱面，我每周必吃一次，即便天天吃也吃不腻。

北京特色食品中，北京烤鸭是名扬天下的。吃烤鸭的时候也离不开酱。脆脆的鸭皮蘸着甜面酱，加上一些大葱丝、黄瓜丝等配料，用小面饼卷成小包袱。北京烤鸭需要蘸甜面酱佐餐，北京烤鸭太肥了，甜面酱一方面增加了香味，另一方面也解了油腻、助消化。

我国地域辽阔，十里不同音，

百里不同俗，各地的酱也是五花八门。北方人爱甜面酱，如保定甜面酱，南方人则多用豆瓣酱。

四川郫县豆瓣酱可以算是川菜的灵魂，爱吃麻辣、川菜的人越来越多，郫县豆瓣酱也越来越畅销。酿造时需先发酵蚕豆，再放入切碎的辣椒，继续发酵，慢慢地就可制成辣而不燥、口味咸香的郫县豆瓣酱。

湖南的酱很有特点。将新鲜辣椒剁碎，放进坛子里，再加上酒和盐，密封一个月，著名的剁椒酱就做好了，在湘菜剁椒鱼头里它是必不可少的精髓。

∽ 大酱汤 ∽

我在日本生活了十年，喝了十年的大酱汤。日本的大酱基本是由黄豆制成的，不但营养丰富，而且味道鲜美，它和纳豆都被列入了日本长寿食品名单当中。除了大酱以外，日式大酱汤里还可以加入一些简单的配料，如海带、葱花、豆腐等。

酱油和豆酱是同源的粮食发酵产物，共同点是都以大豆为原料，酱油的英文是 Soy Sauce。它们都要经过发酵成酱，豆酱是黏稠的膏状，酱油是流动液体。对比历史，应该先有酱，后有酱油。二者的制作工艺也有不同，发酵的时间、温度和加水量都不同。酱油多了一道黄豆脱脂的工序。

> 制作酱油的原料在各地有所不同，风味也不同。现在各种食材似乎都可做成酱，肉酱、香菇酱、芝麻酱、西红柿酱等，还有用水果制成的果酱。但是，这些酱都是没有经过发酵的，和本草书籍中记载的有药效的酱有着本质的区别。

醋
——杜康之子续新篇

醋有陈年香

醋是人们日常饮食的一部分，和中药也关系密切。醋列在《本草纲目》的谷部中。

中国的醋在世界上独树一帜，优质又好喝的醋基本上都是酿造的。山西老陈醋、镇江香醋、四川保宁醋和福建永春老醋被称为中国四大名醋。

上大学时，我们班的生活委员小裴是山西人，人也特别实在。有一年暑假，她不辞辛劳为同学们背回了一箱正宗的山西老陈醋，一开盖便是喷鼻的陈年幽香。我把那瓶醋拿回了家，全家人都舍不得吃，一直留到春节就饺子吃。

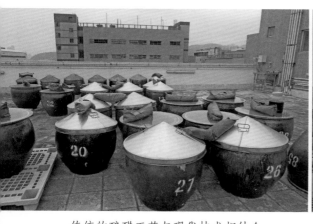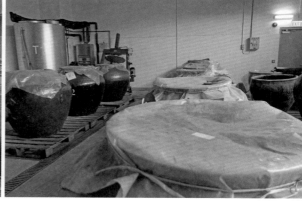

传统的酿醋工艺与现代技术相结合

1982 年，我第一次去山西长治出差，看到山西的饭馆无论是吃涮肉的，还是吃饺子的，门口都有一大盆醋，就像在对过路的人说：在我们这吃什么都能配醋。直到现在有些山西饭店门口还放着一口大醋缸。

山西面食闻名天下，吃面食的时候一定要加醋。其他的菜肴也似是什么都可以加醋，山西老陈醋确实让菜肴更加香气四溢。山西的过油肉很特别，诀窍就在醋上。其实我自己就是山西女婿，这么多年下来，没少吃醋。

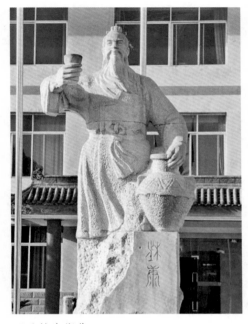

酒圣杜康塑像

现在，有些企业还做了一种随身装的小瓶醋，像中成药剂型的口服液一样，可以随身带出门。有的饭馆在上菜前还给每个桌位上放一小瓶"开胃醋"，专门供食客在饭前喝。

"吃醋"趣谈

关于醋的历史小故事中有一则房玄龄的轶事。房玄龄是唐太宗时期的丞相，唐太宗要赏赐一名姬妾给房玄龄。房玄龄夫人不同意，他便不敢接受赏赐。几天后，唐太宗宴请群臣，还特地请了房玄龄的夫人。宴席间皇帝佯装要赐毒酒给房夫人，房夫人毅然饮下毒酒，但没有中毒。原来那杯毒酒是假的，其实是一杯醋。后来民间将这件轶事进一步"添油加醋"，便有了"吃醋"的说法。

相传，醋的发明者是杜康的儿子。杜康是夏朝的一位国君，传说中他是酿酒的始祖。杜康的儿子黑塔在杜康的酿酒作坊里学习酿酒的时候，发现把用过的酒糟再继续酿，可以得到一种香而酸的好东西，这就是醋。古时候最早的醋有股苦味，所以醋也被称为苦酒。

"醋"字本身也很有意思，如果拆成左右两部分，左边代表酒的"酉"字，右边就是两个十、一个一、下面一个日，加起来是二十一日。民间传说，酿醋就是在酿出酒后，再多酿21天。

酿造工艺

中国传统的醋是用粮食酿造的，而西方的醋主要是用果实酿造的。

《本草纲目》中记载了很多种醋，其中大多数今天人们仍然在用。粮食酿的醋，有米醋、麦醋、曲醋、糠醋、糟醋等。果实酿的醋，包括桃醋、葡萄醋、大枣醋等。

酿造的醋不仅是调味品，还具有保健功能。但是味道太酸太烈的醋不宜入药。能入药的一般是放置2～3年的米醋。

醋和酱一样同属于酿造类，在厨房和药房中都占有一定地位，醋最初记录在《名医别录》中，被列为下品。

古代用谷物酿造醋的过程，以现代科学解释的话，进行了三个步骤。第一步由淀粉转化为糖，第二步糖再转化为酒精，第三步酒精转化为醋酸。

与西方酿醋相比，中国醋的酿造工艺是较为复杂的。

山西清徐县老陈醋有600多年历史，当地醋的传统酿造技艺是国家级非物质文化遗产。

酿造山西老陈醋的粮食原料主要有五种。清徐县的老陈醋，主料是高粱，糠为重要的辅料，用红心大曲发酵，准备原料就要花几个月的时间。

山西不仅有许多大型的醋厂，还有很多人家自己酿醋。在醋厂走上一遭，弥漫在空气中的酸酸的味道，立刻让人神清气爽。

山西当地的人向我介绍，在醋厂工作的人都不得感冒，民间有"家有二两醋，不用去药铺"之说。

说来也是有趣的巧合，有现代研究发现，食用醋里有一种有效成分川

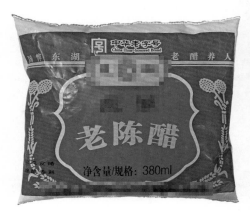

山西老陈醋

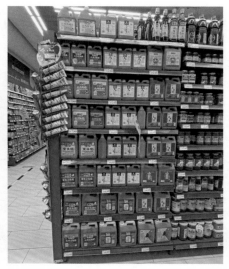

市场上琳琅满目的醋产品

芎嗪，为醋的香味成分之一，它也是中药川芎所含的一种化学成分，有降血脂、降血压、降血糖等功能。

健康饮醋

宋代药物学家寇宗奭曾讲过，米醋入药多用之，谷气全也。《本草纲目》在关于醋的功效方面记载翔实。米醋可以消痈肿，散水气，杀邪毒等。

醋药用、食用的方法多种多样。张仲景《伤寒论》中记载的乌梅丸，就需要用苦酒将乌梅泡一个晚上。

醋还可以外用，其中一个外用的功效就是能治疗"香港脚"。所谓香港脚其实是一种皮肤病，又叫脚气，因白癣菌寄生于皮肤上造成。白癣菌最容易在高温高湿的环境中繁殖。很多北方人来到湿气重的地方都会受此困扰。我初到香港时，也没能幸免。解决这个问题的方法其实也不难。有个土方，把脚洗净后，将少量醋倒入一盆温水中，泡脚 10 ～ 15 分钟，特别是在初发的阶段泡几天即见效。

醋与炮制

醋在中药中的一大用途是作为炮制的重要辅料。酒、醋、盐、姜、蜜、油是六种基本的液体辅料，此外还有麦麸等固体辅料。

炮制用的是米醋。米醋性温，味酸、苦，无毒。用醋炮制可增强某些药物的功效。需要用醋炮制的药材有很多，包括多种动、植物类药材。比如，甲壳类的醋鳖甲、醋龟板等；植物类的醋莪术、醋三棱、醋香附、醋延胡索等。

香港有一种八珍甜醋，起初是专门为坐月子的女性制作的。

北京人喜欢吃腊八醋。在腊月初八将大蒜泡在醋里，等到过年的时候拿出来，蒜会泡得绿油油的，醋里也多了蒜香。现在不用等到腊八再做腊八醋了，一年四季都可以将泡好的蒜醋放在冰箱里保存。

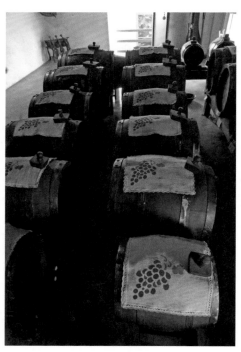

醋窖内一只只木桶在酣睡中缓释出阵阵的醇香

中医理论认为酸入肝，用醋炮制更能引药入肝经。如果中医处方上开出醋制的药材，那么这个方子大概与肝有关。

醋虽好用，但在临床上却不能与碱性药物、磺胺类药物、抗菌类药物同用，因为碳酸氢钠、氢化镁、胃舒平等碱性药物易被醋酸中和，降低药效。磺胺类药物在酸性环境中易形成结晶，损害肾小管。

葡萄醋

好的东西不分国界，一定会世代相传，醋是一例典型的代表。

欧洲人吃面包，常蘸着橄榄油和葡萄醋一起吃。在意大利，我参观过一家经营传统葡萄醋的家族庄园。庄园主有一个非常大的葡萄香脂醋（Balsamic Vinegar）酿造作坊。静静躺在醋窖里一排一排的大木桶，百年来在醋睡中缓释出阵阵的醇香。据说在意大利，像那样的醋庄只有几家。葡萄香脂醋一般要酿造 10 年以上，所以价格不菲。一瓶窖藏 25 年 300 毫升的香醋要卖 30 欧元，而 50 年的一般要卖到 150 欧元，价钱远在一般的葡萄酒之上。参观时，庄园主热情地以冰激凌、奶酪等小食招待了客人们，特地说明这些小食要滴上几滴浓稠的香脂醋，味道更加奇妙有层次，衬托得食材十分甜美可口。

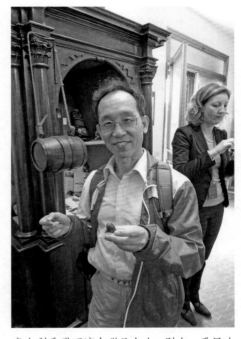

意大利香醋可滴在甜品上吃，别有一番风味

柴米油盐酱醋茶，都是生活中再平常不过的小事。中国传统的醋与酒都是粮食酿造的，醋从酒中来，醋在酒之上。醋入药、食皆可，作为辅料在药材的炮制方面更是不可或缺的。

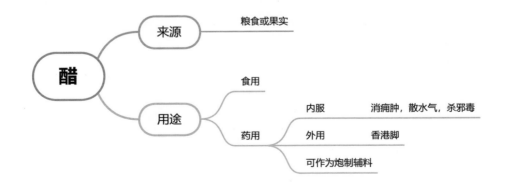